常见疾病临床药学监护案例分析丛书

常见疾病临床药学监护案例分析

——血栓性疾病分册

范国荣　袁忠祥　主编

U0302788

科学出版社

北京

内 容 简 介

　　本书汇集了临床常见血栓性疾病治疗的典型案例，共7个病种，即冠心病、非瓣膜性房颤、脑卒中、肺栓塞、深静脉血栓、心脏瓣膜病及骨科术后静脉血栓栓塞的预防。每种病种选取3～5个经典案例并对其进行分析，归纳药学监护要点和常见用药错误，最后依据最新的临床监护路径，针对每个病种的治疗特点，形成标准化药学监护路径。

　　本书可供抗凝专业临床药师在日常药学服务中参考、查阅，帮助该专业临床药师建立规范的工作方法。

图书在版编目（CIP）数据

　　常见疾病临床药学监护案例分析. 血栓性疾病分册 / 范国荣,袁忠祥主编. — 北京：科学出版社,2018.11
　　ISBN 978-7-03-059050-3

　　Ⅰ.①常… Ⅱ.①范… ②袁… Ⅲ.①血栓栓塞—临床药学
Ⅳ.①R97

　　中国版本图书馆CIP数据核字（2018）第231239号

责任编辑：闵　捷　周　倩 / 责任校对：严　娜
责任印制：黄晓鸣 / 封面设计：殷　靓

科 学 出 版 社 出版
北京东黄城根北街 16 号
邮政编码：100717
http://www.sciencep.com

南京展望文化发展有限公司排版
上海时友数码图文设计制作有限公司 印刷
科学出版社发行　各地新华书店经销
*
2018 年 11 月第　一　版　　开本：787×1092　1/32
2025 年 1 月第十次印刷　　印张：12 7/8
字数：334 000

定价：60.00 元
（如有印装质量问题，我社负责调换）

丛 书 序

党的十九大明确提出了健康中国战略，要向全民提供全方位、全周期的健康服务，全面建立优质高效的医疗卫生服务体系。随着医疗卫生体制改革不断深化，公立医院破除以药补医、取消药品加成等政策措施正逐步落到实处，医疗机构药学服务正面临着前所未有的发展机遇和严峻挑战。

发展机遇即是新形势下面对人民群众对优质、安全的医疗日益增长的需求，卫生管理部门和医疗机构认识到药学服务的重要性，提出促使医院药学服务实现"两个转变"：即药学服务从"以药品为中心"转变为"以病人为中心"，从"以保障药品供应为中心"转变为"在保障药品供应的基础上，以重点加强药学专业技术服务、不断提升药学服务能级、参与临床用药为中心"。挑战即是各地在公立医院药品加成取消后，医疗服务价格进行了适当调整，但药事服务费用未得到落实，药师的服务价值无从体现,这必将损害药师的利益,影响药师队伍的稳定和发展。这种形势一方面与当前的医疗改革进程有关,另一方面也与临床药学服务的质量存在一定差距、药学监护工作尚不够规范有关。

依据美国药剂师协会的定义,药学监护是一种以患者为中心,治疗结果为导向的药学实践要求药师、患者及为患者提供保健的其他医疗者一起,来促进健康、预防疾病,以及评估、监测、制订和调整药物的使用,确保药物治疗的安全和有效。纵观美国临床药学的发展史,药学监护的规范化发挥了至关重要的作用。1990年,Hepler 和 Strand 在 *Opportunities and responsibilities in pharmaceutical care*[Am J Hosp Pharm, 1990, 47(3): 533-543]一文中首次提出了药学监护的概念;1998年,Cipolle、Strand 和 Morley 在 *Pharmaceutical care practice*(New York: McGraw-Hill, 1998.)一书中正式定义药学监护:是执业者承担解决患者药物相关需求的责任并坚守这一承诺的一种实践;在执业过程中,以达到正向的治疗结果为目标,向患者提供负责任的药物治疗服务。其后,药学监护得到了规范化的发展。2004年,药学监护的费用补偿代码获得美国医学会批准。

2006年，Medicare开始支付此服务，药学监护工作进入了良性发展的轨道。借鉴美国药学监护的发展经验，我们必须进一步提高药学服务的质量，将药学监护进行规范化，进而可以得到明确的量化评价和考核，才有可能获取相应的服务价值。

随着近几年我国临床药学的发展，临床药师通过参与查房、制订治疗方案、病例讨论和不良反应监测等医疗活动，积累了丰富的临床药学监护经验，成为临床治疗团队中不可或缺的一员。然而，如何将现有的药学监护经验进行规范化，成为当前临床药学发展的关键和难点。总结药学监护经验，按照临床药学专科特点提出一套标准的监护路径，对于促进临床药学监护规范化发展具有重要价值。为此，我们组织了多家临床药师规范化培训基地的具有丰富实践经验的临床药师和医师，共同策划和编写了"常见疾病临床药学监护案例分析丛书"。该丛书通过对各临床药学专科常见疾病的多个经典案例的分析，归纳药学监护要点和常见用药错误，并依据最新的临床监护路径，形成针对各疾病治疗特点的标准药学监护路径。希望该丛书能为药学监护的规范化和标准化点燃星星之火，为我国临床药学的发展贡献绵薄之力。

　　由于丛书编写思想和体例力求新颖,此方面的写作经验较少,且参编单位多,难免存在不足之处,例如,各药学监护路径仅是各位编者依据临床药学实践和临床诊疗路径的工作路径总结,可能还存在不够全面的地方,敬请各位同仁和读者在使用的过程中不吝指正,以便今后加以改进和不断完善。

2018年3月于上海

前　言

　　血栓形成是包括心肌梗死、脑卒中及外周动脉阻塞性疾病等心脑血管疾病的病理学基础，随着代谢性疾病的增多及生活方式的改变，血栓与缺血性疾病近年来呈现增长趋势。抗血小板、抗凝及溶栓是抗栓治疗的重要途径。传统抗栓药物的有效性与局限性并存，新型抗栓药物具有特异性高、药代动力学可预测、服药方便、起效快等特点，而其长期疗效及安全性则有待更大规模的临床研究评价。规范、有效的临床药学监护能够发挥治疗药物的最大疗效，避免或降低其毒副作用，保证药物治疗的安全、有效和经济。

　　近年来我国大力发展临床药学，临床药师培训也如火如荼地开展，抗凝专业的培训作为其开展培训工作的项目之一，培养了一批理论知识扎实、临床技能出色的抗凝专业临床药师，他们始终在临床一线直接参与药物治疗工作，包括参与查房、制订治疗方案、病例讨论和不良反应监测等医疗活动,积累了丰富的临床药学监护经验,逐渐成为受临床医师和患者欢迎的治疗团队成员。然而,目前抗栓治疗的药学监护中尚缺乏一套标准的监护路径,这将不利于抗凝专业临床药师的培养和抗栓治疗药物的进一步发展。为此,我们在丛书专家指导委员会的指导下,组织抗凝专业的资深临床药师和相关专科医师,共同编写了《常见疾病临床药学监护案例分析——血栓性疾病分册》。本书通过对各种临床常见抗栓治疗的典型案例进行分析,归纳药学监护要点和常见用药错误,最后依据最新的临床监护路径,形成针对各种疾病治疗特点的标准药学监护路径。本书可供抗凝专业临床药师在日常药学工作中参考与查阅,可以作为高等院校临床药学、药学专业学生的参考书,也可帮助本专业临床药师建立规范的工作方法。

本书的编写思想和体例力求新颖,且抗栓治疗涉及的范围比较广泛,而编者的水平和经验有限,因此难免存在不足之处,敬请各位同仁和读者在使用的过程中不吝指正,以便对本书加以改进和完善。

范国荣　袁忠祥

2018年04月

目　录

丛书序

前言

第一章

绪　论

第一篇

介　　绍

第一节　血栓性疾病的类型和发病机制

血栓性疾病按血管性质可分为动脉血栓栓塞性疾病、静脉血栓栓塞性疾病及微血管血栓性疾病。动脉血栓栓塞性疾病是目前临床最常见的一类疾病，以冠状动脉粥样硬化性心脏病和缺血性脑血管病最为多见。临床常见静脉血栓栓塞包括深静脉血栓、肺栓塞、围术期栓塞等，由于临床上易被漏诊或误诊，致死率极高。微血管血栓栓塞的临床表现为严重出血和(或)多器官功能衰竭，多见于菌血症和产科前置胎盘等。

血栓性疾病的发生是由于血管内形成血栓，血栓主要是由纤维蛋白网络红细胞、白细胞和血小板组成的，凝血过程启动后才能将纤维蛋白原(fibrinogen, FIB)转变成纤维蛋白。不同类型的血栓形成中，凝血过程的启动不尽相同，了解血栓形成的机制有助于更好地对血管血栓性疾病进行防治。

一、动脉血栓形成

动脉血栓形成的基础病变主要是动脉粥样硬化，动脉粥样硬化斑块破溃引起血小板向破溃处黏附聚集，进而启动凝血过程。动脉血流速高，正常状态下局部不易蓄积足够浓度的凝血酶，因此动脉血栓又称为白色血栓，由以血小板和白细胞为主的头部和以纤维蛋白网络红细胞为主的尾部构成，据此，针对动脉血栓需要进行抗血小板治疗。动脉粥样硬化是一个长期的过程，可长达数十年，在粥样硬化斑块未破溃之前不易形成血栓，而动脉粥样硬化的发生和发展与高血脂、高血糖等有关，一旦动脉血栓形成即可出现动脉供血部位的缺血和坏死，如心肌梗死、缺血性脑卒中等。

二、静脉血栓形成

静脉血栓是由基因、环境等危险因素共同作用而形成的。静脉血栓形成时静脉血管壁大多没有明显病变，血液出现的微颗粒增加凝血活性，微颗粒可经炎症因子［如肿瘤坏死因子(tumor necrosis factor, TNF)、白细胞介素6(interleukin 6, IL-6)］刺激血小板、白细胞和血管内皮细胞而释放到血液中，而在循环中的组织因子(tissue factor, TF)可与微颗粒结合，这种带有TF的微颗粒与血液中凝血因子Ⅶ结合即可启动凝血过程。静脉血栓形成可分为以淤血为特点和以高凝为特点两种。高龄、手术、卧床不动、长途飞行、恶性肿瘤、口服避孕药、妊娠等都是静脉血栓形成的危险因素，这些危险因素主要与淤血有关。高龄人群易患血栓，可能与运动少、静脉退行性病变有关。在静脉血栓形成的危险因素中遗传性缺陷也很重要，已报道的遗传性缺陷有抗凝血酶缺陷、蛋白C缺陷、蛋白S缺陷、蛋白Z缺陷、高同型半胱氨酸血症、凝血因子Ⅷ和Ⅺ活性升高等。防治静脉血栓药物主要是抗凝药，如华法林、肝素、低分子量肝素等，这些药物抗血小板治疗效果不佳。

三、微血管血栓形成

细菌内毒素、促凝物质、血小板增多症等均可引起微血管血栓形成。微血管血栓形成后，可因大量消耗凝血因子而表现为大出血，也可因微血管栓塞而表现为多器官功能衰竭。菌血症是引起微血管血栓形成的常见因素，临床上诊断为弥散性血管内凝血（disseminate intravascular coagulation, DIC）者主要原发病就是菌血症。内毒素刺激血管内皮细胞，激活凝血系统，激活血小板，消耗大量凝血因子和血小板，可在微血管内形成透明血栓和细胞血栓而损害器官功能。中毒型痢疾、脑膜炎、重症急性呼吸综合征等均可出现微血管血栓；产科的前置胎盘可发生羊水栓塞。治疗微血管血栓性疾病的关键是及早控制原发病以阻断血栓形成，根据其病因采取相应的治疗，如菌血症应用抗生素、高凝状态应用抗凝药、血栓性血小板增多症输注或换正常人血浆等。

血管血栓性疾病是严重危害人类健康的疾病，血栓形成是多因素的，而且不同类型血管中的血栓性质也不同，因此防治方法也多种多样。

第二节 凝血系统与凝血机制

一、凝血因子及凝血过程

(一)凝血因子

凝血因子(factor,F)是参与血液凝固过程的各种蛋白质组分,它的生理作用是在血管出血时被激活,和血小板粘连在一起并且补塞血管上的漏口(这个过程被称为凝血)。凝血因子部分由肝生成,可以为香豆素所抑制。其中已经按照国际命名法用罗马数字编号的有12种,如F I、F II、F III等。这12种凝血因子生理作用与病理作用如表1-1所示。

表1-1 凝血因子命名、生理作用及病理作用

名称	生理作用	病理作用
F I(纤维蛋白原)	纤维蛋白原活性前提,受凝血酶催化作用形成纤维蛋白	肝功能严重障碍时合成减少,凝血时间延长;纤维蛋白原缺乏症时显著减少
F II(凝血酶原)	在凝血酶原激活物和钙离子催化下形成凝血酶	肝功能严重障碍时合成减少,凝血时间延长

名称	生理作用	病理作用
FⅢ（组织因子）	与钙离子及某些血浆凝血因子（Ⅴ、Ⅶ、Ⅹ）形成凝血酶原激活物	
FⅣ（钙离子）	参与内源性及外源性凝血酶原激活物的形成	血液浓度降低后，凝血时间延长
FⅤ（易变因子，速球蛋白）	参与内源性及外源性凝血酶原激活物的形成	缺乏时引起血友病A（副血友病）
FⅦ（稳定因子，前转变素）	参与外源性凝血酶原激活物的形成	缺乏时引起血友病B
FⅧ（抗血友病因子，抗血友病蛋白）	参与内源性凝血酶原激活物的形成	缺乏时患血友病A，即传统的血友病
FⅨ（血浆凝血致活酶成分）	参与内源性凝血酶原激活物的形成	缺乏时引起血友病B
FⅩ（Stuart-Prower因子）	参与内源性和外源性凝血酶原激活物的形成	
FⅪ（血浆凝血致活酶前质）	参与内源性凝血酶原激活物的形成，主要激活FⅨ	缺乏时患血友病B
FⅫ（Hageman因子，接触因子）	血液与粗糙表面接触后被激活，从而形成内源性凝血酶原激活物	缺乏时凝血时间延长
FⅩⅢ（纤维蛋白稳定因子）	促进纤维蛋白原的聚合，参与纤维蛋白凝块的形成	

各种凝血因子的生成部位大多在肝脏，其中FⅡ、FⅦ、FⅨ和FⅩ在肝内合成还需要维生素K的参与。通常在血液中，FⅡ、

F Ⅶ、F Ⅸ、F Ⅹ、F Ⅺ、F Ⅻ都是无活性的酶原,必须通过有限水解在其肽链上一定部位切断或切下一个片段,以暴露或形成活性中心,这些因子才能成为有活性的酶,这个过程称为激活。被激活的酶,称为这些因子的"活性型",习惯上于该因子代号的右下角加一"a"来表示。例如,凝血酶原被激活为凝血酶,即由 F Ⅱ 变成 F Ⅱ a。F Ⅶ 是以活性型存在于血液中的,但必须有 F Ⅲ(即组织凝血激酶)同时存在才能起作用,而在正常时 F Ⅲ 只存在于血管外,所以通常 F Ⅶ 在血流中不起作用。

(二)血液凝固机制

血液凝固本质是血液由溶胶状态的纤维蛋白原转变为凝胶状态的纤维蛋白的过程,大致分为3个步骤:第一步是凝血酶原激活物的形成,凝血酶原激活物是活化的凝血因子、磷脂胶粒和钙的复合物;第二步是凝血酶原在凝血酶原激活物的作用下转变为凝血酶;第三步是纤维蛋白原在凝血酶的作用下转变为凝胶状态的纤维蛋白。根据触发凝血过程的不同,凝血又分为内源性和外源性两种形式,见图1-1。内源性凝血是指仅有血管内凝血因子参与的凝血过程;而外源性凝血是指凝血过程中有组织释放的组织性凝血物质的参与。

1. 内源性凝血途径

(1)接触活化阶段:F Ⅻ 在接触到胶原蛋白后,发生构象改变被活化,激活的 F Ⅻ a 可催化血浆内的前激肽释放酶变成激肽释放酶,后者又可活化 F Ⅻ,形成一个正反馈。同时 F Ⅻ a 还可激活下一个 F Ⅺ,将其转变成 F Ⅺ a。此外,在 F Ⅻ 活化中还有高分子量激肽原的参与。

(2)磷脂胶粒反应阶段:是指凝血因子集中于凝脂胶粒表面发生的反应过程。活化 F Ⅻ 即 F Ⅻ a 作用于 F Ⅺ,在 Ca^{2+} 的存在下水解 F Ⅺ 产生 F Ⅺ a,F Ⅺ a 无酶活性,但可使 F Ⅹ 的活化反应速率提高,活化的 F Ⅹ(即 F Ⅹ a)及凝血酶都有激活 F Ⅷ 和 F Ⅴ 的作用。

活化的 $F XⅢa$、$F Ⅴa$ 和 Ca^{2+} 结合在磷脂胶粒上形成凝血酶原激活物。凝血酶原激活物可以水解 $F Ⅱ$，释放出分子多肽，使其变为凝血酶，而后离开凝脂胶粒，游离于血浆中。

（3）凝胶生成阶段：在凝血酶的催化下，血浆内可溶性的纤维蛋白原转变为不溶性凝胶状态的纤维蛋白。

2. 外源性凝血途径　$F Ⅶ$ 与 $F Ⅲ$ 组成复合物，在有 Ca^{2+} 存在情况下激活 $F X$ 生成 $F X a$。$F Ⅲ$ 为磷脂蛋白质，曾被称为组织凝血致活素。Ca^{2+} 是将 $F Ⅶ$ 与 $F X$ 都结合在 $F Ⅲ$ 提供的磷脂部分上，以便 $F Ⅶ$ 催化 $F X$，形成 $F X a$。后者可在血小板磷脂上同步形成凝血酶原激活物。一般而言，外源性凝血途径较内源性凝血途径更为迅速。

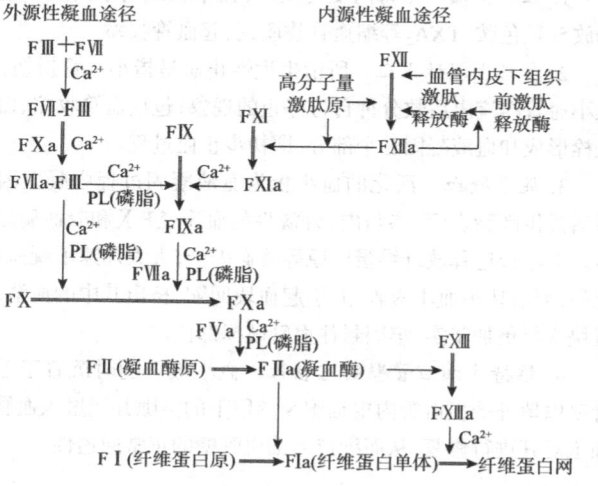

图1-1　内源性和外源性凝血途径

综上所述，凝血中心环节即凝血酶的形成。一个凝血因子既受上一个因子的激活，又进一步活化下一个凝血因子，且凝血过程具正反馈调节效应，使凝血反应不断加速，故又被称"凝血瀑布反应"。

二、血小板与出血机制

血小板（platelet）是哺乳动物血液中的有形成分之一。它有质膜，没有细胞核结构，一般呈圆形，体积小于红细胞和白细胞。血小板曾在很长一段时期内被看作是血液中无功能的细胞碎片。直到1882年意大利医师比佐泽罗发现它们在血管损伤后的止血过程中起着重要作用，才首次提出为血小板命名。

（一）血小板生理功能

1. 血管收缩　血管内皮受损后，血小板黏附于内皮下组织并释放5-羟色胺、TXA_2等缩血管物质，引起血管收缩。

2. 参与生理性止血　所谓生理性止血是指小血管损伤，血液从小血管内流出后数分钟自行停止的现象，包括血管收缩、血小板血栓形成和血液凝固三个部分，即初步止血过程。

3. 促进凝血　活化的血小板为血液凝固过程中凝血因子的激活提供磷脂表面，参与内、外源性凝血途径F Ⅹ和凝血酶原的激活。血小板还释放纤维蛋白原等凝血因子，大大加速了凝血过程。此外，凝血块中血小板收缩，引起血块回缩，挤出其中的血清，使血凝块变得更加坚实，牢固封住血管破损部位。

4. 维持毛细血管壁的完整性　血小板可随时沉着于毛细血管壁以填补受损血管内皮细胞脱落留下的空隙并能融入血管内皮细胞对其进行修复，从而维持毛细血管壁的正常通透性。

（二）异常出血机制

正常的止血过程发生障碍，使皮肤、黏膜或内脏发生自发性广泛性出血，或受伤后出血不止者称异常出血。其病理改变包括血管因素异常、血小板异常和凝血系统异常三个方面。

1. 血管因素异常　包括血管本身异常和血管外因素异常引

起的出血性疾病。过敏性紫癜、维生素C缺乏症、遗传性毛细血管扩张症等即为血管本身异常所致。老年性紫癜、高胱氨酸尿症等即为血管外因素异常所致。

2. 血小板异常　包括血小板数量异常及血小板功能异常。血小板数量减少不仅使止血功能减退,而且还可使毛细血管壁的脆性和通透性增加,间接损伤了血管壁完整性,使皮肤出现瘀点或瘀斑,使黏膜及内脏发生出血。特发性血小板减少性紫癜、药源性血小板减少症及血小板增多症等均为血小板数量异常所致的出血性疾病。血小板无力症、巨型血小板病等为血小板功能障碍所致的出血性疾病。

3. 凝血系统异常　凝血因子的减少与缺乏,或是抗凝血作用增强,都可使凝血发生障碍而形成出血性疾病。凝血因子缺损大多是遗传性的。例如,血友病是由于缺乏抗血友病球蛋白,一旦出血,不易停止。抗凝血作用增强,如肝素水平增加,同样可引起凝血障碍,导致出血增加。此外纤溶系统亢进也可导致异常出血,如弥散性血管内凝血等。

三、纤维蛋白与纤溶系统

(一) 基本过程

纤维蛋白溶解系统的基本功能是清除纤维蛋白凝块,与凝血系统保持平衡,维持血流通畅。纤溶系统由纤溶酶原、纤溶酶、激活物与抑制物组成。纤维蛋白溶解酶原激活物激活血浆中的纤维蛋白溶解酶原,使之成为有活性的纤溶酶,后者再降解纤维蛋白,促进血栓溶解。纤溶酶原及其激活物恒定存在于血浆中,只在纤维蛋白存在时纤溶酶原才被激活。

1. 纤溶酶原激活物　体内许多物质可激活纤溶酶原变成纤溶酶,成为激活物。纤溶酶原激活物分布广、种类多,主要可分为三类：第一类为血管激活物，在小血管内皮细胞及血小板中合成后释放于血中，以维持血浆内激活物浓度的基本水平。一旦血管内出现血纤维凝块，内皮细胞就会释放大量激活物，且大都吸附于血纤维凝块上。肌肉运动、静脉阻断、儿茶酚胺与组胺等也可使血管内皮细胞合成和释放的激活物增多。第二类为组织激活物，存在于很多组织（如肾上腺、子宫、淋巴结、前列腺等）中。它们主要是在这些组织修复或伤口愈合等情况下，在血管外促进纤溶。肾合成与分泌的尿激酶就属于这一类激活物，活性很强，有助于防止肾小管中纤维蛋白沉着。第三类为依赖于 F XII 的激活物，如前激肽释放酶被 F XII a 激活后释放出的激肽释放酶即可激活纤溶酶原。这一类激活物同时可使血凝与纤溶保持平衡。

2. 纤溶系统抑制物　　体内纤溶抑制物可分为纤溶酶原活化素抑制物（抗活化素）与纤溶酶抑制物（抗纤溶酶）两类。目前，临床上已广泛应用的止血药，如凝血酶、氨甲苯酸和 6- 氨基己酸等，就是抑制纤溶酶生成及其作用的药物。在正常情况下，血液中抗纤溶酶的含量高于纤溶酶的含量，因而纤溶酶的作用不易发挥。但在血管受损发生血凝块或血栓后，由于纤维蛋白能吸附纤溶酶原和激活物而不吸附抑制物，因而纤溶酶大量形成并发挥作用，使血凝块或血栓发生溶解液化。

（二）生理意义

生理情况下，体内形成纤维蛋白后，纤溶系统随即发挥作用，溶解纤维蛋白，保证血液正常流通。一旦发生血栓或有血凝块形成，纤溶系统可溶解、液化血栓或血凝块，有利于血液畅通。纤溶系统过强可引起止血功能障碍及抗凝作用增强；若纤溶系统过弱，则可出现血栓或纤维蛋白生成过多。

第三节 血栓性栓塞的主要病理机制

一、心血管内膜损伤

正常状态下,心内膜和血管内皮与血小板间存在一层带负电荷、含唾液酸的糖蛋白及糖脂细胞外衣,其相互排斥从而阻止了血小板与内皮细胞接触。内皮细胞产生适量抗凝物质和组织因子途径抑制物,抑制血小板聚集及纤维蛋白溶解,从而发挥抗凝作用。此外,内皮细胞兼具促凝作用。当处于正常生理状态时,内皮细胞以抗凝作用为主。

当内皮细胞受损时,①血管性假血友病因子(vWF)合成与释放增加,生成大量血小板活化因子,血小板活性显著增强。②内皮细胞表达、释放参与促凝作用的细胞因子和蛋白,加快凝血进程。③血管壁暴露,血小板黏附于内皮下组织,易于发生血小板聚集和释放,诱发血栓形成。

二、血液流动状态改变

血流明显减慢时,血液分层轴流遭到破坏,血小板进入边流,易于聚集在受损内膜上,同时血流减慢,不易冲刷聚集的血小板,易于诱发血栓形成。此外血液涡流也易于导致血栓形成。导致血液流动状态改变的原因有血管狭窄、分叉、静脉曲张和二尖瓣狭窄等。另外一些可致血黏度增高的疾病如红细胞增多症、高纤维蛋白原血症、高脂血症等也可引起血流减慢。

三、血液特性改变

病理状态下，血小板或凝血因子增多、活性增强，血液黏稠度增加，纤溶活性降低，导致血流处于高凝状态，则易于形成血栓，如机体遭受严重创伤、大手术引起大量失血等情况。

第四节 血栓栓塞性疾病抗栓治疗的意义和原则

一、抗栓治疗的目的及意义

血栓栓塞可导致栓塞部位狭窄或堵塞,或血栓脱落,随血流流动过程堵塞某些血管,引起相应组织和器官缺血、缺氧、坏死,重要脏器的栓塞会引起组织坏死、休克或死亡等严重后果。

二、抗栓治疗的基本原则

(一)抗栓药物治疗

临床上血栓栓塞性疾病的治疗包括抗血小板治疗、抗凝治疗及溶栓治疗。

1. 抗凝治疗 血栓栓塞是许多心血管疾病的发病基础,目前需要进行抗凝治疗的患者数量正在不断增加。抗凝药物对于心房颤动、深静脉血栓或肺栓塞预防静脉血栓栓塞换瓣术后的治疗具有重要意义,可明显降低高血栓栓塞性疾病患者的脑卒中发生率,提高患者的生命质量。抗凝药物主要通过影响凝血因子及其内、外源性凝血途径的不同环节来发挥抗凝血作用。根据机制不同分为肝素类抗凝药物、维生素K拮抗剂——华法林等。然而华法林仍存在一些缺陷,主要表现为需要频繁的监测、数周时间才能达到稳定剂量、与众多的药物和食物产生相互作用等,因此新型抗凝药物应运而生,主要包括达比加群酯、利伐沙班、阿哌沙班等,并已显示出良好的临床应用前景。

2. 抗血小板治疗　静脉血栓多为红色血栓,主要成分是红细胞和纤维蛋白,主要由血液瘀滞及高凝状态引起,首选抗凝治疗;而动脉血栓多为白色血栓,主要由血小板和少量纤维蛋白组成,此时除抗凝治疗外,还应启动抗血小板治疗。血小板黏附性和聚集性增强不仅使血液黏度增高,而且也可使血液凝固性增高,是冠心病、缺血性脑病患者等血液流变性障碍的重要原因。抗血小板治疗可以抑制血小板的黏附、聚集和释放功能,从而防止血栓形成。该类药物主要包括阿司匹林、氯吡格雷、替格瑞洛等。近年来,随着抗血小板药物在动脉粥样硬化性心脑血管疾病、急性缺血性脑卒中、冠心病介入治疗等领域的广泛应用及其取得的良好效果,以及人们对冠状动脉粥样硬化性心脏病,特别是急性冠脉综合征(ACS)和支架植入后血栓形成机制的深入理解,抗血小板药物在这些领域的应用更加广泛。

3. 溶栓治疗　对于血栓栓塞已经形成(如肺栓塞、急性心肌梗死等)的患者,在负荷适应证的情况下,应该考虑进行溶栓治疗,溶栓治疗被认为是治疗血栓性疾病最为有效的方法。这类药物通过激活纤维蛋白酶原生成纤维蛋白溶酶,水解血栓中的纤维蛋白,溶解血栓。自20世纪80年代应用链激酶溶栓治疗心肌梗死取得满意的疗效以后,溶栓药物的研发已取得了长足进展,按其发展过程可大致分为3代,代表药物分别为链激酶、尿激酶、瑞替普酶。

(二)制订药物治疗方案

不同类型血栓栓塞性疾病有相应的防治指南与专家共识,这是目前制订抗栓治疗方案的基本依据。出血是影响抗栓治疗效果甚至危及生命的最常见的并发症之一。正确评估减少缺血性事件与出血并发症之间的利弊，个体化制订抗栓治疗方案，是临床医生及药师面临的重大挑战。老年人、多种抗栓药物联用、有创检查或围术期等血栓与出血风险均高情况下，须综合评估临床状况，谨慎选择抗栓治疗方案。

第五节　抗栓药物概述

一、抗栓药物的分类及其机制

(一)抗血小板药物

抗血小板药主要通过不同的途径抑制血小板黏附、聚集和释放反应,防止血栓形成和发展,根据抗血小板聚集机制,目前已上市的抗血小板药物主要分为血小板血栓素A_2(thromboxane A_2,TXA_2)合成酶抑制剂、二磷酸腺苷(adenosine,ADP)受体抑制剂、糖蛋白Ⅱb/Ⅲa(GPⅡb/Ⅲa)受体抑制剂和磷酸二酯酶抑制剂。

1. TAX_2抑制剂　阿司匹林是最早被应用于抗栓治疗的抗血小板药物,其作用机制在于使血小板花生四烯酸代谢途径中的环氧化酶活性部位第529位丝氨酸的羟基不可逆乙酰化后失去活性而抑制花生四烯酸的合成,从而阻止血小板聚集和释放反应。超过100项临床试验表明阿司匹林可降低高危患者15%心血管死亡事件及30%非致死性心血管事件,目前其已成为临床应用最广泛的一线抗血小板药物。

2. ADP受体抑制剂　分为P2Y1受体阻滞剂和P2Y12受体阻滞剂两大类,根据结合方式又可分为可逆性阻滞剂和不可逆性阻滞剂两大类。

(1)不可逆ADP阻滞剂:这类药物均含有噻吩并吡啶类结构,

属于前药,须在体内经肝脏代谢成活性代谢产物,才可和血小板ADP受体不可逆结合,进而发挥抑制血小板聚集的作用。这类药物作用时间与血小板平均寿命(7 ~ 10 d)相关,故其对血小板聚集抑制作用可持续7 ~ 10 d。

1)噻氯匹定:最早的ADP受体抑制剂,因其可引起严重的不良反应包括再生障碍性贫血、粒细胞缺乏、全血细胞减少等,现已逐步被氯吡格雷取代。

2)氯吡格雷:在肝脏经细胞色素代谢后,其代谢产物非竞争性地选择与血小板膜受体结合,抑制纤维蛋白原与其结合,从而抑制血小板聚集。由于之后各种致血栓高危因素仍持续存在,因此进行长期抗血小板治疗至关重要。

3)普拉格雷:第3代血小板ADP受体不可逆阻滞剂,需要经肝脏CYP450代谢后发挥作用,其活性代谢产物对ADP诱导的血小板聚集具有很强的抑制作用。美国食品药品监督管理局(FDA)2009年批准普拉格雷用于冠状动脉介入治疗后的患者,但加框警示提醒医生关注出血并发症。对于氯吡格雷抵抗患者,普拉格雷可以替代其达到理想的抗血小板聚集作用。

(2)可逆ADP阻滞剂:这类药物停药后效应在3 ~ 5 d消失。

1)替氯瑞洛:2011年经FDA批准用于治疗急性冠脉综合征,非竞争性地与P2Y12受体结合,直接、可逆地抑制血小板P2Y12受体。其原药和代谢产物均有抗血小板活性,作用较氯吡格雷更迅速、完全,口服后耐受性好。

2)坎格瑞洛:首个速效、强效、可逆性静脉P2Y12受体拮抗剂,无须代谢即可发挥作用。坎格瑞洛只能静脉使用,尚无证据显示其疗效优于现有的静脉抗血小板制剂,如GP Ⅱ b/ Ⅲ a受体拮抗剂,其临床应用前景尚不明了。

3. GP Ⅱ b/ Ⅲ a 受体抑制剂 一旦血小板被激活,血小板表面GP Ⅱ b/ Ⅲ a受体形态就发生变化,呈活化状态,能够和纤维蛋白原及 von Willebrand 因子等结合,使相邻血小板之间形成联结,从而引发血小板聚集。不论引起血小板聚集的激活剂是什么，最终都必须通过GP Ⅱb/Ⅲa受体才能使相邻的血小板经配体连接起来。GP Ⅱb/Ⅲa受体是血小板聚集和血栓形成的"最后共同通路"，阻断受体即可消除任何激活剂引起的血小板聚集并使血栓不能形成。目前已上市的GP Ⅱb/Ⅲa受体抑制剂有三种：阿昔单抗、依替巴肽和替罗非班。

（1）阿昔单抗：临床上最先使用的GP Ⅱb/Ⅲa受体拮抗剂，是重组鼠-人嵌合单克隆抗体片段，其具有抗原性，可引起免疫反应，与血小板结合为不可逆性过程，呈量效依赖地封闭GP Ⅱb/Ⅲa受体。阿昔单抗从GP Ⅱb/Ⅲa受体上解离慢，且能在受体间相互转移，药效持续时间远长于其半衰期，停药后12～24 h血小板功能恢复正常。但由于阿昔单抗的潜在免疫原性、药物作用不可逆性、成本高等缺点，其临床应用受限，于是小分子GP Ⅱb/Ⅲa受体应运而生。

（2）依替巴肽：人工合成的环状七肽，含赖氨酸-甘氨酸-天冬氨酸（KGD）结构，分子量小于1 kDa，属于可逆的、高度特异性的竞争性GP Ⅱb/Ⅲa受体抑制剂，与GP Ⅱb/Ⅲa受体亲和力低于阿昔单抗，解离迅速，起效时间快，持续时间短。

（3）替罗非班：国内唯一上市的GP Ⅱb/Ⅲa受体抑制剂，其GP Ⅱb/Ⅲa受体亲和力介于阿昔单抗和依替巴肽之间。替罗非班经肾脏排泄，其血浆清除率明显受肾功能影响。有严重肾功能不全（肌酐清除率＜30 mL/min）的患者其替罗非班血浆清除率下降，建议替罗非班剂量减半。

4. 磷酸二酯酶（PDE）抑制剂　cAMP负责细胞内信息传递以抑制血小板的活化和凝集反应。磷酸二酯酶抑制剂通过抑制血小板及血管平滑肌内PDE活性，从而增加血小板及平滑肌内cAMP浓度、发挥抗血小板作用及血管扩张作用。常用的磷酸二酯酶抑制剂有西洛他唑和双嘧达莫。

（1）西洛他唑：1996年在中国上市的一种抗血小板药物，选择性地抑制磷酸二酯酶活性，使胞内环磷腺苷水平上升，抑制膜磷脂TXA_2生成，从而抑制血小板释放ADP及5-羟色胺（5-HT），发挥抗血小板和舒张血管作用。其抗血小板作用温和、半衰期短、作用可逆。西洛他唑最初的适应证是治疗间歇性跛行，随着临床研究不断深入，西洛他唑的临床应用也不断拓展，现可用于治疗冠心病、缺血性脑血管疾病及颈动脉粥样硬化等。

（2）双嘧达莫：通过多种途径影响血小板功能，抑制红细胞再摄取腺苷酸；抑制血小板内PDE3和PDE5，促进血小板间cAMP或cGMP增加；作为抗氧剂，清除氧自由基，增强环加氧酶活性，增加前列环素生物合成，抑制血小板聚集，也可扩张血管。但双嘧达莫单独应用时的抗血小板作用在临床上始终未能确定。

（二）抗凝药物

凝血过程是一系列凝血因子相继被酶解激活的过程，最终生成凝血酶，形成纤维蛋白凝块。凝血过程按凝血因子启动顺序，分为内源性、外源性及共同凝血途径。抗凝药物治疗的目的在于阻止高危患者的病理性血栓形成，防止已形成的血栓继续发展。根据作用机制抗凝药物分为间接凝血酶抑制剂、直接凝血酶抑制剂和维生素K拮抗剂。

1. 间接凝血酶抑制剂　与抗凝血酶Ⅲ（ATⅢ）结合，增强ATⅢ对凝血酶和FⅩa的抑制强度，包括肝素、低分子量肝素、FⅩa抑制剂。

（1）肝素：平均相对分子量为15 000，与组蛋白、鱼精蛋白等可形成无活性复合物。肝素通过结合赖氨酸残基使AT-Ⅲ变构，使其失去使纤维蛋白原变成纤维蛋白的功能，变构后的AT-Ⅲ可与FⅡa、FⅨa、FⅩa、FⅪa、FⅫa结合成复合物使其失去活性，因此普通肝素对凝血的3个阶段都有抑制作用。肝素还可与血管壁相互作用，血管壁是肝素的主要贮存场所。肝素吸附于血管壁后，防止血小板黏附，阻止血小板释放血小板因子4（PF4），达到抗凝血作用。另外肝素能促进内皮细胞对组织型纤溶酶原激活物(t-PA)的释放,增强纤溶活性。肝素还可改变血黏度,促进血液流动性,预防血栓形成。口服普通肝素在消化道内不能被吸收,静脉注射可即刻发挥抗凝作用。给予100 U/kg、400 U/kg或800 U/kg肝素时,血中半衰期分别为1 h、2.5 h和5 h。应用治疗量的肝素发生血小板减少症(thrombocytopenia, HIT)的概率为5%~15%。肝素临床应用广泛,如用于预防外科大手术后血栓形成,尤其是下肢术后需长期卧床者,以及治疗如静脉血栓形成、肺栓塞及多种原因引起的DIC等相关血栓性疾病等。出血是肝素应用最多见的副反应,在大剂量应用中尤为多见,一旦发现出血应立即减量或停用药物。

(2)低分子量肝素:皮下注射吸收完全,生物利用度高达90%,半衰期较普通肝素长,为普通肝素的2~4倍,血小板减少症发生率较普通肝素低(约0.1%),其与PF4结合作用弱,不良反应小,一般不需要实验室监测凝血指标。临床用于预防手术后血栓栓塞、深静脉血栓形成、肺栓塞、血液透析时体外循环的抗凝剂、末梢血管病变等。常用的低分子量肝素有达肝素、达那肝素、依诺肝素、那曲肝素和亭扎肝素。低分子量肝素的主要不良反应有出血、注射部位瘀点、瘀斑、血小板减少等,鱼精蛋白可部分中和低分子量肝素。低分子量肝素药代动力学和药效学相对稳定,一般不需要常规监测,但在一些特殊人群,如体重过高或过低、严重肾功能不全、儿童、婴幼儿、孕妇、有出血倾向等患者中,监测抗凝疗效如抗FⅩa活性十分必要。

(3)FⅩa抑制剂:按是否依赖于AT-Ⅲ因子可分为间接抑制剂与直接抑制剂。间接FⅩa抑制剂需要AT-Ⅲ因子作为辅助因子,不能抑制凝血酶原复合物结合的FⅩa,直接FⅩa抑制剂直接作用于FⅩa分子的活性中心,既能抑制血浆中游离的FⅩa,也能抑制被凝血酶原复合物结合的FⅩa。其对凝血酶抑制影响极小。

1)磺达肝癸钠:2001年被美国FDA批准用于骨科手术后静

脉血栓栓塞症(VTE)的预防,2004年被批准用于VTE治疗,2009年被批准用于急性冠脉综合征。磺达肝癸钠属于人工合成的特异性活化FXa抑制物,为FXa间接抑制剂,机制为通过选择性地与AT-Ⅲ因子结合,使AT-Ⅲ中和已激活的FXa的作用增强约300倍,从而起到抑制FⅢa生成的目的,对已生成的凝血酶无直接作用。磺达肝癸钠皮下注射后吸收迅速且完全,生物利用度为100%。轻中度肝功能损害对磺达肝癸钠药效影响不大,但出血风险增加。使用期间应定期评估肾功能状态,用于静脉血栓栓塞预防时,肌酐清除率<20 mL/min时禁用;肌酐清除率为20~50 mL/min时,给药剂量应减少至1.5 mg/d。轻度肾功能损害(肌酐清除率>50 mL/min)时不需要减量。不同于肝素(普通肝素或低分子量肝素),磺达肝癸钠不与PF4相结合,因此磺达肝癸钠诱发免疫性血小板减少症的可能性较小。

2)利伐沙班:第一个被FDA批准的口服FXa抑制剂,用于预防非瓣膜性房颤患者脑卒中和血栓形成,预防和治疗深静脉血栓形成和肺栓塞,预防骨科术后深静脉血栓形成。能高度选择性地和竞争性地与FXa的活性位点可逆结合,来竞争性抑制游离和结合的FXa及凝血酶原活性。利伐沙班不需要ATⅢ参与,可直接拮抗游离和结合的FXa。利伐沙班为口服制剂,使用较为方便,与临床常用心血管药物(包括阿司匹林、地高辛等)、非甾体抗炎药及质子泵抑制剂等之间的相互作用很小,且无须像使用肝素一样定期监测活化部分凝血活酶时间(APTT)或像使用低分子量肝素一样监测FXa。

3)阿哌沙班:2012年被FDA批准的口服FXa抑制剂,用于降低非瓣膜性房颤患者血栓形成和脑卒中发生风险。作用机制与利伐沙班相似,作用于游离或结合型FXa,体外对于FXa抑制作用强于利伐沙班。研究表明,阿哌沙班有效降低房颤患者脑卒中、全因病死及颅内出血的风险,且疗效优于传统药物华法林及阿司匹林。

2. 直接凝血酶抑制剂 FⅡa是凝血过程中的关键酶,可以将可溶性的纤维蛋白原转变为不溶性的纤维蛋白，还可激活FV、FⅧ、FⅥ和FⅫ，有多重作用，目前应用药物主要为其直接抑制剂。

（1）水蛭素类：水蛭素与凝血酶（1∶1）紧密结合，使之失去酶的活性。凝血酶被抑制后不但阻止了纤维蛋白原转变成纤维蛋白，同时抑制血小板的聚集和FV、FⅦ、FⅫ的活性。水蛭素类药物包括水蛭素、重组水蛭素及其改构重组体，如比伐卢定等。水蛭素目前被批准应用于肝素诱导的血小板减少症患者的血栓预防和治疗动静脉血栓、替代心肺旁路手术患者所应用的肝素，也可用于急性冠状动脉综合征和关节置换术后有高度血栓危险者。其经肾脏排泄，肾功能低下者慎用。

（2）阿加曲班：2000年经FDA批准用于慢性动脉闭塞症患者的四肢溃疡、静息痛及冷感等的改善；用于预防、治疗肝素诱导的HIT和经皮冠状动脉介入治疗（percutaneous coronary intervention，PCI）时的凝血功能障碍，尤其是对肾功能损害伴HIT患者疗效好。2002年在中国上市。阿加曲班为可逆的凝血酶直接抑制剂，可抑制游离凝血酶及与凝血块结合的凝血酶，并可抑制凝血酶诱导的血小板凝聚反应。阿加曲班适用于严重肾功能不全和出现肝素诱导的血小板减少症患者。此药通过肝脏代谢清除，严重肝功能受损者禁用。

（3）达比加群酯：第二个口服直接凝血酶抑制剂，其血浆半衰期为14～17 h，主要经由肾脏消除。于2008年在欧盟获批上市，用于择期全髋关节或膝关节置换术的成年患者VTE的一级预防。和凝血酶活性位点结合，对游离型和结合型的凝血酶均有抑制作用，继而阻止凝血级联反应。和华法林相比，达比加群酯起效迅速，量-效关系可预测，无须实验室监测。

3. 维生素K拮抗剂　华法林为维生素K拮抗剂，可口服，且口服吸收率为100%，吸收后60～90 min达到血药高峰，半衰期为36 h，与蛋白结合率高，是临床常用的维生素K拮抗剂。通过抑制还原型二硫苏糖醇与氧化型二硫苏糖醇的相互转变，阻碍了依赖维生素K凝血因子对维生素K的利用,抑制了凝血酶原、F Ⅶ、F Ⅸ和F Ⅹ的生理合成,引起凝血酶原时间延长;但对已经合成的这些凝血因子并无影响,故在体外无抗凝作用。口服华法林后需要进行严格监测,根据INR调整剂量。此外,不同个体之间,相同剂量在血液凝固功能方面存在着很大差异,体质因素、不同疾病和各种药物对口服抗凝剂都会发生影响。华法林口服吸收迅速完全,生物利用度接近100%,血浆蛋白结合率99%。华法林主要不良反应为出血,除减少或停止用药外,可应用维生素K拮抗。

(三)溶栓药物

溶栓药物通过激活纤溶酶促进纤维蛋白溶解,是治疗血栓性疾病的有效药物。溶栓药物按研究进展先后可划分为三代产品。

1. 第一代溶栓药 细菌、组织或尿液中的提取物,以链激酶(streptokinase, SK)和尿激酶(urokinase, UK)为代表,其作用机制是直接或间接激活纤维蛋白溶解酶原(Pg),使其转变为有活性的纤维蛋白溶解酶(Pm),溶解纤维蛋白。此类药物溶栓速度较慢,缺乏特异性,可导致全身纤溶亢进,引起严重出血。

(1)链激酶:第一个用于临床的溶栓药物,是一种溶血性链球菌合成的蛋白水解酶,其自身不是纤溶酶原激活剂,但可快速结合循环系统中的游离纤溶酶原或纤溶酶,从而启动纤溶系统溶解血栓,是机体内纤溶酶原最有效的激活剂之一。SK的优点是有效、廉价,但由于该酶产自于链球菌,所以具有一定的抗原性,易产生过敏反应。该酶可产生纤溶亢进而增加出血的危险,临床应用非常受限。

(2)尿激酶:临床上应用最广泛的溶栓药,是从人尿中提取的一种丝氨酸蛋白酶,可直接作用于内源性纤维蛋白溶解系统,裂解纤溶酶原为纤溶酶,而纤溶酶不仅能降解纤维蛋白凝块,也能降解纤维蛋白原、F Ⅴ和F Ⅷ,抑制ADP诱导的血小板聚集,从而发挥溶栓及预防血栓形成的作用。与SK一样,UK也可引起全身纤溶系统亢进,导致出血并发症的发生。

2. 第二代溶栓药　包括纤溶酶原激活剂(t-PA)、重组组织型纤溶酶原激活剂(rt-PA)、尿激酶原(pro-UK)、阿尼普酶、重组葡激酶及其衍生物等。此类药物在激活 Pg 产生 Pm 时不受血浆中 α_2 抗纤溶酶(α_2-AP)及纤维蛋白结合的 α_1 纤溶酶抑制物(α_1-PI)的作用,选择性地与血浆中的纤维蛋白结合,形成的复合物与纤溶酶原亲和力较高,能将纤溶酶原转化为纤溶酶使血栓溶解。此类药物溶栓作用强于 SK 和 UK,但半衰期短,短时间内需大量用药,且价格昂贵,也有一定的出血副反应,这些都限制了其在临床中的应用。

阿替普酶是第一代重组组织型纤溶酶原激活剂,能直接将纤溶酶原激活为纤溶酶,促进血栓溶解,是治疗急性心肌梗死、脑梗死及肺动脉栓塞最常用的溶栓药。

3. 第三代溶栓药　包括瑞替普酶(reteplase)、替尼普酶(tenecteplase)、兰替普酶、孟替普酶、去氨普酶、安地普酶、替普酶等。能选择性地激活与纤维蛋白结合的纤溶酶原,系统性出血发生率低。此类药物的特征包括溶栓迅速、血浆中半衰期长、专一性强、安全性好等。

(1)瑞替普酶:目前在国内上市的唯一一种第三代溶栓药物。可使纤溶酶原激活为有活性的纤维蛋白溶解酶,导致纤维蛋白溶解及血管再通。其具有半衰期较长($14 \sim 18$ min)、血浆清除率低、纤溶作用强、无抗原性、在体内与纤维蛋白的结合具有选择性、出血并发症少等特点,是一种长效、专一性强的溶栓药,在临床上应用广泛。

(2)替奈普酶:野生型 t-PA 的突变体,对纤维蛋白的特异性比阿替普酶强 14 倍,对纤溶酶原激活剂抑制物-1(PAI-1)的耐受性增加了 80 倍。该药物纤维蛋白特异性高,溶栓作用强,出血发生率低;半衰期长,血浆清除率低,可实现单次给药;无抗原性,不发生过敏反应。

二、抗栓药物实验室监测

临床应用中,抗栓药物使用过量会造成出血并发症;若用量不足则达不到预期效果。为使药物既能达到防止血栓形成,又不至于引起出血等并发症,选择合适的指标并及时进行实验室监测具有重要意义。常用抗栓药物实验室监测包括药效学监测、基因多态性监测两方面。

(一)药效学监测

1. 抗凝药物监测

(1)肝素:临床应用普通肝素,其出血发生率为0 ~ 33%;应用治疗量的肝素发生HIT的概率为5% ~ 15%。为了保证其临床应用安全性,应使用以下指标作为实验室监测。

1)APTT:是内源性凝血系统较为灵敏及常用的筛选试验,也是监测肝素药效的首选指标。正常范围为31 ~ 43 s。应用小剂量肝素(5 000 ~ 1万U/24 h)可不做监测,应用中等剂量(1万~ 2万U/24 h)或大剂量(2万 ~ 3万U/24 h)时必须进行APTT监测。一般情况下,肝素抗凝治疗后,APTT监测结果较正常延长1.5 ~ 2.5倍可取得最佳抗凝效果,且出血风险最小。APTT > 75 s者,出血发生率提高,临床上应避免APTT过于延长的现象。

2)活化凝血时间(activated coagulation time, ACT):在体外循环和血液透析过程中,需常规应用较大剂量(> 5 U/mL)作为抗凝剂,此时一般选用ACT作为监测试验,因为ACT测定肝素在1 ~ 5 U/mL与肝素浓度有较好的相关性。在体外循环过程中,维持ACT在350 ~ 450 s为宜。

3)抗凝血酶活性(AT : A):AT : A测定是判断肝素是否有效的指标。AT : A正常血浆水平为80% ~ 120%,此时应用肝素有抗凝效果;AT : A < 70%,肝素效果减低,AT : A < 50%,肝素几乎

没有抗凝效果。因此,在应用肝素的全过程中,应定期监测 AT ：A。

4)血小板计数:肝素可致免疫性或血栓性血小板减少,其发生率为5%～15%,常发生于应用肝素后2～14 d。若血小板计数＜50×10^9/L,则需停用肝素或输注单采血小板悬液,将血小板数提高至80×10^9/L以上,严防血小板降低。

(2)低分子量肝素:应用低分子量肝素也有引起临床出血的可能性,但其出血发生率仅为普通肝素的1/3。每日应用一剂3000 U的低分子量肝素做皮下注射时,可以不作监测,但是静脉持续滴注时,或患者合并体重过高或过低、严重肾功能不全、有出血倾向等现象,常规应用低分子量肝素时出血风险增加,故此时须做实验室监测。普通的抗凝治疗可通过APTT及ACT来监测,但APTT与ACT对常规皮下注射低分子量肝素并不敏感而不能用于其剂量的监测。抗F X a活性检测可提供有关低分子量肝素药代动力学方面的一些信息,较好地反映低分子量肝素的有效血药浓度。应用低分子量肝素治疗深静脉血栓时推荐抗F X a的参考范围为0.5～1 U/mL。然而其不能反映药物的抗凝效果,此外,抗F X a活性检测目前多数情况下仅作为一个实验室检测手段,多数医院并不具备检测条件,而且具备条件的医院往往需要积攒数十份标本同时检测,临床获得结果常常在数日之后,因此不具备床旁个体化调整低分子量肝素剂量的条件。目前,仍待新的更有效的低分子量肝素监测手段出现。

(3)华法林:鉴于药物用量在个体之间存在很大差异,所以用药必须要求个体化。既要达到一定的抗凝效果预防血栓,又要防止出血,这就要求必须进行实验室监测。服药初期1～2周内每2～3天监测1次,并调整用药剂量,稳定后可1～2周或1个月监测1次。

1)国际标准化比值(INR):由PT比值(PTR)和测定试剂的国际敏感指数(ISI)推算得出,INR=PTR。INR是监测口服抗凝药物的首要指标。INR值越低,提示高血栓风险,抗凝药物需要加量;反之,提示高出血风险,药物需要减量。不同疾病INR值目标控制值不同,一般以2.0～3.0为宜,具体仍需视疾病不同而定。

2)血浆凝血酶原时间(PT):为外源性凝血系统较为敏感的筛选指标。在口服抗凝药物的过程中,维持PT在正常对照的1～2倍为宜;PTR维持在1.5～2.0为佳,可防止抗凝不全所致药物疗效减低或抗凝过度而致出血并发症。

(4)FXa抑制剂:用于监测维生素K拮抗剂的INR并不适合用于FXa抑制剂的监测。英国血液学标准委员会2014年指南推荐抗FXa活性监测用于测定FXa抑制剂的血浆药物浓度;PT和APTT不适合用于测定FXa抑制剂的药物浓度。美国血液学协会2014年提出若PT正常,利伐沙班引起出血的可能性小;若PT延长,利伐沙班引起出血的可能性大;阿哌沙班在正常治疗浓度下不影响PT;对依度沙班未提及;抗FXa活性监测在使用经验证过的标准和质控的情况下,可用于测定FXa抑制剂的抗凝活性。

(5)凝血酶抑制剂:英国血液学标准委员会2014年指南中推荐稀释凝血酶时间(TT)试验,蛇静脉酶依赖试验或抗凝血酶活性试验(无肝素干扰时)在有标准品校准的情况下,用于测定凝血酶抑制剂达比加群血浆药物浓度;PT和APTT不适合用于测定达比加群药物浓度。美国血液学协会指出若APTT处于正常范围内,达比加群导致出血的可能性小;若APTT延长,达比加群致出血的可能性大;同时也推荐稀释TT和蛇静脉酶依赖试验在标准品和质控存在的情况下,用于测定达比加群血浆药物浓度。

2. 抗血小板药物监测　监测主要包括血小板数量监测与功能监测,临床评价血小板功能及抗血小板疗效的功能检测手段又包括血小板黏附试验(PAdT)和血小板聚集试验(PAgT),其中PAdT仅能反映血小板体外黏附功能,不能反映体内血小板黏附情况,临床价值有限。目前认为PAgT是血小板聚集功能试验的金标准,它能较为客观地反映血小板对各种诱导剂的反应性,因而也是抗血小板治疗及监测其抵抗的最常用的实验指标。下面就目前常用的PAgT检测方法进行简述。

（1）光学血小板聚集度监测（light transmittance aggregometry，LTA）：曾是监测血小板聚集功能的金指标，也是临床预测抗血小板疗效应用最广泛的监测方案，通过加入血小板激活剂后的血浆透光度来反映血小板聚集程度。但由于该方法需血量及激动剂量较大，且重复性低，应用受到限制。

（2）血小板聚集分析仪：以ADP或胶原等为诱导剂，监测血小板聚集反应中单个血小板的缺失。其监测结果与血样接触ADP时间有关，应当在10 min内完成监测，临床应用也较为受限。

（3）血小板功能分析仪（PFA-100）：一种即时血小板功能分析仪，用于测定体外血小板血栓形成的速度，用来反应血小板初期的止血功能。该方法快速、简单、需血量少，可床旁监测，但其对阿司匹林敏感，对氯吡格雷反应欠佳。

（4）VerifyNow检测仪：最初用于GP Ⅱ b/ Ⅲ a拮抗剂监测，目前也被推荐用于检测阿司匹林或氯吡格雷对血小板的抑制程度。原理类似于LTA，枸橼酸全血中加入诱导剂使血小板与纤维蛋白原珠凝集时的透光度增加，凝集程度与透光度增加呈正比。Verify Now检测仪获得结果快（1 min），可床旁监测，不需标本运送；仅需少量血标本；血液不需要处理，操作简便；检测结果经微处理器处理后以数字显示；检测结果不受抗凝剂和致聚剂的影响，是目前上市的新的血小板功能测定仪。

（5）血栓弹力图仪（thrombelastography，TEG）：通过对血样凝血过程进行监控、测量、分析，对患者凝血情况做出定量和定性预测。随着血凝块的形成、回缩和（或）溶解，电脑控制的血栓弹力图仪能自动记录动力学变化，绘出血栓弹力图。血栓弹力图仪是对凝血全过程进行动态、完整、连续、真实再现的一种检测手段。TEG样品准备比VerifyNow方法烦琐，但可以提供VerifyNow不能提供的凝血指标监测功能，临床应用日益增多。

3. 溶栓药物监测　溶栓治疗的主要并发症是出血。据统计，轻度出血的发生率为5% ～ 30%。重度出血发生率为1% ～ 2%，致命性脑出血的发生率为0.2% ～ 1.1%。常用纤维蛋白原（Fg）、TT和纤维蛋白（原）降解产物（FDP）检测试验作为监测的指标。溶栓药物无论是链激酶、尿激酶或瑞替普酶等，均可通过外源性途径使纤溶酶原转变为纤溶酶，后者裂解纤维蛋白和（或）Fg，产生大量FDP，故血浆Fg含量降低，TT延长，FDP升高。持续应用溶栓药可致机体处于高纤溶状态。血浆Fg含量＞1.5 g/L，TT＜正常对照的1.5倍，FDP＜300 mg/L，提示纤溶活性不足；当Fg＜1.5 g/L，TT＞正常对照值的3倍，FDP＞400 mg/L时，其临床出血并发症增加3倍。因此，目前多数学者认为溶栓治疗中维持Fg为1.2 ～ 1.5 g/L，TT为正常的1.5 ～ 2.5倍，FDP为300 ～ 400 mg/L最为适宜，以每天监测1次为宜。

（二）基因多态性监测

随着抗栓药物的广泛使用，人们发现并不是所有规则用药的患者都能获得一致的临床疗效，于是有人提出了阿司匹林抵抗（aspirin resistance，AR）、氯吡格雷抵抗（clopidogrel resistance，CR）及肝素抵抗（heparin resistance，HR）等概念。尽管具体机制尚不清楚，但可以肯定的是个体的遗传基因多态性在其中发挥重要的作用。目前对于抗栓药物研究主要集中于氯吡格雷及华法林。

1. 氯吡格雷基因多态性　氯吡格雷是一种前体药物，本身无抗血小板作用，需要经过细胞色素P450将其转化为活性代谢产物才能实现其血小板抑制效应。部分患者在长期服用氯吡格雷后，血小板活性未得到有效控制导致严重支架内血栓形成、再发心肌梗死等不良心血管事件发生，临床上称这种现象为氯吡格雷抵抗。CYP2C19是氯吡格雷活性代谢产物生成过程中的主要酶，而CYP2C19基因多态性是导致氯吡格雷抵抗最重要的因素。CYP2C19不同位点的等位基因对氯吡格雷的代谢作用强度不同，在各等位基因中，*1为正常功能等位基因；*2和*3为功能缺陷型等位基因；*17是功能增强等位基因。携带CYP2C19*2和*3等位基因者为CYP2C19慢代谢型,此类人群氯吡格雷体内活化速率降低、活性代谢产物减少、抗血小板活性降低。根据《氯吡格雷抗血小板治疗个体化用药基因型检测指南》建议:①基因多态性所致血小板反应性差异对个体临床结果的影响尚不能肯定,不推荐常规进行CYP2C19基因型检测。②这些个体化用药建议主要用于行PCI的ACS患者。目前还没有数据支持CYP2C19基因型检测用于其他场合的用药指导。

2. 华法林基因多态性

(1)影响华法林代谢的相关基因:华法林通过CYP2C9基因编码的细胞色素酶P450代谢转化为无活性的6-和7-羟化产物。该基因可分为野生型即CYP2C9*1和突变型CYP2C9*2和CYP2C9*3。CYP2C9基因突变后会导致华法林在肝脏中半衰期延长,代谢减慢,血药浓度增加,从而增强抗凝作用。Meta分析结果表明CYP2C9*2和CYP2C9*3突变相较于野生型CYP2C9*1可使华法林剂量下降20% ~ 78%。在不同种群中CYP2C9基因突变率存在明显差异。例如,在亚洲人群中,CYP2C9*3基因突变频率为2% ~ 10%,其中在中亚、南亚、西亚人群中分布较高;而CYP2C9*2基因突变频率整体低于CYP2C9*3,其中在东亚、东南亚人群尚未发现该基因突变。

(2)影响华法林药效的相关基因:VKORC1基因编码的维生素K环氧化物还原酶是华法林的作用靶点。1639G > A、1173C > T位点突变是该基因最常见的突变,二者均通过减弱华法林药效,进而增加华法林剂量。VKORC1 1173 CT、1173CC基因型人群所需华法林剂量要比1173TT携带者分别高出44%、97%; -1639GA、-1639GG携带者则比-1639AA携带者所需剂量分别高出52%、102%。不同人群中,VKORC1基因分布差异明显,一些研究发现中国人群中-1639AA、1173TT基因型比例多于白种人群,这部分解释了中国人群所需华法林剂量更小的现象。

第六节 抗栓治疗的药学监护

一、抗栓治疗的药学监护原则

血栓栓塞性疾病病理基础复杂,由于患者个体差异性及疾病状态等因素,对药物治疗的反应性也因人而异,抗栓最严重不良反应即出血,因此,为了达到抗栓药物治疗的有效性并保证其临床安全性,临床药师对抗栓治疗进行个体化的监护至关重要。一般来说,分为以下三个部分。

(一)治疗前评估

临床药师首先配合医生判断患者是否需要抗栓治疗,如若肯定,则进一步结合患者的疾病情况,根据相应的诊疗指南制订抗栓方案,包括抗栓药物的遴选、用法用量、使用疗程等。与此同时,药师应当判断患者是否有使用抗栓药物禁忌证,如近期发生脑出血事件等。此外,临床药师还应当结合患者具体情况,如是否处于特殊生理状态包括肝肾功能不全、妊娠、高龄、合并用药等,并针对性地制订个体化抗栓药物治疗方案。

(二)治疗中监护

1. 有效性 临床药师应当全程跟踪患者治疗,观察患者用药后临床症状是否有所改善;动态监测患者实验室检验指标,如

INR、抗 F X a活性、APTT等；对药物进行基因多态性检测，帮助提示药物治疗有效性。

2. 安全性　抗栓药物最常见不良反应即出血，药师在患者治疗过程中应密切关注患者是否有出血倾向，如鼻出血、牙龈出血，尤其是消化道出血等，必要时加用质子泵抑制剂进行预防。此外，药师应当密切关注患者异常临床症状、体征及相关实验室检查指标（如血小板数量、凝血功能）等。

3. 依从性　临床药师应当对患者进行用药教育：帮助患者了解规律用药对其疾病治疗的重要性；掌握抗栓药物用法用量；教会患者鉴别抗栓药物常见不良反应，如出血倾向；并教育患者建立健康的生活习惯，平衡饮食，减少食物、药物相互作用。

4. 药物相互作用　抗栓药物如华法林、阿司匹林、氯吡格雷等在体内的吸收、代谢和作用靶点均存在基因多态性。在临床合并用药时，常常会发生相互作用，导致抗栓药物作用减弱或增强，以致发生血栓或出血不良事件。例如，质子泵抑制剂奥美拉唑可减弱氯吡格雷代谢，减少其活性代谢物的产生，从而减弱其抗血小板功能，增加血栓形成风险。

（三）治疗后监护及随访

患者经过住院治疗出院后，大多需要长期甚至终生使用抗栓药物治疗，药师应当对患者进行后续用药监护，如出院用药教育、进社区用药教育、开设药师抗凝门诊等，保证长期药物治疗安全有效。

二、抗栓药物在特殊生理、病理人群中的监护要点

（一）新生儿与儿童

新生儿与儿童在生理情况、对抗栓药物反应性及血栓预后

等方面与成年人有较大差异,通常儿童的抗栓方案是参考成人治疗方案制订的,但这样未能充分考虑儿童生理特殊性。2012年《ACCP临床实践指南》根据抗栓治疗和预防血栓形成为新生儿及儿童的抗栓治疗给出了建议。直接根据抗栓药物在儿童体内的药代学和药效学特性制订个体化的治疗方案可以显著提高治疗有效性及安全性。

(二)老年人群

首先,老年人并发疾病多,合并用药多,易发生药物相互作用。其次,老年人生理状态特殊,如肝肾功能降低、血小板反应性增强等均会影响抗栓药物在体内的药动学和药效学特性。因此,药师需全面掌握患者的生理状况、疾病信息、用药情况、依从性等,从而制订治疗方案。治疗过程中,药师也需密切关注患者使用的各种药物间的相互作用,优化药物治疗方案,保证抗栓药物治疗安全有效。

(三)妊娠期及哺乳期妇女

妊娠期妇女抗栓治疗药学监护需同时关注药物对母体和胎儿的双重影响。妊娠妇女具有凝血因子增加、抗凝成分减少及纤溶活性降低等特点,使其在妊娠晚期处于生理性、获得性易栓状态。在抗栓治疗前,药师应当对妊娠期患者易发栓塞的危险因素进行评估,有针对性地选择抗栓药物。治疗中根据体重、妊娠周期变化、药物治疗反应动态进行抗栓药物种类及剂量调整。同时,在抗栓治疗时仍需考虑胎儿的安全,尽量选择不易透过胎盘的药物,如肝素不通过胎盘,是妊娠期理想的选择。此外,对于哺乳期妇女,选择不易分泌进乳汁的抗栓药物对于婴儿有较好的安全性,如肝素及低分子量肝素。

（四）肝肾功能不全人群

肝功能不全导致肝CYP450酶活性与含量减少，影响药物代谢及排泄。例如，氯吡格雷在严重肝功能不全时，其肝代谢活性产物减少，疗效降低。西洛他唑经肝代谢失活，在肝功能不全时，游离浓度增高，不良反应增加。肾功能不全患者，药物清除能力降低，故经肾脏清除的抗血栓药物治疗时需注意调整剂量或滴速，避免不良反应发生。临床药师需掌握抗栓药物在肝肾功能不全患者中的应用，帮助医生遴选药物或调整剂量，同时对于这类患者应尤其关注其临床安全性，减少不良反应的发生。

第七节 抗凝药物拮抗剂的临床应用及研究进展

一、鱼精蛋白

随着医学技术的发展,手术中肝素的应用越来越频繁,如心血管外科、骨科等领域。鱼精蛋白是肝素唯一的拮抗剂,是一种从鱼类及哺乳动物的成熟精巢组织中提取的强碱性阳离子多肽,可有效拮抗肝素的抗凝作用,被广泛地应用于临床中。鱼精蛋白与肝素分子中的硫酸基团离子结合,形成鱼精蛋白-肝素复合物,使肝素不能再与抗凝血酶Ⅲ形成复合物而失去抗凝作用。有研究表明,鱼精蛋白也有抗凝作用,作用机制在于可干扰凝血酶原的激活,延长凝血酶原时间,可能与对抗 F V 和 F X 有关;可激活蛋白酶系统,使血管活性多肽物质增加,引起 FⅧ、纤维蛋白原和血小板减少;还可能是激活凝血机制,导致消耗性血液凝固的结果。用鱼精蛋白拮抗肝素轻微过量,无明显抗凝作用,当其用量超过 2 ~ 3 倍时,可发挥抗凝效应。鱼精蛋白用于抗肝素过量时,用量与最后一次肝素使用量相当,1 mg 硫酸鱼精蛋白可中和 100 U 肝素,每次不超过 5 mL,缓慢静脉注射。因其本身具有抗凝作用,2 h 内不宜使用超过 100 mg。

二、逆转维生素K拮抗剂抗凝作用的药物

华法林是一种维生素K拮抗剂，可以抑制维生素K参与的
$FⅡ$、$FⅦ$、$FⅨ$和$FⅩ$的合成。服用华法林出现轻微出血而INR在
目标范围内时，不必立即停药或减量，应寻找原因并加强监测。患
者若出现与华法林相关的严重出血，首先应该立即停药，输凝血酶
原复合物迅速逆转抗凝，还需要静脉注射维生素K。临床上常用
来逆转维生素K拮抗剂抗凝作用的药物主要有3种：维生素K、凝
血酶原酶复合物浓缩物（prothrombin complex concentrates，PCC）
及新鲜冰冻血浆（fresh frozen plasma，FFP）。

（一）维生素K

维生素K是维生素K依赖型凝血因子（$FⅡ$、$FⅦ$、$FⅪ$和$FⅩ$）
合成的必需物质。维生素K静脉给药后6 h，INR可恢复正常；口
服给药需要12 h。当4.5＜INR＜10.0，无出血并发症时，停用华
法林，肌内注射维生素K_1 1.0～2.5 mg，6～12 h后复查INR，INR
＜3后重新以小剂量华法林开始治疗；当INR≥10.0，无出血并
发症时，停用华法林，肌内注射维生素K_1 5 mg，6～12 h后复查
INR，INR＜3后重新以小剂量华法林开始治疗；当出现严重出血
时，无论INR水平如何，用华法林，肌内注射维生素K_1 5 mg，静脉
输注FFP、PCC或重组$FⅦa$，随时监测INR。病情稳定后需要重新
评估应用华法林治疗的必要性。静脉注射维生素K的最重要的副
作用是不可预测的过敏反应，表现为呼吸困难、低血压、休克，甚至
心搏骤停，但其发生率极低。

（二）PCC

PCC可提供凝血因子，迅速逆转维生素K拮抗剂的抗凝作
用。PCC中含有高浓度的$FⅡ$、$FⅦ$、$FⅪ$和$FⅩ$。目前的PCC产

品中 F Ⅶ 含量较大，通常可以完全逆转维生素 K 拮抗剂的抗凝作用。F Ⅶ的半衰期为 6 h，如果需要拮抗超过 6 h，则需要同时给予维生素 K。当 INR 为 2.0 ～ 4.0 时，PCC 剂量为 25 U/kg；当 INR 为 4.0 ～ 6.0 时，PCC 剂量为 35 U/kg；当 INR > 6.0 时，PCC 剂量为 50 U/kg。

（三）FFP

FFP 可替代 PCC，其中含有全部的凝血因子。如果使用 FFP，替换成人血液中缺少的凝血因子需要的量约为 1 500 mL（6U）。但 FFP 起效不如 PCC 迅速，不一定会完全纠正 INR；且 FFP 解冻和运输也需要时间。输注 FFP 发生罕见不良事件的风险包括输血相关肺损伤、循环负荷过重、过敏反应及较少见的输血相关感染。

三、新型口服抗凝药物特异性拮抗剂

相较于传统维生素 K 拮抗剂华法林，新型口服抗凝药（noval oral anticoagulant, NOAC）如达比加群酯、利伐沙班等起效快，不需监测凝血等特点使其成为临床抗凝新选择。但无论何种抗凝方式，出血均是常见的副反应，各抗凝药物的止血途径也不断被用于临床，1939 年鱼精蛋白开始用于肝素出血者，1952 年维生素 K 作为维生素 K 拮抗剂类药物的拮抗剂被广泛使用。但 NOAC 相关的大出血，止血方式仍十分有限。少量出血在 6 h 内口服活性炭可减少对利伐沙班、阿哌沙班等的吸附，而大量出血时，通过补充凝血因子、凝血酶原复合物等有一定效果，但极易导致血液高凝状态。开发 NOAC 特异性拮抗剂势在必行。

（一）Idarucizumab

Idarucizumab 是一种结构类似于凝血酶的人源性单克隆抗体

片段,结合达比加群酯的能力是凝血酶的350倍。动物实验表明,静脉注射idarucizumab(30 mg/kg,60 mg/kg)后,可缩短达比加群酯所致的凝血酶原时间,减少动物出血。其后临床试验中也证实了其逆转达比加群酯抗凝效应的结果:idarucizumab 5 g可逆转达比加群酯的抗凝作用,随访3个月未发现严重不良反应。综合Ⅱ期临床试验数据,Ⅲ期试验最终结果显示:idarucizumab在4 h内逆转达比加群酯抗凝作用达到100%,且具有活性的达比加群酯浓度降低,无相关严重不良事件的发生。最新公布的RE-VERSE AD终点结果显示4 h内5 g idarucizumab逆转效应可达100%,逆转效应与年龄、性别、基线肾W功能或达比加群酯的浓度无关。2015年FDA已认证通过达比加群酯的特异性逆转剂idarucizumab,同时《欧洲创伤性严重出血和凝血病管理指南(第4版)》也将Idarucizumab作为拮抗达比加群酯作用ⅠB类推荐。

(二) Andexanet

Andexanet是无内在活性的重组FⅩa变构体。Andexanet与游离直接FⅩa抑制剂具有高度亲和性,按1∶1结合后恢复内源性FⅩa的活性;此外,andexanet竞争性地结合低分子量肝素或活化的戊多糖抗凝血酶Ⅲ,从而间接逆转抗凝效应。动物实验表明andexanet有可缩短PT、减小INR、逆转FⅩa抑制剂的抗凝作用。Ⅰ期临床试验结果显示,andexanet能够剂量相关性地逆转利伐沙班的抗FⅩa活性且无不良事件发生。Ⅱ期临床试验进一步证实andexanet逆转FⅩa抑制剂的能力与血液中游离的FⅩa抑制剂具有相关性,无严重不良反应,没有出现FⅩa相关抗体,但有短暂的D-dimer、凝血酶片段增加。Ⅲ期随机双盲对照试验ANNEXA-A和ANNEXA-R结果显示:应用andexanet 2~5 min后可快速降低抗FⅩa的活性,而静脉持续给药后该效应可被延迟。ANNEXA-A和ANNEXA-R两项试验中凝血酶浓度均较原先增加≥96%。在随访中未出现严重不良反应,仍有短暂的

D-dimer、凝血酶片段增加。针对大出血患者的多中心、前瞻性、开放性ANNEXA-4试验结果提示andexanet首次静脉注射或随后2 h静脉滴注可显著降低X a抑制剂相关急性大出血患者的抗F X a的活性,有效止血率为79%,未发现中和性抗体,仅有短暂的D-dimer、凝血酶增加。随访30 d 18%的患者出现血栓栓塞事件,可能与患者高凝相关。

(三) Aripazine

Aripazine是一种水溶性小分子阳离子化合物,以非共价氢键结合的方式连接于口服凝血酶抑制剂、F X a抑制剂、磺达肝癸钠或低分子量肝素上,以阻止其发挥抗凝作用。临床前试验研究证实aripazine可以逆转多种抗凝剂的效应,对凝血过程没有影响。研究通过测定抗F X a活性的方法,证实aripazine可逆转利伐沙班或阿哌沙班的抗凝作用,且aripazine与华法林及常用的心血管药物和抗癫痫药物不产生相互作用。aripazine I 期试验结果提示aripazine 100 ~ 300 mg能够逆转依度沙班60 mg的抗凝血活性,且观察试验中没有严重不良事件发生,D-D-dimer、凝血酶等均未增加。II 期、III 期试验尚在进行中。aripazine逆转多种抗凝药、易检测、不需要持续给药的优点将促进其进一步的临床研究。

周　琰

第二章

冠 心 病

第一节　疾病基础知识

【病因和发病机制】

冠状动脉粥样硬化性心脏病是冠状动脉血管发生动脉粥样硬化病变而引起血管腔狭窄或阻塞，造成心肌缺血、缺氧或坏死而导致的。它和冠状动脉功能性改变及冠状动脉痉挛统称为冠状动脉心脏病，简称冠心病。临床所称的冠心病范围可能更广泛，还包括炎症、栓塞等导致的管腔狭窄或闭塞。世界卫生组织将冠心病分为无症状心肌缺血（隐匿性冠心病）、心绞痛、心肌梗死、缺血性心力衰竭（缺血性心脏病）和猝死5种临床类型。临床中常常分为稳定型冠心病和急性冠状动脉综合征。

1. **病因**　冠心病的危险因素包括可改变的危险因素和不可改变的危险因素。了解并干预危险因素有助于冠心病的防治。大量研究表明动脉粥样硬化的形成是动脉壁细胞、细胞外基质、血液成分、局部血流动力学、环境和遗传等多因素的结果。危险因素主要有以下几方面。

（1）可改变的危险因素：血脂异常（总胆固醇过高或低密度脂蛋白胆固醇过高、三酰甘油过高、高密度脂蛋白胆固醇过低）、高血压、糖尿病、超重或肥胖，不良生活方式包括吸烟、不合理膳食（高脂肪、高胆固醇、高热量等）、缺少体力活动、过量饮酒，此外还有社会心理因素。

（2）不可改变的危险因素：性别、年龄、家族史等。

（3）冠心病的发作常常与季节变化、情绪激动、体力活动增加、饱食、大量吸烟和饮酒等有关。

2. 发病机制 冠心病是由冠状动脉粥样硬化所致,冠状动脉之所以易于发生粥样硬化,可能是由于以下两点:①动脉内膜和部分中膜的血供由管腔直接供给,血中的氧和营养物质直接透入内膜和部分中膜,因而脂质也容易透入;②该动脉与主动脉的交角几乎为直角,其近端及主要分支的近端受到血流的冲击力大,因而内膜易受损。

动脉粥样硬化始发于内皮损伤,损伤原因不仅包括修饰的脂蛋白,还可能有病毒及其他微生物。动脉粥样硬化病变的形成经历了三个基本的生物学过程:①内膜平滑肌细胞、各种巨噬细胞及T淋巴细胞的局部迁移、堆积和繁殖;②堆积的平滑肌细胞在各种生长因子、调节因子作用下合成较多的细胞外基质;③脂质在巨噬细胞和平滑肌细胞及细胞外基质中堆积,最终内膜增厚。血小板在损伤、破溃的内皮表面黏附、聚集可导致内皮细胞进一步损伤,并可促发凝血过程形成血栓加重甚至完全阻塞冠状动脉管腔。

【诊断要点】

1. 临床表现 冠心病早期症状一般没有明确的阳性体征,但是严重者会有第一心音减弱、心界向左下扩大、有时在心律失常时会有心房颤动、期前收缩(早搏)。如果合并心力衰竭时心尖部可闻及奔马律,两下肺闻及湿啰音等。

(1)缺血性心力衰竭型:部分患者心绞痛发作后由于心肌广泛纤维化,病变广泛,心绞痛逐渐减弱到消失,但是却出现心力衰竭的表现,如水肿、乏力、气紧等,还有各种心律失常,可表现为心悸。还有部分患者没有心绞痛,直接表现为心律失常和心力衰竭。

(2)无症状心肌缺血型:很多患者有广泛的冠状动脉阻塞但从来没有感到心绞痛,甚至有些患者在心肌梗死时也没感到心绞痛。部分患者由于心电图有缺血表现,发生了心律失常,或因为运动试验阳性而做冠脉造影才发现。部分患者在发生了心脏性猝死或常规体检时发现心肌梗死后才被发现有冠心病。这类患者发生心脏性猝死、心肌梗死的机会和有心绞痛的患者一样,所以应注意平时的心脏保健。

(3)心绞痛型:主要表现为胸骨后的闷胀感、压榨感,并且有明显的焦虑,持续 3 ~ 5 min,常常扩散到背部、左侧臂部、下颌、咽喉部、肩部及右臂,有时可累及这些部位但是不影响胸骨后区。在情绪激动、饱餐、受寒、用力等增加心肌耗氧情况下发作时被称为劳力性心绞痛,含化硝酸甘油或休息后可缓解。有时候心绞痛不典型,可表现为晕厥、虚弱、嗳气、气紧,尤其在老年人。根据发作的频率和严重程度分为不稳定型心绞痛和稳定型心绞痛。不稳定型心绞痛指的是原来的稳定型心绞痛发作频率、持续时间、严重程度增加,或者新发作的劳力性心绞痛,或静息时发作的心绞痛。因为不稳定型心绞痛是急性心肌梗死的前兆,所以一旦发现应立即到医院就诊。稳定型心绞痛指的是发作一个月以上的劳力性心绞痛,其发作频率、严重程度、持续时间、诱使发作的劳力大小和部位及能缓解疼痛的硝酸甘油用量基本稳定。

(4)猝死型:指由于冠心病引起的不可预测的突然死亡,表现为在急性症状出现以后 6 h 内发生心搏骤停。主要是由缺血造成心肌细胞电生理活动异常而发生严重心律失常导致。

(5)心肌梗死型:梗死发生前一周左右,经常会有前驱症状,如静息和轻微体力活动时发作的心绞痛,伴有明显的疲惫和不适。梗死时表现为持续性剧烈闷塞感、压迫感、甚至有刀割样疼痛。位于胸骨后,常波及整个前胸,以左侧为重。部分患者可沿左臂尺侧向下放射,引起左侧腕部、手指和手掌麻刺感,部分患者可放射至上肢、颈部、下颌、肩部,以左侧为主。疼痛部位与以前心绞痛部位一致,但持续时间更久,疼痛更重,含化硝酸甘油和休息不能缓解。有时候表现为上腹部疼痛,容易与腹部疾病混淆。并且伴有烦躁不安、呕吐、多汗、冷汗、低热、头晕、极度乏力、濒死感、呼吸困难、心悸、恶心,持续半小时以上,常达数小时。如果发现这样的情况应立即送往医院。

2. 实验室检查及其他辅助检查

（1）实验室检查：重要的参考标准包括心肌损伤标记物[包括肌红蛋白、肌钙蛋白（Tn）]、心肌酶谱[包括谷草转氨酶（AST）、乳酸脱氢酶（LDH）及其同工酶、α-羟丁酸脱氢酶（α-HBDH）和肌酸激酶（CK）及其同工酶（CKMB）]、尿常规、血常规、心肌功能的标志物[主要为BNP（B型利钠肽）和NT-proBNP（N端-proBNP）]及心血管炎性标志物的检查对于冠心病的诊断均有参考意义。

（2）其他辅助检查：

1）心电图（electrocardiogram，ECG）检查：是诊断心肌缺血常用的无创性方法。如在静息状态中未见心肌缺血的表现，还可以进行动态心电图（Holter）记录和（或）心电图运动试验（心电图运动负荷试验）。动态心电图可连续记录24小时心电图。可发现ECG的ST-T改变和各种心律失常。出现时间可与患者的活动和症状相对照。适用于静息发射型计算机断层扫描（emisson computerized tomography，ECT）正常但不能做心电图运动试验者，尤其是老年人。

2）超声心动图检查：可以通过观察室壁运动有无异常、心腔形态的改变、心室射血分数等来判断心肌缺血。

3）CT检查：电子束CT可用于检测冠状动脉的钙化、预测冠状动脉狭窄的存在。近年来发展迅速的多排螺旋CT冠状动脉造影能建立冠状动脉三维成像以显示其主要分支，并可用于显示管壁上的斑块。

4）冠状动脉造影（coronary angiography，CA）：冠心病诊断常用方法，主要适用于内科治疗中心绞痛仍较重者，明确病变情况以考虑介入性治疗或旁路移植手术，以及胸痛似心绞痛而不能确诊者。

5）平板运动负荷心电图试验：是临床最常用的评价心肌缺血及辅助诊断冠心病的无创性检查方法之一，以其较高的灵敏度和特异度成为临床上最重要的心脏负荷试验,广泛应用于冠心病的筛查、诊断、疗效和预后的评价。

6)其他:心脏磁共振成像、血管内超声成像等。

【治疗方法】

1. 生活方式预防

(1)戒烟:戒烟1～2年可使因吸烟所增加的冠心病危险下降50%,戒烟的获益在最初数月即可出现,戒烟5～15年后危险可接近于不吸烟者。

(2)饮食和肥胖:建议患者食用降低心血管病风险的食物,增加食物的种类,限制能量的摄入,鼓励摄入水果、蔬菜、谷物和鱼。

(3)运动:运动锻炼能减轻患者症状,改善运动耐量,提高生活质量。

2. 药物治疗预防　长期二级预防药物有抗血小板药物(阿司匹林)、血管紧张素转化酶抑制剂(ACEI)或血管紧张素受体拮抗剂(ARB)、控制血压药物(β受体阻滞剂)、控制心率、调脂稳定斑块药物(如他汀类)及控制血糖的药物,还包括在急性发作时给予缓解症状的药物,如硝酸酯类。

第二节 经典案例

案例一

（一）案例回顾

【主诉】

胸痛半月，加重 14 h。

【现病史】

患者，男性，49岁，身高 175 cm，体重 70 kg，体重指数 22.9 kg/m²。

患者 7 h 前晨练时出现胸痛，疼痛位于心前区，为闷胀痛，无放射痛，伴胸闷、心慌、乏力，无咯血，无晕厥黑朦，无恶心呕吐等不适。立即平卧休息，症状无好转，疼痛持续约 20 min 后自行缓解。来我院急诊科就诊，查心肌酶、D-dimer 及凝血功能正常，血钾 3.61 mmol/L。心电图见 $V_2 \sim V_5$ 导联 T 波高尖。予口服拜阿司匹林 300 mg，氯吡格雷（波立维）300 mg，硝酸甘油泵入，患者病情暂稳定，自诉仍有间断胸部不适。为求进一步诊治来我科，急诊以"冠心病 ACS（急性冠脉综合征）？"收治。起病来，患者精神稍差，饮食睡眠如常，大小便如常，体力体重无明显变化。

【既往史】

2010年曾有胃出血。

【社会史、家族史、过敏史】

父亲有心肌梗死病史。

【体格检查】

T 36.6 ℃，P 78次/分，R 20次/分，BP 115/74 mmHg。神志清

楚,查体合作,面容正常。淋巴结:全身浅表淋巴结未见肿大。HR 78次/分,心律齐,心音正常,各瓣膜区未闻及杂音。视诊:肺部心尖冲动未见异常,无异常隆起及凹陷。听诊:肺部双肺呼吸音清,未闻及干湿啰音及胸膜摩擦音。腹部外形:腹部外形正常。腹部触诊:全腹柔软。压痛及反跳痛:压痛和反跳痛阴性。包块:腹部未触及包块。肝:肝脏肋下未触及。脾:脾脏肋下未触及。双下肢无水肿。生理反射存在,病理反射未引出。

【实验室检查及其他辅助检查】

1. 实验室检查

(1)凝血功能:TT 17.4 s, FIB 2.29 g/L, APTT 34 s, INR 1.02, PT 13.2 s。

(2)肾功能、电解质:BUN 2.87 mmol/L, K^+ 3.51 mmol/L, TP 61.7 g/L。

(3)血脂水平:TC 4.3 mmol/L, HDL-C 1.14 mmol/L, TG 1.84 mmol/L, LDL-C 1.72 mmol/L。

(4)血常规、尿常规、甲状腺功能、乙肝、丙肝:正常。

(5)心肌酶+TnI:TnI 4.67 ng/mL(↑)、CK-MB 7.4 IU/L(第1天); TnI: 1.59 ng/mL(↑)(第2天); TnI 0.52 ng/mL(↑)(第3天)。

2. 其他辅助检查

(1)心电图:$V_2 \sim V_5$导联T波高尖(发病时)。$V_2 \sim V_5$导联T波高尖(入院时)。心电图T波已经逐渐回落,呈ST段抬高(术前)。出院时复查:心电图显示T波已经倒置(术后)。

(2)心脏B超示:左室舒张功能降低。

(3)冠状动脉造影:前降支狭窄并植入支架一枚。

【诊断】

急性ST段抬高型前间壁心肌梗死前降支PCI(经皮冠状动脉介入治疗)术后。

【用药记录】

1. 抗栓　入院后给予阿司匹林肠溶片300 mg p.o. stat., 100 mg

p.o. q.d.（d1—7）；氯吡格雷片 300 mg p.o. stat., 150 mg p.o. q.d.（d1—7）[*]；盐酸替罗非班氯化钠注射液 5 mg 微泵 1 次 4 mL/h stat.；肝素钠 6 000 U 术中用。

2. 降脂稳定斑块　阿托伐他丁钙片 20 mg p.o. q.n.（d1—4），40 mg p.o. q.n.（d5—7）。

3. 逆转心肌重塑、控制心率　培哚普利片 4 mg p.o. q.d.（d1—7）；琥珀酸美托洛尔缓释片 23.75 mg p.o. q.d.（d1—4），47.5 mg p.o. q.d.（d5—7）。

4. 改善胸痛症状　尼可地尔片 5 mg p.o. t.i.d.（d2—7）。

5. 护胃　泮托拉唑钠肠溶胶囊 40 mg p.o. q.d.（d1—7）。

6. 改善循环　丹红注射液 20 mL iv.gtt q.d. + 5% 葡萄糖注射液 250 mL iv.gtt q.d.（d1—5）。

【药师记录】

入院第 1 天：患者诊断为 ST 段抬高型心肌梗死，给予阿司匹林肠溶片 300 mg 和氯吡格雷片 300 mg 负荷剂量，患者行急诊 PCI 术，前降支植入支架 2 枚，术后服用阿司匹林肠溶片和氯吡格雷 12 个月。给予阿托伐他汀钙片 20 mg 稳定降脂斑块，培哚普利 4 mg 降压并且逆转心肌重塑，美托洛尔缓释片 23.75 mg 控制心率降低心肌耗氧量。

入院第 2 天：患者第 2 天心绞痛症状加重，增加缓解症状药物尼可地尔片，每日给药 3 次。

入院第 5 天：入院第 5 天患者心率 78 次/分，对于心肌梗死患者静息心率应控制在 55 ～ 60 次/分，患者心率未达标，故美托洛尔剂量增加。患者静脉滴注丹红注射液时，手臂不适，可能为丹红注射液引起不良反应，停用丹红注射液。

出院带药：阿司匹林肠溶片 100 mg p.o. q.d.；硫酸氢氯吡格雷片 150 mg p.o. q.d.（2 周）及 75 mg p.o. q.d.（2 周后 12 个月内）；阿托

---

[*] dn: 表示第 n 天；dn_1—n_2: 表示第 n_1 ～ n_2 天。

伐他丁钙片 40 mg p. o. q. n.（2周）及长期 20 mg p.o. q. n.；琥珀酸美托洛尔缓释片 47.5 mg p.o. q. d.；培哚普利片 4 mg p.o. q.d.；尼可地尔片 5 mg p.o. t.i.d.；泮托拉唑钠肠溶胶囊 40 mg p.o. q.d.。

（二）案例分析

【抗栓治疗】

患者诊断为急性ST段抬高型心肌梗死（STEMI），入院行急诊PCI，给予阿司匹林与氯吡格雷抗血小板，肝素抗凝。

STEMI的主要原因是冠状动脉内斑块破裂诱发血栓性阻塞，抗栓（包括抗血小板和抗凝）十分必要。所有无禁忌证的STEMI患者均应立即口服水溶性阿司匹林或嚼服阿司匹林 300 mg，继以 75 ～ 100 mg/d 长期维持。STEMI直接行PCI的患者，同时应给予负荷剂量P2Y12受体拮抗剂，替格瑞洛 180 mg，之后 90 mg/次，每日2次，至少12个月；氯吡格雷 300 ～ 600 mg，之后 75 mg/次，每日1次，至少12个月。另外患者在行冠脉造影时提示血栓负荷重，于是给予静脉替罗非班，以减少无复流、改善心肌微循环灌注。直接PCI患者，建议注射普通肝素（70 ～ 100 U/kg），维持ACT为 250 ～ 300 s。

临床药师观点：患者为ST段抬高型心肌梗死，抗血小板药物使用的是氯吡格雷，患者危险程度及其血栓风险极高，由于氯吡格雷为前体药物，需要通过肝脏细胞色素P450酶代谢形成活性代谢物，受 *CYP2C19* 基因型的影响，与P2Y12受体不可逆结合。替格瑞洛具有更强的和快速抑制血小板的作用，且不受基因多态性的影响。对于该患者推荐测定 *CYP2C19* 基因型，以确定是否需要调整氯吡格雷剂量，或直接使用替格瑞洛，降低血栓风险。

【调脂稳定斑块治疗】

患者入院时给予阿托伐他汀钙片 20 mg p.o. q.n.，第5天调整为 40 mg p.o. q.n.。

临床药师建议：他汀类药物不仅可以调脂，还具有抗炎、改善内皮功能、抑制血小板聚集的多效性，因此，所有无禁忌证的

STEMI患者入院后应尽早开始他汀类药物治疗,将低密度脂蛋白控制到1.8 mmol/L,如果不能达到,可以降低到原来水平的50%。患者低密度脂蛋白胆固醇1.72 mmol/L,目前血脂水平控制可,在第5天增加阿托伐他汀钙片剂量,认为不适宜,患者血脂水平已经达标,目前缺少硬终点高质量随机对照试验证据支持在PCI术前早期使用负荷高剂量他汀,亚洲与我国的研究结果均显示,PCI术前使用负荷剂量他汀不优于常规剂量,不建议PCI术前使用负荷剂量他汀。

【逆转心肌重塑、控制心率治疗】

入院使用美托洛尔缓释片控制心率,培哚普利减压逆转心肌重塑。

STEMI是因为心脏冠脉缺血缺氧而引起的一系列症状及疾病,β受体阻滞剂有利于缩小心肌梗死面积、减少复发性心肌缺血、再梗死、心室颤动及其他恶性心律失常,对降低急性期病死率有肯定的疗效。无禁忌证的患者应在发病后24 h内常规口服β受体阻滞剂。后换用相应剂量的长效控释制剂。冠心病患者心率达标值为55 ~ 60次/分,患者在第5天心率未达标,美托洛尔缓释片剂量增加以调整心率,使用适宜。在使用β受体阻滞剂时应注意以下情况不得使用:心力衰竭急性期或低心排血量,心源性休克,P-R间期大于0.24 s,二度或三度房室传导阻滞,活动性哮喘或反应性气道疾病。

ACEI主要通过影响心肌重构、减轻心室过度扩张而减少慢性心力衰竭的发生,降低死亡率。所有无禁忌证的STEMI患者均应给予ACEI长期治疗。早期使用ACEI能降低死亡率,高危患者临床获益明显。应从低剂量开始,逐渐增加剂量。使用ACEI时应注意以下ACEI禁忌证:STEMI急性期收缩压<90 mmHg、严重肾衰竭、双侧肾动脉狭窄、妊娠期及哺乳期妇女,以及曾经出现过喉头血管神经性水肿不良反应的患者。患者在使用时血压为120/75 mmHg,血压不高,所以培哚普利4 mg,使用适宜。

临床药师观点：降压及控制心率药物选择适宜，给药剂量符合患者病情变化。

【改善症状治疗】

尼可地尔片缓解心绞痛症状。

临床药师建议：尼可地尔兼有ATP依赖的钾通道开放作用及硝酸酯样作用，推荐尼可地尔用于对硝酸酯类不能耐受的NSTE-ACS患者，目前指南主要推荐硝酸酯类药物缓解症状，如果效果不佳再使用尼可地尔。对于首选尼可地尔，选药不适宜。推荐首选硝酸酯类药物。

【护胃治疗】

泮托拉唑钠肠溶胶囊改善胃肠道症状。

临床药师建议：近几年国内外指南对于使用双联抗血小板药物的，同时使用质子泵抑制剂（PPI）预防胃黏膜损伤均推荐，患者使用氯吡格雷抗血小板，近几年PPI对氯吡格雷的影响研究已经很明显，尤其是奥美拉唑，与氯吡格雷均通过CYP2C19代谢，氯吡格雷是前体药物，需通过肝药酶CYP2C19代谢为活性产物，影响心肌梗死患者预后。PPI与氯吡格雷相互作用影响顺序（由大到小）：奥美拉唑、埃索美拉唑、兰索拉唑、泮托拉唑和雷贝拉唑，应该使用泮托拉唑或雷贝拉唑，影响小。

【改善循环治疗】

丹红注射液活血化瘀。

临床药师建议：丹红注射液成分为丹参和红花，功效活血化瘀、通脉舒络。证见：胸闷、胸痛、心悸、口眼歪斜、语言謇涩、肢体麻木、活动不利等症；同冠心病、脑血栓等等。丹红注射液为中药注射液，应在中医基础理论的基础上辨证施药，患者无中医诊断，原则是使用无指征，且患者在使用了三联抗血小板及抗凝药物，出血风险高的情况下，联用了丹红注射液，增加出血风险，并且不良反应也是增高的。患者在第5天注射后，手臂部位出现不适，考虑不良反应发生，停用该药，停用后不良反应消失。在药物使用过程中须考虑药物的安全性,出现不适不仅要考虑疾病原因,也应考虑药物引起的不良反应。通过药物与不良事件发生的时间关系,排查为不良反应。

（三）药学监护要点

（1）监测患者症状,胸痛有无缓解。

（2）服用阿司匹林、氯吡格雷期间密切观察有无出血事件发生,如皮下淤血、胃肠道出血、牙龈出血、血尿和黑便等症状。

（3）胃肠道反应,在服用阿司匹林、阿托伐他汀、氯吡格雷期间可能出现恶心、呕吐、腹胀、腹泻、消化不良等。

（4）服用阿托伐他汀期间,可能出现肌酸、肌痛、横纹肌溶解等,监测肝功能、肌酸激酶,如有异常应复诊。

（5）服用美托洛尔缓释片不宜嚼碎或研碎服用,监测心率,心率控制在 55 ～ 60 次/分。

（6）监测服用培哚普利期间有无干咳出现,如出现但可以耐受,可继续使用。使用期间监测血钾水平。

（7）加强患者服用依从性,心肌梗死必须坚持冠心病的二级预防,药物和生活方式共同管理,避免心血管事件的发生。且双抗持续时间需要向患者强调。

（8）出院时向患者告知氯吡格雷可能与奥美拉唑发生相互作用,出院后 PPI 的选择须咨询医师或药师。

案例二

（一）案例回顾

【主诉】

间断心慌胸闷 2 年余,加重 12 d。

【现病史】

患者,女性,52 岁,身高 160 cm,体重 55 kg,体重指数 20.3 kg/m²。

患者约 2 年前无明显诱因出现间断心慌、胸闷,每次发作数分钟,休息后好转,伴头晕,偶有胸痛。无发热,无疼痛,无呼吸困难,无腹痛，无恶心呕吐等不适，未处理。12 d 前感症状加重，至当地医院住院，行冠脉造影示双支病变，给予抗血小板聚集，调脂，改善循环等对症支持治疗，症状好转出院。3 h 前再发心慌，为求进一步诊治来我院，门诊以"冠心病"收入院。

【既往史】

高血压 5 年、颈椎病 5 年、腰椎病 10 余年。

【社会史、家族史、过敏史】

两个姐姐及一个侄子有高脂血症、甲硝唑过敏。

【体格检查】

T 36.6 ℃，P 60 次/分，R 20 次/分，BP 122/75 mmHg。

神志清楚，查体合作，面容正常。淋巴结：全身浅表淋巴结未见肿大。HR 60 次/分，心律齐，心音正常，各瓣膜区未闻及杂音。视诊：肺部心尖冲动未见异常，无异常隆起及凹陷。听诊：肺部双肺呼吸音清，未闻及干湿啰音及胸膜摩擦音。腹部外形：正常。腹部触诊：全腹柔软。压痛及反跳痛：阴性。包块：腹部未触及包块。肝：肝脏肋下未触及。脾：脾脏肋下未触及。双下肢无水肿。生理反射存在，病理反射未引出。

【实验室检查及其他辅助检查】

1. 实验室检查

（1）血脂水平：①TC 10.51 mmol/L（↑），TG 1.98 mmol/L（↑），LDL-C 8.17 mmol/L（↑）。 ②TC 6.32（↑）mmol/L，HDL-C 1.34 mmol/L，TG 1.16 mmol/L，LDL-C 4.09 mmol/L（↑）（我院复查）。

（2）血糖：PBG 7.04 mmol/L（外院），FBG 5.2 mmol/L。

（3）心肌酶谱及心肌损伤标志物：AST 11 IU/L，CK-MB 0.4 IU/L，TnI 0.004 48 ng/mL，CK 62 IU/L，LDH 121 U/L。

（4）血糖：HbA1c 5.9%。

（5）血常规、尿常规、甲状腺功能、乙肝、丙肝：正常。

（6）肝肾功能电解质：ALT 24 IU/L，AST 15 IU/L，BUN 2.79 mmol/L，CRE 56.1 μmol/L，Ca^{2+} 2.29 mmol/L，Cl^- 104.9 mmol/L，总

CO_2 24.9 mmol/L，K^+ 3.82 mmol/L，Mg^{2+} 0.83 mmol/L，Na^+ 137.3 mmol/L。

（7）凝血功能：TT 15.4 s，FIB 2.98 g/L，APTT 33.5 s，INR 0.97，PT 12.7 s，D-dimer 0.42 mg/L。

（8）*CYP2C19* 基因型检查结果：*2/*2（636 GG，681 AA）。

2. 其他辅助检查

（1）胸部+颈椎X线平片：①颈椎轻度退行性病变，$C_3 \sim C_4$、$C_5 \sim C_6$ 椎间盘病变；②两肺未见明显活动灶。

（2）阴道子宫附件：宫颈多发囊肿。

（3）心脏彩超：①二尖瓣、三尖瓣少量反流；②左室舒张功能减退；③射血分数EF（55%）。

（4）双侧颈动脉彩超：①双侧颈动脉内中膜增厚伴多发斑块形成；②右侧椎动脉管腔径较窄；③左侧椎动脉开口处血流速度增快。

（5）肝胆脾胰、双肾输尿管、肾动脉、肾上腺彩超：未见明显异常。

（6）心电图：窦性心律。

（7）动态心电图：窦性心律，平均心率60次/分，最慢心率40次/分，最快心率101次/分。室性早搏66个，房性早搏3个，ST-T未见动态改变。

（8）冠状动脉造影：冠脉呈右冠优势型，前降支近端近段弥漫狭窄，至第一间隔支发出处完全闭塞，血流TIMI 0级，远端经中间支及右冠状动脉提供侧支循环供血，管腔影可见，中间支近段局限斑块，回旋支未见明显狭窄及闭塞性病变，右冠状动脉近中端弥漫斑块，远端近段弥漫狭窄50%伴局部瘤样扩张，血流TIMI 3级（外院）。入院后再次行冠脉造影结果：冠脉呈右冠优势型，左主干较长，末端轻度狭窄。前降支于近段闭塞，中段及分支经侧支显影，管腔充盈不佳。第一对角支发达，近中段狭窄。回旋支纤细，开口高度狭窄。右冠第一屈膝部——中段管腔不光整；第二膜部狭窄，程度约40%。左室后支发达，近段轻度狭窄。右冠发出侧支-前降支远段，管腔充盈不佳。病变处理：前降支中段植入2.5*28 Excel 支架一枚，左主干-前降支近中段、第一对角支近段植入2.75*28 和 3.5*28 Excel 支架各一枚。复查造影支架植入部位无明显残余狭窄，血流 TIMI 3级。

【诊断】

（1）冠心病：急性冠脉综合征，多支并闭塞性病变，不稳定型心绞痛，左主干-前降支、对角支 PCI 术后。

（2）高血压。

（3）家族性高胆固醇血症。

（4）外周动脉粥样硬化。

【用药记录】

1. 抗栓　阿司匹林肠溶片 100 mg p.o. q.d.（d1—6）；硫酸氢氯吡格雷片 75 mg p.o. q.d.（d1—4），替格瑞洛 90 mg p.o. b.i.d.（d5—6）。术中使用肝素 4 100 U。

2. 调脂、稳定斑块　阿托伐他丁钙片 20 mg p.o. q. n.（d1—4）；瑞舒伐他汀钙片 10 mg p.o. q.n.（d5—6）；依折麦布片 10 mg p.o. q.d.（d1—6）。

3. 逆转心肌重塑　培哚普利片 4 mg p.o. q.d.（d1—4）；琥珀酸美托洛尔缓释片 23.75 mg p.o. q.d.（d1—6）。

4. 缓解心绞痛症状　地尔硫䓬胶囊 90 mg p.o. q.n.（d1—6）；盐酸曲美他嗪片 20 mg p.o. t.i.d.（d1—6）。

5. 护胃　泮托拉唑钠肠溶胶囊 40 mg p.o. q.d.（d1—6）。

【药师记录】

入院第1天：根据患者胸痛症状和外院心脏冠脉检查结果，诊断为不稳定型心绞痛，给予阿司匹林+氯吡格雷双联抗血小板治疗，支架术后换为替格瑞洛抗血小板，阿托伐他汀联合依折麦布降脂且稳定斑块，同时给予培哚普利+琥珀酸美托洛尔逆转心肌重塑并控制心率。患者夜间胸痛症状较重，给予地尔硫䓬胶囊与盐酸曲美他嗪片缓解症状。

入院第4天：复查血脂水平，低密度脂蛋白及总胆固醇仍然较高，停用阿托伐他汀钙片，改为瑞舒伐他汀钙片。

入院第5天：患者行PCI术，术中植入3枚支架，考虑支架数多，故换用替格瑞洛。患者在第5天测血压为112/70 mmHg，血压偏低，停用培哚普利片。

出院带药：阿司匹林肠溶片100 mg p.o. q.d.；替格瑞洛 90 mg p.o. b.i.d.；瑞舒伐他汀钙片10 mg p.o. q. n.；依折麦布片10 mg p.o. q.d.；琥珀酸美托洛尔缓释片23.75 mg p.o. q.d.；地尔硫䓬胶囊90 mg p. o. q. n.；泮托拉唑钠肠溶胶囊40 mg p.o. q.d.。

（二）案例分析

【抗栓治疗】

入院给予阿司匹林与氯吡格雷（之后替格瑞洛）双联抗血小板。阿司匹林是抗血小板治疗的基石，如无禁忌证，无论采用何种治疗策略，所有患者均应口服阿司匹林首剂负荷量150 ~ 300 mg（未服用过阿司匹林的患者），并以75 ~ 100 mg/d的剂量长期服用。除非有极高出血风险等禁忌证，在阿司匹林基础上应联合应用1种P2Y12受体抑制剂，并维持至少12个月。选择包括替格瑞洛（180 mg负荷剂量，90 mg b.i.d.）或氯吡格雷（负荷剂量300 ~ 600 mg，75 mg/d维持）。能耐受双联抗血小板治疗（DAPT）、未发生出血并发症且无出血高风险（如曾因DAPT治疗、凝血功能障碍、使用口服抗凝药物出血）的患者，DAPT可维持12个月以上。

临床药师建议：患者植入2枚支架，属于血栓高风险人群，且CYP2C19基因检测结果为突变型，即氯吡格雷为慢代谢型，前体药物氯吡格雷不能正常代谢为活性产物发挥抗血小板作用，故该患者可能存在心血管风险，建议使用替格瑞洛，替格瑞洛不通过肝药酶代谢，不受基因型影响，PLATO研究证实其对心血管有益。换为替格瑞洛适宜。第一次使用时，为了尽快达到血药浓度，建议首剂给予负荷剂量。

如为急诊手术中使用肝素抗凝,患者急性期入院,但在入院时并未给予抗凝治疗,对于诊断为急性冠脉综合征的患者,为避免血栓风险,建议给予抗凝治疗。且PCI术中建议使用肝素,如果术前已经使用了低分子量肝素,则建议术中继续使用低分子量肝素,在使用肝素时应监测凝血功能及血小板计数,避免血小板降低的不良反应发生。

【抗缺血治疗】

患者入院后使用美托洛尔、地尔硫䓬、曲美他嗪缓解胸痛症状。存在持续缺血症状的NSTE-ACS患者,如无禁忌证,推荐早期使用(24 h内)β受体阻滞剂,并建议继续长期使用,争取达到静息目标心率55～60次/分,除非患者心功能Killip分级Ⅲ级或以上。建议β受体阻滞剂从小剂量开始应用并逐渐增加至患者最大耐受剂量。

临床药师建议:患者夜间胸痛症状加重,考虑血管痉挛引起症状,给予地尔硫䓬缓解症状,目前推荐对于痉挛型心绞痛使用钙通道阻滞药(CCB)和硝酸酯类药物,避免使用β受体阻滞剂,因其可能是冠脉血管扩张,或使α受体兴奋,失去对β₂受体兴奋的拮抗,可能加重冠状动脉的收缩或痉挛,因此变异型或自发性心绞痛患者不宜单独使用。患者在PCI术后血管开通,血管痉挛情况很少发生。所以患者应长期服用β受体阻滞剂。

【逆转心肌重塑治疗】

患者入院给予培哚普利治疗,第5天血压112/70 mmHg,考虑血压偏低,停用培哚普利片。

临床药师建议:所有LVEF＜40%的患者,以及高血压、糖尿病或稳定的慢性肾脏病患者,如无禁忌证,应开始并长期持续使用ACEI,ACEI不具有直接抗心肌缺血的作用,但可通过阻断肾素-血管紧张素系统发挥心血管保护作用。患者入院时给予培哚普利片,之后血压偏低,停用了培哚普利。为该患者长期预后着想,建议长期服用培哚普利,患者目前血压未低于90/60 mmHg,在血压可以耐受情况下可继续使用。患者PCI术后,如心功能恢复,血压升高,可考虑加用培哚普利,使用期间严格监测血压值。

【稳定斑块治疗】

患者入院前服用阿托伐他汀调脂稳定斑块,入院后加用依折麦布,第5天阿托伐他汀换为瑞舒伐他汀。

<u>临床药师建议</u>:对于急性冠脉综合征患者,如无禁忌证,应尽早启动他汀治疗,并长期维持。对已接受中等剂量他汀治疗但低密度脂蛋白胆固醇(LDL-C)仍 $\geqslant$ 1.8 mmol/L的患者,可增加他汀剂量或联合依折麦布进一步降低LDL-C。患者在外院服用阿托伐他汀钙片20 mg,复查后血脂水平已经降低50%,即阿托伐他汀钙片对该患者效果佳,入院后联用依折麦布,建议2周后复查血脂水平,监测血脂水平有无达标,如果换药,患者是否可以耐受不良反应,且10 mg瑞舒伐他汀与40 mg阿托伐他汀强度相当,考虑患者依从性,建议继续服用阿托伐他汀钙片。

(三)药学监护要点

(1)监测患者症状,胸痛是否减轻,服用药物后是否发生心绞痛。患者在使用β受体阻滞剂及地尔硫䓬后,心绞痛症状是否加重。

(2)瑞舒伐他汀与依折麦布联用监测血脂水平及肝功能。

(3)服用阿司匹林与替格瑞洛监测出血风险,有无牙龈出血、皮下瘀斑、大便黑色等。

(4)服用替格瑞洛期间,监测有无出现呼吸困难等不良反应。

(5)有无胃肠道不良反应,如恶心、呕吐、腹胀、腹泻等。

(6)患者应加强服药依从性,坚持长期服用药物,血压改善后,应咨询医师是否调整治疗药物方案。

案例三

(一)案例回顾

【主诉】

胸痛3年,加重3 d。

【现病史】

患者,男性,43岁,身高165 cm,体重72 kg,体重指数26.45 kg/m²。

患者3年前于活动时出现胸骨后疼痛,每次持续几分钟,休息可好转。冬春季加重。未治疗。现发作明显频繁,持续时间明显加长。于11月10号出现夜间胸痛,持续半小时后症状缓解。在当地卫生院住院治疗,予以药物治疗过程中也有胸痛发作,现为进一步治疗,转入我院,门诊以"急性冠脉综合征"收治。病程中,患者精神、食欲、睡眠正常,大小便正常。

【既往史】

无特殊。

【社会史、家族史、过敏史】

吸烟史20余年,每日20支;否认嗜酒。

【体格检查】

T 36.6 ℃,P 102次/分,R 20次/分,BP 130/70 mmHg。

神志清楚,查体合作,面容正常,全身浅表淋巴结未见肿大。HR 71次/分,心律齐,心音正常,各瓣膜区未闻及杂音。肺部心尖冲动未见异常,无异常隆起及凹陷,双肺呼吸音清,未闻及干湿啰音及胸膜摩擦音。腹部外形正常,全腹柔软。压痛和反跳痛阴性。包块:腹部未触及包块。双下肢无水肿。

【实验室检查及其他辅助检查】

1. 实验室检查

(1)凝血功能: TT 16.4 s, FIB 4.77 g/L, APTT 40.5 s(↑), INR 0.88, PT 11.8 s, D-dimer 0.35 mg/L。

(2)肾功能、电解质: BUN 7.0 μmol/L, CRE 73.9 μmol/L, K⁺ 4.20 mmol/L, Mg²⁺ 0.81 mmol/L, Na⁺ 137.0 mmol/L, P 1.34 mmol/L, URIC 312.4 μmol/L。

(3)HbA1c: 5.8%。

(4)血脂: HDL-C 0.93 mmol/L, TG 3.33 mmol/L(↑), LDL-C 2.53 mmol/L。

(5)血常规、尿常规、大便常规、甲状腺功能、肝肾功能：正常。

(6)心肌酶学：AST 23 IU/L，CK-MB 3.6 IU/L，TnI 1.81 ng/mL(↑)，CK 116 IU/L，LDH 187 U/L(第1天)；ALT 30 IU/L，AST 22 IU/L，CK-MB 0.4 IU/L，TnI 0.767 ng/mL(↑)，CK 36 IU/L，LDH 170 U/L(第3天)；ALT 230 IU/L(↑)，AST 116 IU/L(↑)，CK-MB 1.0 IU/L，TnI 0.043 ng/mL，CK 72 IU/L，LDH 302 U/L(↑)(第6天)。

(7)肝功能：入院时均正常；ALT 240 IU/L(↑)，AST 120 IU/L，TP 70.7 g/L(第6天)；ALT 211 IU/L(↑)，AST 82 IU/L(↑)，IBIL 5.4 μmol/L，DBIL 0.01 μmol/L，A/G 1.3，ALB 38.1 g/L，ALP 43 U/L，GGT 56 U/L，GLO 28.5 g/L，TBIL 8.4 μmol/L，TP 66.6 g/L(第8天)；ALT 102 IU/L(↑)，AST 65 IU/L，IBIL 4.4 μmol/L，DBIL 0.1 μmol/L，A/G 1.5，ALB 40.0 g/L，ALP 43 U/L，GGT 53 U/L，GLO 28.5 g/L(第11天)。

2. 其他辅助检查

(1)心电图：$V_1 \sim V_3$呈QS型，I、aVL、$V_4 \sim V_6$ T波倒置，$V_4 \sim V_6$ ST段压低。

(2)心脏B超：升主动脉增宽，左室舒张功能降低。

(3)颈动脉超声心动图：双侧颈动脉粥样斑块形成，血流通畅。

(4)冠状动脉造影：左主干体部轻度扩张，末段狭窄，程度约50%。前降支开口狭窄程度约50%，近中段狭窄程度约80%。回旋支开口及近段狭窄40%。中段狭窄，程度60%。远段狭窄程度约50%。后降支近中段高度狭窄。因患者存在多支病变，须外科行冠脉搭桥手术。

【诊断】

(1)冠心病：急性非ST段抬高型心肌梗死，心功能 I 级(Killip分级)。

(2)高脂血症。

【用药记录】

1. 抗栓 阿司匹林 100 mg p.o. q.d.(d1—11);硫酸氢氯吡格雷片 75 mg p.o. q.d.(d1—11);依诺肝素钠注射液 4000 IU i.h.q12 h.(d1—8);阿司匹林负荷 300 mg p.o. stat.,硫酸氢氯吡格雷片负荷 300 mg p.o. stat.。

2. 控制心室率 琥珀酸美托洛尔 47.5 mg p.o. q.d.(d1—11)。

3. 调脂、稳定斑块 瑞舒伐他汀钙 10 mg p.o. q.n.(d1—6),依折麦布 10 mg p.o. q.d.(d7—11)。

4. 缓解心绞痛及冠脉痉挛 0.9%氯化钠注射液 50 mL+地尔硫䓬 50 mg(临时静脉泵入)(d1—3),地尔硫䓬缓释胶囊 90 mg p.o. q.d.(d4—11),尼可地尔 5 mg p.o. t.i.d.(d2—11)。

5. 护胃 兰索拉唑钠肠溶胶囊 30 mg p.o. q.d.(d2—11)。

6. 护肝 5%葡萄糖 250 mL+还原性谷胱甘肽 1.8 g+异甘草酸镁 150 mg iv.gtt q.d.(d8—11)。

【药师记录】

入院第1天:患者考虑急性非ST段抬高型心肌梗死,给予阿司匹林与氯吡格雷抗血小板,并且入院后给予负荷剂量。美托洛尔降低心率,瑞舒伐他汀调脂,地尔硫䓬与尼可地尔缓解心绞痛。

入院第2天:患者联合使用了阿司匹林与氯吡格雷抗血小板,易引起消化道黏膜的破坏,可使用PPI抑酸,保护胃黏膜。

入院第6天:将瑞舒伐他汀停用,肝功能肝酶升高,且患者下肢出现肌酸症状,考虑他汀引起不良反应,所以停用。

入院第7天:加用依折麦布,考虑患者非ST段抬高型心肌梗死,风险较高,暂时不使用他汀,使用依折麦布抑制胆固醇吸收。

入院第8天:复查肝功能,肝酶下降,但仍然较高,加用谷胱甘肽和异甘草酸镁护肝。

出院带药:阿司匹林肠溶片 100 mg p.o. q.d.;氯吡格雷片 75 mg p.o. q.d.;美托洛尔缓释片 47.5 mg p.o. q.d.;依折麦布片 10 mg p.o. t.i.d.；兰索拉唑胶囊 30 mg p.o. q. d.；地尔硫草胶囊 90 mg p.o. q. d.。

（二）案例分析

【抗栓治疗】

患者心电图 T 波倒置，心肌酶谱升高，诊断为非 ST 段抬高型心肌梗死。首先需要抗血栓治疗，给予阿司匹林与氯吡格雷抗血小板，同时给予肝素抗凝，抗凝治疗是为了抑制凝血酶的生成和（或）活化，减少血栓相关的事件发生。研究表明，抗凝联合抗血小板治疗比任何单一治疗更有效。凝血酶是使纤维蛋白原转变成纤维蛋白最终形成血栓的关键环节，因此抑制凝血酶至关重要。

临床药师建议：低分子量肝素比普通肝素的剂量效应相关性更好，且肝素诱导血小板减少症的发生率更低，需每天监测血小板计数。NSTE-ACS 患者中常用的为依诺肝素，对已接受依诺肝素治疗的 NSTE-ACS 患者，依诺肝素疗程 2～8 d。

肝素诱发的血小板减少症（HIT）：分为非免疫介导的血小板减少和免疫介导的血小板减少。前者比较轻微，即使继续用药，一般也能恢复正常；而后者有可能发生致死性血栓事件。当血小板计数下降至＜ 100 G/L 时（通常不会低于 10～20 G/L），一旦怀疑 HIT，应立即停用普通肝素、低分子量肝素或其他肝素类制剂（包括冲洗和肝素涂层导管等），采用非肝素类抗凝药物（如阿加曲班）作为替代性抗栓药物。

【抗缺血治疗】

给予美托洛尔、地尔硫草、尼可地尔抗缺血治疗，缓解心绞痛症状。这在心绞痛及 STEMI/NSTEMI（非 ST 段抬高型心肌梗死）的药物治疗中占有重要地位，可降低心肌耗氧量，改善心肌缺血区的供血。可缩小未接受溶栓药物治疗患者的心肌梗死面积，也减少室性早搏和心室颤动的发生率，对接受溶栓药物治疗的患者，β 受体阻滞剂减少梗死后缺血和非致命性心肌梗死（MI）。治疗时，宜从小剂量开始，逐渐增加剂量，使静息心率在 50～60 次/分，并观察心率、血压和心功能状况。在选药时,宜选长效、高选择性的 β_1 受体阻滞剂,如美托洛尔缓释片、比索洛尔,这类药既可增加患者的依从性,又可降低心血管事件的发生率。有研究证实,β受体阻滞剂是唯一可减少猝死发生的药物。

地尔硫草目前主要用于痉挛性心绞痛,对于持续或反复发作缺血及有β受体阻滞剂禁忌证的NSTE-ACS患者初始治疗应该给予非二氢吡啶类钙通道阻断剂(如维拉帕米或地尔硫草)。患者使用地尔硫草不仅可缓解心绞痛症状,也可减慢心率。该患者夜间心绞痛发作频繁,考虑为痉挛所致,所以加用了地尔硫草。同时给予尼可地尔缓解症状。

临床药师建议:目前心绞痛缓解症状的药物主要有硝酸酯类药物、β受体阻滞剂、CCB类(主要是非二氢吡啶类药物),β受体阻滞剂不仅能够缓解症状,而且对于患者病死及猝死有预防作用,所以使用得较多。指南及循证证据均推荐应首选硝酸酯类药物。尼可地尔目前并非首选。在患者症状控制不佳时再使用。

【逆转心肌重塑治疗】

患者入院时血压 130/70 mmHg,既往无高血压、糖尿病,且心脏B超射血分数大于57%,目前对于非ST段抬高型心肌梗死,若无合并其他疾病,ACEI并未强力推荐,所以暂时未使用。

临床药师建议:目前使用了美托洛尔缓解症状、控制心率,血压控制可,选用方式适宜。

【调脂稳定斑块治疗】

患者入院给予瑞舒伐他汀调脂稳定斑块,在第6天复查肝功能,肝酶升高,停用了瑞舒伐他汀,考虑他汀引起的肝酶异常,第7天加用依折麦布。

临床药师建议:急性冠脉综合征应使用他汀稳定斑块,并且他汀有抗炎等作用,低密度脂蛋白应控制在1.8 mmol/L以下,该患者低密度脂蛋白胆固醇2.53 mmol/L,应该使用他汀。但是在第6天出现肝酶异常,谷丙转氨酶超出正常上限3倍,且合并肌肉酸痛症状,考虑到他汀引起不良反应,停用瑞舒伐他汀,换用依折麦布。目前依折麦布与他汀联用不仅可以降低血脂水平,而且对心血管有保护作用。但用依折麦布对心血管保护目前证据不充分,肝酶降低后,建议使用其他种类他汀。

【护肝治疗】

患者肝酶升高后,复查仍然偏高,给予谷胱甘肽与甘草酸制剂降酶。

临床药师建议:考虑药物性肝损伤处理流程:①及时停用可疑肝损伤药物,尽量避免再次使用可疑药物或同类药物;②应充分权衡停药引起原发病进展和继续用药导致肝损伤加重的风险;③根据药物性肝损伤(DILI)的临床类型选用适当的药物治疗。目前无证据显示2种或以上抗炎保肝药物对DILI有更好的疗效,因此尚不推荐2种或以上抗炎保肝药物联用。

为避免贸然停药可能导致原发疾病加重的风险,FDA药物临床试验中的停药标准可供参考(出现下列情况之一):①血清ALT或AST > 8 ULN;②ALT或AST > 5 ULN,持续2周;③ALT或AST > 3 ULN,且总胆红素(TBIL) > 2 ULN或INR > 1.5;④ALT或AST > 3 ULN,伴疲劳及消化道症状等逐渐加重,和(或)嗜酸性粒细胞增多(> 5%)。该患者使用2种护肝药物,目前暂时推荐,且在肝酶下降后,尝试加用除瑞舒伐他汀外的其他他汀类药物。

【护胃治疗】

兰索拉唑钠肠溶胶囊改善胃肠道症状及护胃治疗。

临床药师建议:近几年国内外指南推荐使用双抗的同时使用PPI预防胃黏膜损伤。PPI与氯吡格雷相互作用影响顺序由大到小为奥美拉唑、埃索美拉唑、兰索拉唑、泮托拉唑、雷贝拉唑,近几年的研究证据表明兰索拉唑对于氯吡格雷的影响较泮托拉唑与雷贝拉唑大,明确不推荐兰索拉唑与氯吡格雷联合使用。

(三)药学监护要点

(1)监测患者症状、胸痛有无减轻。

（2）他汀类药物易引起不良反应：肌酸肌痛、肝酶升高、肌酸激酶升高，在使用时应监测不良反应，初始使用时应4～6周复查肝功能及肌酸激酶，如果稳定后可以半年复查一次。

（3）除了告知患者药物应长期服用外，还应注意监测不良反应的发生，如双抗出血风险。

（4）他汀不仅可以稳定斑块，还有抗炎、保护细胞内皮、抑制血小板聚集的多效性，所以肝酶降脂正常后，在监测下将依折麦布改为他汀治疗。

（5）吸烟是心血管一项独立的危险因素，患者既往吸烟20余年，每天20根，应该戒烟，避免烟对血管内皮的影响。

案例四

（一）案例回顾

【主诉】

胸闷气短10余天。

【现病史】

患者，女性，63岁，体重62 kg，身高158 cm，体重指数24.8 kg/m^2。

患者10余天前无明显诱因出现胸闷气短，短暂意识不清，遂在家休息，自服保心丸、氨氯地平、尼莫地平治疗，症状缓解不明显。近日自觉胸闷加重，为进一步诊治，遂入我院门诊，测血压145/70 mmHg，门诊以"高血压"收治入院。自起病以来，患者精神、饮食较差，睡眠、二便尚可，体力、体重无明显改变。

【既往史】

有高血压、糖尿病10余年，2008年于本院行脑动脉瘤微创手术，否认肝炎、结核等传染病病史。

【社会史、家族史、过敏史】

否认家族遗传病病史，否认外伤及药物过敏史。

【体格检查】

T 36.5 ℃，P 89次/分，R 19次/分，BP 145/70 mmHg。患者神

志清楚,精神欠佳,营养中等,表情自如,扶入病房,查体合作,双侧瞳孔等大等圆,对光反射灵敏,眼球活动自如,双侧鼻唇沟对称,伸舌居中,颈软,颈静脉无怒张,双肺呼吸音清,双肺未闻及干湿啰音及胸膜摩擦音。HR 89次/分,心律不齐。腹软,无压痛及反跳痛,肝脾肋下未及,双下肢无水肿,生理反射存在,病理反射未引出。

在院血压变化:第1天145/70 mmHg,第3天154/94 mmHg,第7天169/99 mmHg,第8天144/90 mmHg,第9天161/107 mmHg,第13天153/89 mmHg。

【实验室检查及其他辅助检查】

1. 实验室检查

(1)血脂水平:TC 2.91 mmol/L,TG 2.9 mmol/L,LDL-C 1.76 mmol/L。

(2)血糖:FBG 6.05 mmol/L,早餐后2 hPBG 9.5 mmol/L,午餐后2 hPBG 8.9 mmol/L,晚餐后2 hPBG 10.1 mmol/L。

(3)肾功能:CRE 83 μmol/L,URIC 320 μmol/L。

(4)肝功能:ALT 15 IU/L,AST 16 IU/L。

(5)随机血糖:13.1 mmol/L(↑)。

(6)心肌酶谱及CK-MB:均正常。

(7)心肌损伤标志物:TnI-I 0.043 ng/mL,MYO 45.4 μg/L,CK-MB 0.4 IU/L(第1天);TnI-I 0.095 ng/mL,MYO 45.8 ng/mL,CK-MB 0.4 IU/L(第2天)。

(8)电解质:K^+ 2.8 mmol/L(↓)(第1天),3.7 mmol/L(第3天),3.9 mmol/L(第4天),3.4 mmol/L(第7天)(↓)。

(9)大便常规、血常规、尿常规、凝血功能、甲状腺功能:正常。

2. 其他辅助检查

(1)十二通道心电图:

1)ST: Ⅰ、aVL、Ⅱ、Ⅲ、aVF、V_4、V_5、V_6下移。

2)T: Ⅰ、aVL、Ⅱ、Ⅲ、aVF、V_4、V_5、V_6低平。

3)Ⅱ、Ⅲ、aVF导联均可见Q波。

（2）24 h动态心电图：①窦性心律，最小心率是53次/分，最大心率是109次/分，平均心率是71次/分。②偶发房性早搏，全程有11次。③偶发室性早搏，全程11次。④监测中可见ST-T异常改变。⑤心率变异性：SDNN，95 ms（正常参考值范围102～180 ms），SDANN，87 ms（正常参考值范围92～162 ms）。

（3）颈部血管彩超检查（颈动脉+椎动脉）：颈动脉粥样斑块形成。

（4）心脏B超：左心房增大，左心室肥厚，升主动脉近端增宽，节段性室壁运动异常，主动脉瓣钙化伴反流（轻度），左室舒张功能减退。

（5）冠状动脉造影结果：左主干无狭窄，左前降支弥漫性病变，近段最狭窄处约80%，中段最狭窄处约90%，远段最狭窄处约80%。第一对角支弥漫性病变，最狭窄处约80%，第二对角支弥漫性病变，最狭窄处约80%。回旋支弥漫性病变，远段次全闭塞。右冠近段完全闭塞，远段由左侧冠脉提供侧支循环。建议首选冠脉搭桥手术治疗。

【诊断】

（1）冠状动脉粥样硬化性心脏病。

（2）脑梗死。

（3）脑动脉瘤。

（4）高血压。

（5）2型糖尿病。

【用药记录】

1. 抗凝　阿司匹林肠溶片100 mg p.o. q.d.（d1—15）；氯吡格雷片75 mg p.o. q.d.（d2—15）；低分子肝素钙注射液2 050 IU i.h. b.i.d.（d2），5 000 IU i.h. b.i.d.（d3—7）。

2. 降压　苯磺酸氨氯地平片5 mg p.o. q.d.（d3—15）。

3. 逆转心肌重塑并控制心率　奥美沙坦酯片20 mg p.o. q.d.（d2—15）；琥珀酸美托洛尔片11.875 mg p.o. q.d.（d3—15）。

4. 降脂、稳定斑块　阿托伐他汀钙片 20 mg p.o. q.n.（d1—15）。

5. 补钾　氯化钾缓释片 1 g p.o. b.i.d.。

6. 降糖　二甲双胍 0.5 g p.o. b.i.d.（d1—11，d14—15），阿卡波糖 50 mg p.o. t.i.d.（d1—15）。

7. 改善症状　单硝酸异山梨酯缓释片 30 mg p.o. q.d.（d3—6）；单硝酸异山梨酯注射液 25 mg 微泵 5 mL/L stat.；盐酸曲美他嗪片 20 mg p.o. t.i.d.（d1—15）。

8. 护胃　泮托拉唑钠肠溶胶囊 40 mg p.o. q.d.。

【药师记录】

入院第1天：患者因胸痛入院治疗，考虑冠心病、不稳定型心绞痛，给予阿司匹林抗血小板。使用肝素抗凝，抗凝剂量变化。阿托伐他汀调脂稳定斑块。血钾水平低，给予氯化钾缓释片补钾治疗。单硝酸异山梨酯注射液微泵改善心绞痛症状。患者长期服用二甲双胍与阿卡波糖控制血糖，此次在院也给予二甲双胍和阿卡波糖，监测血糖水平。

入院第2天：给予氯吡格雷抗血小板，肝素抗凝。奥美沙坦酯降压，逆转心肌重塑。

入院第3天：给予苯磺酸氨氯地平降压，美托洛尔降压、控制心率。加用单硝酸异山梨酯缓释片改善症状。

出院带药：阿司匹林肠溶片 100 mg p.o. q.d.；硫酸氢氯吡格雷片 75 mg p.o. q.d.；阿托伐他汀钙片 20 mg p.o. q.n.；琥珀酸美托洛尔缓释片 11.875 mg p.o. q.d.；苯磺酸氨氯地平片 5 mg p.o. q.d.；奥美沙坦酯片 20 mg p.o. q.d.；盐酸曲美他嗪片 20 mg p.o. t.i.d.；泮托拉唑钠肠溶胶囊 40 mg p.o. q.d.；阿卡波糖片 50 mg p.o. t.i.d.；盐酸二甲双胍片 0.5 g p.o. b.i.d.。

（二）案例分析

【抗栓治疗】

患者入院给予阿司匹林与氯吡格雷抗血小板，同时给予肝素抗凝。

临床药师建议：对于不稳定型心绞痛低分子量肝素剂量为 100 IU/kg，应该使用 6 000 IU b.i.d.。患者入院给予 2 050 IU，剂量偏小。建议根据指南足剂量给予，剂量不足，抗凝不充分，易出现血栓事件。医生在第 2 天修改了肝素剂量，修改适宜。

【抗缺血治疗】美托洛尔缓释片、单硝酸异山梨酯缓释片、曲美他嗪片缓解胸痛症状。

临床药师建议：目前缓解症状药物主要有硝酸酯类，硝酸酯类药物通过 NO 舒张血管内皮从而扩血管，降低心脏前后负荷。只是硝酸酯易产生耐药性，每天应有 8 ～ 10 h 空窗期，且单硝酸异山梨酯注射液起效时间慢，约 60 min，国外并无此剂型，不推荐使用该药物缓解症状。硝酸甘油舌下含服与静脉给药均 5 min 左右起效，患者血压可，可以使用硝酸甘油缓解症状。

【降压治疗】

患者入院给予苯磺酸氨氯地平、琥珀酸美托洛尔缓释片、奥美沙坦酯片降压。

患者冠心病合并高血压，对于冠心病伴心绞痛首选 β 受体阻滞剂、ACEI 降压，若控制不佳，加用 CCB 类药物，目前患者治疗方案适宜。

【降糖治疗】

患者给予二甲双胍与阿卡波糖降糖。造影前 2 d 及后 2 d 停用二甲双胍。

临床药师建议：目前二甲双胍是指南推荐的对心血管有明确保护作用的降糖药物，二甲双胍可能通过减少心血管疾病的危险因素而达到保护心血管的作用。心血管疾病的危险因素包括血脂异常、肥胖、高血压等。控制危险因素是保护心血管的重要方式之一。二甲双胍目前已经被证实可以降低血糖、减轻体重、改善血脂（主要是改善 TG、LDL-C 及 TC 水平，对 HDL-C 改变不明显）和抗凝等。此外，二甲双胍可以直接改善血管内皮细胞功能，增加血流量，只是因其可能的不良反应导致其不能在临床广泛使用，主要是糖尿病酮症酸中毒、肝肾功能不全（血清肌酐超过 1.5 mg/dL）、肺功能不全、心力衰竭、急性心肌梗死、严重感染和外伤、重大手术及临床有低血压和缺氧情况、合并严重糖尿病肾病者慎用。《二甲双胍临床应用专家共识》提出，肾功能正常的患者造影前不必停用二甲双胍，但使用对比剂后应在医生的指导下停用 48～72 h，复查肾功能正常后可继续用药；而对于肾功能异常的患者，使用对比剂及全身麻醉术前 48 h 应当暂时停用二甲双胍，之后还须停药 48～72 h，复查。肾功能结果正常后可继续用药。该患者偏胖，使用二甲双胍适宜，在造影前不必停用二甲双胍。

（三）药学监护要点

（1）患者症状是否缓解，胸痛是否好转。

（2）患者血压、血糖情况，血压是否控制在 130/80 mmHg。

（3）服用阿托伐他汀期间是否出现肌酸肌痛、横纹肌溶解。监测肝功能、肌酸激酶，出院 4～6 周复查一次，如果正常，则可以半年之后再复查。

（4）奥美沙坦酯有保钾作用，服用过程中应监测血钾水平。

（5）患者在造影前后肾功能变化。

（6）服用硝酸酯类药物是否出现头晕等不适，是否有耐药性产生，最好采用偏心给药法。

（7）服用美托洛尔缓释片期间不宜嚼碎或研碎服用，监测心率，心率控制在 55～60 次/分适宜。

（8）冠心病合并糖尿病患者如无禁忌证，可根据情况首选二甲双胍降糖。服用阿卡波糖应在餐中嚼服，二甲双胍在餐中或餐后服用，以降低不良反应。

（9）服用降糖药物时注意低血糖风险，低血糖表现为心悸、出汗、饥饿等。随身携带糖果，出现低血糖时补充葡萄糖或含糖食物。

（10）在服用阿司匹林、氯吡格雷、阿卡波糖、二甲双胍时，可能出现胃肠道反应，应多加注意。

案例五

（一）案例回顾

【主诉】

因"左背部疼痛2个月"入院。

【现病史】

患者诉2个月前无明显诱因夜间出现左侧背部持续性胀痛，伴出汗、燥热，偶伴左侧腋下及胸部胀痛，无放射痛，持续2～5 h时后自行缓解，无发热、咳嗽、咳痰、胸闷、心慌、恶心、呕吐、腹痛、头昏、黑矇等不适，近期自行服用速效救心丸处理1次，约2 min后上述症状缓解；现患者为进一步诊治前来我院，门诊以"心悸"收入心内科。

【既往史】

2009年诊断为高血压，口服培哚普利降压治疗。2011年3月因急性心肌梗死、心搏骤停就诊我院，院内行胸外按压及冠心病支架植入术处理，术后服用阿司匹林和氯吡格雷抗血小板聚集、阿托伐他汀钙片降脂、培哚普利降压。2012年10月出现消化道出血，诊断为"十二指肠球部溃疡并出血，失血性贫血"。否认糖尿病等慢性疾病病史，否认肝炎、结核等传染病病史，否认手术外伤史。

【社会史、家族史、过敏史】

祖父母、父母、兄弟姐妹均有高血压；父亲有三次脑卒中病史，死于出血性脑卒中。

【体格检查】

T 36.5 ℃，P 65次/分，R 16次/分，BP 134/99 mmHg。神志清楚，查体合作，全身皮肤黏膜无黄染、皮疹和出血点，浅表淋巴结无肿大，咽部无充血，气管居中，双肺呼吸音清，未闻及干湿啰音，HR 80次/分，心律齐，心界不扩大，腹平软，无压痛和反跳痛，肝脾肋下未及，双肾区无叩痛，双下肢无水肿。

【实验室检查及其他辅助检查】

1. 实验室检查

（1）血脂：TC 2.43 mmol/L，HDL-C 0.86 mmol/L，LDL-C 1.54 mmol/L。

（2）血常规、甲状腺功能：正常。

（3）凝血四项：FIB 1.72 g/L，APTT 40.7 s，TT 13.70 s；INR 1.16。CRP＜3.2 mg/L；NT-proBNP 88 ng/L；D-dimer 0.07 mg/L。

（4）心肌标记物：MYO 38 μg/L，TnI 0.014μg/L；

（5）心肌酶谱：ALT 12 IU/L，AST 16 IU/L，LDH 142 U/L，α-HBDH 90 IU/L，CK-MB 5.0 IU/L。

（6）肝功能：ALT 12 IU/L，AST 16 IU/L。

（7）肾功能：BUN 5.2 mmol/L，CRE 81 μmol/L，URIC 290 μmol/L。

2. 其他辅助检查

（1）心脏彩超及左心功能测定诊断意见：PCI术后节段性室壁运动异常，左室舒张功能减退。

（2）十二通道常规心电图检查（床旁急查）：窦性心律、下壁心肌梗死，具体分期请结合病史及心梗标记物。

（3）十二通道常规心电图：窦性心律、陈旧性下壁心肌梗死，请结合临床及病史综合考虑（第2天）。

（4）血小板图试验：血栓弹力图ADP% 80.80%，血栓弹力图AA% 12.20%，检测结果示凝血因子功能正常、纤维蛋白原功能正常、血小板功能正常，ADP抑制率达标，AA抑制率偏低。

（5）彩超常规检查腹部（含肝、胆、脾、胰）：目前肝、胆、脾、胰声像图未见明显异常。

（6）DR胸部正位片：双肺及心膈未见明显异常。

（7）24 h动态心电图：

1）窦性心律，最小心率是51次/分，发生于第3天03：04：41。最大心率是137次/分，发生于第3天08：27：32。平均心率是76次/分。

2）偶发房性早搏，全程有1次。

3）偶发多源性室性早搏，全程87次，且可见室性融合波。

4）监测中部分时段可见T波改变。

5）心率变异性：SDNN 110 ms（正常参考值范围102 ～ 180 ms），SDANN 96 ms（正常参考值范围92 ～ 162 ms）。

（8）冠状动脉造影结果：冠心病，冠脉三支病变累及前降支、回旋支及右冠状动脉，右冠状动脉支架植入术后。具体为冠状动脉呈右优势型分布，左主干未见明显狭窄；左前降支中段弥漫性病变，狭窄程度约50%；回旋支较细，近、远段弥漫性病变，狭窄程度70% ～ 80%；右冠状动脉近段偏心性狭窄，伴局部溃疡，狭窄程度70% ～ 80%，中段支架近端再狭窄，程度约70%，PLA近段局限性病变，狭窄程度50% ～ 60%，PDA2近、中段弥漫性病变，狭窄程度80% ～ 90%。并于右冠状动脉近段病变处植入3.5 mm × 18 mm药物洗脱支架一枚；于中段支架近端再狭窄病变处植入3.5 mm × 13 mm药物洗脱支架一枚。

【诊断】

（1）不稳定型心绞痛。

（2）陈旧性心肌梗死：支架内再狭窄。

（3）冠状动脉支架植入后状态。

（4）高血压Ⅲ期。

【用药记录】

1. 抗凝　氯吡格雷片75 mg p.o. q.d.（d1—9）；阿司匹林肠溶片100 mg p.o. q.d.（d2—9）；低分子肝素钙注射液4 100 IU i.h. b.i.d.（d2—8）。

2. 递转心肌重塑　培哚普利叔丁胺片8 mg p.o. q.d.（d1—9）。

3. 控制心率　琥珀酸美托洛尔缓释片47.5 mg p.o. q.d.（d7—9）。

4. 降脂、稳定斑块　阿托伐他汀钙片20 mg p.o. q.n.（d1—9）。

5. 改善症状　单硝酸异山梨酯注射液50 mg ＋ 50 mL盐水10 mL/h微泵（d1—8）；盐酸曲美他嗪片20 mg p.o. t.i.d.（d1—9）；

盐酸地尔硫䓬缓释胶囊 90 mg p.o. q.n. (d1—6)。

6. 护胃　泮托拉唑钠肠溶胶囊 40 mg p.o. q.d. (d1—9)。

【药师记录】

入院第1天：患者左背疼痛入院治疗，主要是左侧背部持续性胀痛，伴出汗、燥热，偶伴左侧腋下及胸部胀痛，无放射痛，考虑冠心病、不稳定型心绞痛、陈旧性心肌梗死。给予氯吡格雷抗血小板，肝素抗凝，阿托伐他汀调脂稳定斑块，单硝酸异山梨酯注射液微泵改善心绞痛症状，培哚普利逆转心肌重塑，盐酸曲美他嗪缓解心绞痛，加用泮托拉唑护胃。

入院第2天：加用阿司匹林，与氯吡格雷一起双联抗血小板。患者夜间疼痛厉害，加用地尔硫䓬缓释片缓解症状。

入院第7天：停用地尔硫䓬缓解症状，加用琥珀酸美托洛尔缓释片缓解症状。

出院带药：阿司匹林肠溶片 100 mg p.o. q.d.；氢氯吡格雷片 75 mg p.o. q.d.；阿托伐他汀钙片 20 mg p.o. q.n.；培哚普利叔丁胺片 8 mg p.o. q.d.；琥珀酸美托洛尔缓释片 47.5 mg p.o. q.d.；硝酸异山梨酯片 5 mg p.o. q.n.；盐酸曲美他嗪片 20 mg p.o. t.i.d.；泮托拉唑钠肠溶胶囊 40 mg p.o. q.d.。

（二）案例分析

【抗栓治疗】

患者入院给予氯吡格雷抗血小板，肝素抗凝，在第2天加用阿司匹林抗血小板。

临床药师建议：此次怀疑患者再次冠脉血管堵塞，应给予双联抗血小板治疗，但患者服用阿司匹林出现过一次消化道出血，所以应谨慎使用抗凝药物，且联合使用低分子量肝素，增加了出血风险，但是患者再次心肌梗死，应预防猝死，避免心肌梗死严重后果，所以应在严密监护下使用。建议检查 *CYP2C19* 基因型，是否为突变型，氯吡格雷是否有效。虽然血栓弹力图显示血小板抑制率达标，但是临床效果并不能与实验室效果完全一致，所以应排查高危因素,避免再次心肌梗死。同时对于患者生活方式进行干预,是否吸二手烟,在家有无适当运动,因为有心血管疾病家族史,所以更应该加强服用依从性。交代患者按时服药,不得随意停药换药。

【抗缺血治疗】

选用了单硝酸异山梨酯缓解症状,扩张静脉血管、动脉阻力血管、减轻心脏前后负荷,有利于保护心脏功能,对心室重构产生有益作用,扩张冠状动脉,增加缺血区心肌供血量,早期应用可明显缩小心肌梗死范围。患者反复夜间症状加重,考虑再次心肌梗死,面积大,所以夜间加入地尔硫䓬,地尔硫䓬适用于冠脉痉挛,使用后有效。曲美他嗪通过调节心肌能源底物,抑制脂肪酸氧化,优化心肌能量代谢,能改善心肌缺血及左心室功能,缓解心绞痛。治疗方案适宜。

临床药师建议:5-单硝酸异山梨酯口服无肝脏首关效应,口服生物利用度100%。静脉滴注的起效、达峰和达稳态时间明显迟于同等剂量的口服制剂,静脉注射虽可明显加快起效时间,但可造成血流动力学的急剧变化和难以预计的后期药物蓄积效应。目前的研究显示,5-单硝酸异山梨酯静脉制剂起效缓慢,药物作用滞后,不利于剂量的调节。连续静脉给药需近24 h才能达到稳态浓度;血药浓度不断升高,有潜在药物蓄积和产生低血压的危险;半衰期长,一旦产生副作用,很难通过调整剂量来改善。因此,从药代动力学及用药经济学角度考虑,5-单硝酸异山梨酯静脉剂型缺乏合理性,应予以摈弃。欧美国家也无该剂型。硝酸甘油与硝酸异山梨酯静脉给药起效迅速。

【逆转心肌重塑治疗】

患者入院即给予培哚普利叔丁胺片降压,并且逆转心肌重塑,血压控制在130/80 mmHg,血压控制可。患者平均心率为76次/分,冠心病患者达标心率控制在55～60次/分,加用美托洛尔降低心率。

临床药师建议:对于冠脉综合征患者,目前指南推荐尽快使用ACEI、β受体阻滞剂,培哚普利入院时开始使用是适宜的。因为患者入院时使用了地尔硫䓬降低心率,可能考虑到同时使用β受体阻滞剂会使心率过低,所以一直没有使用β受体阻滞剂,在患者心绞痛症状缓解且停用地尔硫䓬后才加用美托洛尔,美托洛尔不仅可以缓解心绞痛症状,而且对于远期预后有重要意义。所以建议患者心率未达标时,可以尽快加用β受体阻滞剂,且应该缓慢增加剂量。

(三)药学监护要点

(1)出血情况,患者既往服用阿司匹林与氯吡格雷出现过消化道出血,此次因心肌梗死再次入院,需双联抗血小板,同时抗凝,已经使用PPI预防消化道出血,但是仍然应及时观察患者是否有黑便或鼻、牙龈出血,并复查凝血功能。

(2)患者症状是否缓解,胸闷是否缓解。

(3)监测血压、心率,血压控制在130/80 mmHg以下,心率控制在55~60次/分。

(4)监测患者在造影前后肾功能的变化,造影后注意多喝水,排出造影剂。

(5)他汀类药物在服用时可能引起氨基转移酶、肌酸激酶升高,服用时应监测肝功能,开始服用时应4~6周复查,如果无异常,可以6个月复查一次。

(6)硝酸酯类药物一天应该有8~10 h空窗期,避免耐药性产生。且易引起头痛,开始服药时可减量以减少头痛的发生。大部分患者服用后可以逐渐耐受。

(7)特殊剂型药物的服用应该注意:琥珀酸美托洛尔缓释片不得嚼碎或研碎服用。

第三节　主要治疗药物

一、常用抗栓方案

冠心病常用长期抗栓方案见表2-1。

表 2-1　冠心病常用长期抗栓方案

冠心病种类	长期方案
急性冠脉综合征	PCI：长期阿司匹林加氯吡格雷、替格瑞洛或普拉格雷≥12个月
	非PCI：长期阿司匹林加氯吡格雷、替格瑞洛或普拉格雷≥12个月
稳定型心绞痛或以前的心肌梗死	长期阿司匹林加氯吡格雷 BMS≥1个月 DES≥6个月

注：BMS，裸金属支架；DES，药物洗脱支架；PCI，经皮冠状动脉介入治疗。

二、主要治疗药物

冠心病二级预防常用抗血小板药物见表2-2。

表 2-2　冠心病二级预防常用抗血小板药物一览表

药物名称	用法用量及方法	适应证	注意事项	禁忌证
阿司匹林	ACS：建议首次剂量为300 mg，嚼服后服用以加快吸收，后维持每日100 mg	ACS患者可联用阿司匹林和氯吡格雷/替格瑞洛，CSA、无症状性心肌缺血及微血管性心绞痛患者可单用阿司匹林或氯吡格雷；出血性脑卒中史患者可选择氯吡格雷；心房颤动	过敏，活动性出血，血友病及严重血小板减少症患者禁用（消化道溃疡患者禁用氯吡格雷或西洛他唑）；出血性脑卒中史者禁用替格瑞洛	低葡萄糖酸酐酶症，维生素K缺乏症；出现阿司匹林哮喘神经血管水肿或休克，妊娠后3个月和哺乳期妇女慎用
氯吡格雷	负荷剂量：未服用过此药物的ACS患者，行直接PCI前需口服600 mg以快速达到有效浓度，非急诊PCI或接受溶栓治疗时可冲服负荷300 mg；维持剂量：75 mg q.d.	心肌梗死，缺血性脑卒中，已确诊外周动脉粥样硬化性疾病，急性冠脉综合征	用药期间监测出血情况，白细胞和血小板计数。可经乳汁分泌，故妊娠期和哺乳期妇女权衡利弊	对本品过敏，溃疡及颅内出血

（续表）

药物名称	用法用量及方法	适应证	注意事项	禁忌证
替格瑞洛	起始负荷剂量：180 mg；维持剂量：90 mg b.i.d.	用于急性冠脉综合征；包括接受药物治疗和经过经皮冠状动脉介入治疗的患者	监测出血反应，呼吸困难，肌酐水平等。不建议尿酸性肾病患者使用替格瑞洛。妊娠期及哺乳期使用应权衡利弊	对替格瑞洛或本品任何辅料成分过敏者；有颅内出血病史者；活动性出血者；中重度肝损害患者，因联合用药可导致替格瑞洛的暴露量大幅度增加，故禁止替格瑞洛与强效CYP3A4抑制剂（如酮康唑、克拉霉素、利托那韦）联合用药
普拉格雷	60 mg负荷剂量后，10 mg/d维持	心力衰竭，脑卒中，不稳定型心绞痛等心脑血管疾病，有急性冠脉综合征需要进行经皮冠状动脉介入的患者	监测出血风险	禁用于对本品任一成分过敏者，严重的肝脏损伤、活动性病理性出血，如消化道溃疡或颅内出血等患者禁用

（续表）

药物名称	用法用量及方法	适应证	注意事项	禁忌证
替罗非班	静脉注射并持续静脉滴注，静脉注射起始剂量为10 μg/kg，3 min内注射完毕，以0.15 μg/(kg·min)的速率维持滴注	经皮冠状动脉介入治疗辅助用药，预防心肌缺血的并发症	出血高危患者慎用，活动性出血，颅内出血史，颅内肿瘤，动静脉畸形及动脉瘤，主动脉夹层，曾使用替罗非班出现血小板减少者慎用，须密切监测血小板	肾功能不全患者剂量需调整
西洛他唑	口服100 mg（50 mg/片，2片/次或100 mg/片，1片/次）b.i.d.，可根据病情适当增减	用于由动脉粥样硬化、大动脉炎、血栓闭塞性脉管炎、糖尿病所致的慢性动脉闭塞症；改善肢体缺血所引起的慢性溃疡、疼痛、发冷及间歇性跛行，以及上述疾病外科治疗后的补充治疗，协助缓解症状，改善循环及抑制移植血管内血栓形成	本品有升高血压的作用，服药期间应加原有抗高血压的治疗	出血性疾病患者，妊娠期和哺乳期妇女禁用（FDA对本药的妊娠安全性分级为C级）

注：PCI，经皮冠状动脉介入治疗；CSA，慢性稳定型心绞痛；ACS，急性冠脉综合征。

ACS常用抗凝药物见表2-3。

表2-3　ACS常用抗凝药物一览表

药物名称	药物用法用量	适应证	注意事项	禁忌证
肝素（UHF）	深部皮下注射：7 500 U, b.i.d.；PCI术中静脉使用：70～100 U/kg，根据ACT（250～350 s）调整追加剂量；若联用替罗非班：50～70 U/kg，ACT维持在200～250 s；静脉滴注：氯化钠注射液100 mL中加2万～4万U q.d.，滴注前可静脉注射5 000 U作为初始剂量	ACS，防治导管器械血栓形成（PCI，IABR，临时起搏器），血液透析，其他血管内留置导管等	应用时需监测凝血时间与肝素浓度。活化部分凝血活酶时间APTT（为正常值32～43 s的1～2倍），同时也须监测血小板，预防肝素引起的血小板减少症（HIT），肝素过量时使用鱼精蛋白解救	肝素过敏者，肝功能损害，严重高血压，凝血功能障碍伴出血倾向，活动性溃疡，近期外伤手术，血小板减少患者禁用

（续表）

药物名称	药物用法用量	适应证	注意事项	禁忌证
低分子量肝素（LMWH）	预防血栓栓塞：皮下注射，b.i.d.；治疗血栓栓塞性疾病；皮下注射，b.i.d.，剂量根据体重调整	ACS，心房颤动，防止导管械血栓形成（PCI，IABP，临时起搏器），血液透析，其他血管内留置导管等	使用该药时的最大优点是无须监测APTT；对于有严重肾功能不全的患者，最好的选择是使用普通肝素，因为普通肝素的清除率<30 mL/min），因为普通肝素不经肾脏代谢	同上
磺达肝癸钠	2.5 mg q.d.，皮下注射	ACS	磺达肝癸钠不能完全抑制X a，又无法灭活已形成的II a，因此不能抑制接触性血栓，所以PCI术中不使用磺达肝癸钠的预防接触性血栓，仍使用普通肝素。其属于新型口服抗凝药物不需要常规监测。需要注意的是肌酐清除率为20～50 mL/min的患者，给药剂量应减少至1.5 mg q.d.。肌酐清除率<20 mL/min的患者则不予应	肾衰竭[eGFR<20 mL/(min·1.73 m²)]，出血倾向患者禁用，对介入操作预防接触者血栓无效

药物名称	药物用法用量	适应证	注意事项	禁忌证
				（续表）
比伐卢定	负荷剂量0.75 mg/kg，静脉注射后持续静脉滴注1.75 mg/(kg·h)至PCI结束后4 h，术中根据ACT结果调整用量，若急诊ACT<225 s，则需再追加静脉注射0.3 mg/kg	适用于择期PCI，STEMI及NST-ACS急诊PCI术中抗凝，用于需要抗凝治疗的患者	用于需要调整药物剂量的患者（如肝素诱发的血小板减少症）用。肝脏损害的患者则不需要调整药物剂量	活动性出血，对比伐卢定或水蛭素过敏者禁用。除非明确需要，否则不应用于妊娠期和哺乳期妇女

注：ACS，急性冠状动脉综合征；eGFR，估测的肾小球滤过率；PCI，经皮冠状动脉介入治疗；ACT，活化凝血时间；IABP，主动脉内球囊反搏；STEMI，ST段抬高型心肌梗死；NST-ACS，非ST段抬高型急性冠脉综合征。

第四节 案 例 评 述

一、临床药学监护要点

(一)抗栓治疗

慢性稳定型心绞痛、STEMI、NSTEMI均需要抗血小板治疗，心肌梗死的主要原因是冠脉内不稳定的粥样斑块继发病理性改变，如斑块内出血、斑块纤维帽出现裂缝、表面上有血小板聚集血栓形成及（或）刺激冠状动脉痉挛，使局部心肌血流量明显下降。在血栓形成过程中，血小板的聚集是重要的条件和始动因素。所以抗血小板治疗尤为重要。

1. 抗血小板药物分类

（1）环加氧酶抑制剂：代表药物有阿司匹林。阿司匹林通过抑制环加氧酶和血栓素（TXA_2）的合成达到抗血小板聚集的作用，所有患者只要没有用药禁忌证都应该服用。随机对照研究证实了冠心病患者服用阿司匹林可降低心肌梗死概率。阿司匹林的最佳剂量范围为75 ~ 150 mg/d，对于ACS应该给予负荷剂量300 mg，一旦出现胸痛症状，应立即口服水溶性阿司匹林或嚼服阿司匹林，立即给药并持续用药。其主要不良反应为胃肠道出血或对阿司匹林过敏。不能耐受阿司匹林的患者，可改用氯吡格雷作为替代治疗。

（2）二磷酸腺苷（ADP）受体拮抗剂：代表药物有替格瑞洛、

氯吡格雷。主要抑制ADP介导的血小板与血小板结合及继发的ADP介导的糖蛋白GP Ⅱ b/Ⅲ a复合物的活化,进而抑制血小板聚集。无禁忌证者应早期给予氯吡格雷,ACS患者起始负荷剂量为300 mg,急诊直接PCI者负荷剂量为600 mg,之后改为75 mg/d;或应用替格瑞洛起始负荷剂量为180 mg,之后改为90 mg/次,p.o.b.i.d.。氯吡格雷因为基因型的限制,高危患者如PCI术、急性冠脉综合征等建议行 *CYP2C19* 基因检测。替格瑞洛可引起呼吸困难,甚至心力衰竭,在使用时应该关注不良反应的发生。

（3）血小板膜糖蛋白Ⅱ b/Ⅲ a受体拮抗剂:因为血小板首先在血中与糖蛋白Ⅱ b/Ⅲ a受体结合,使相邻的血小板连在一起,成为血小板最终聚集的平面。血小板膜糖蛋白(GP)Ⅱ b/Ⅲ a受体拮抗剂代表药物有替罗非班、阿昔单抗、依替巴肽等,这三种药物均适用于急诊PCI,最好在PCI前6 h内开始应用。若未行PCI,可用于高危患者或尽管接受合适的药物,但治疗症状仍持续存在的患者。替罗非班用法:静脉注射25 μg/kg,再以0.15 μg/(kg·min)维持滴注24 h。

2. 抗凝治疗　　急性冠脉综合征除了抗血小板治疗外,还需要使用肝素或低分子量肝素充分抗凝。

新型抗凝药物如直接凝血酶抑制剂(比伐卢定)和直接FⅩa抑制剂(磺达肝癸钠)能显著改善心血管患者的预后。目前,在各指南中已被推荐用于心血管疾病的抗凝治疗。

PCI手术是心血管疾病治疗中重要的手段,在术前术后抗栓治疗方案尤为重要,降低心血管事件及心肌梗死事件,术前给予负荷剂量,并且同时应加强抗凝药物的使用,术后双联抗血小板。对于高危患者应该考虑 *CYP2C19* 基因检测,以确定是否需要选用适宜的P2Y12受体拮抗剂。

（二）出血并发症的早期识别及处理

出血是抗血小板药物常见的不良反应。常见皮下瘀斑、牙龈出血、黑便等。已经确定了与出血风险相关的因素，包括女性、高龄（＞75岁）、肾功能受损、贫血、低体重（＜60 kg）和短暂性脑缺血发作或脑卒中史。在外科手术中，复杂或紧急手术被认为是出血的高风险情况。如出现大出血（≥患者血量的20%），立即确定潜在病因，应采取一般措施，包括避免和纠正酸中毒、低温和低钙血症。

在识别出血并发症后，要考虑出血风险与停止抗栓药物栓塞风险，权衡利弊，进而考虑是否停用抗血小板药物，停用哪种药物，以及药物停用多长时间，均需要在实际病例中进行权衡，避免心血管事件。

在临床中常见的是急性心肌梗死合并消化道出血，首先应该识别出血级别：轻度出血、中度出血、重度出血、危及生命的出血。根据具体情况停用或换用抗血小板药物。那么应该如何止血？有以下几种方法。

（1）抑酸剂药物的选择：首选药物为PPI。PPI维持胃内pH大于6，从而降低胃蛋白酶活性，减少血小板解聚。由于氯吡格雷由CYP2C19肝药酶代谢为活性代谢物，不推荐与CYP2C19抑制剂（奥美拉唑）联用，可选用抑制作用小的泮托拉唑替代。相比而言替格瑞洛无须肝脏代谢激活，受CYP2C19抑制剂影响小。

（2）降低门脉压力药物：垂体后叶素、血管加压素。虽然此类药物总体止血率在50%以上，但再出血发生率高，不能提高存活率，故高血压及冠心病患者应慎用。生长抑素和奥曲肽可有效降低门脉压力，但不推荐作为非静脉扩张性上消化道出血常规用药。

（3）止血药物的选择：全身止血药疗效尚未认证，使用期间会增加栓塞风险，故不作为一线药物使用，无凝血功能障碍的患者应避免使用，对有凝血功能障碍的患者可静脉注射维生素K_1。

（4）内镜治疗：急性心肌梗死合并消化道出血24 h内内镜检查风险较24 h后明显增加，因此选择内镜治疗时机和调整药物治疗极为关键。有明显出血和其他强烈内镜指征的患者建议在心电、血压、血氧监护下行急诊内镜检查。生命体征不稳定者（低氧、低血压、恶性心律失常、心绞痛）行内镜检查并发症增加，建议在ICU治疗，待生命体征平稳后行内镜治疗。在内镜检查前应该进行评分，评估是否需要接受输血、内镜检查或手术等干预措施。

(三)血小板减少的监测及处理

在使用氯吡格雷、肝素等抗栓药物时，血小板数目易降低，尤其HIT，一般使用$7 \sim 10$ d出现概率较高。高度怀疑或确诊HIT患者的关键治疗措施为停止肝素并启动治疗剂量的替代抗凝药物。目前有两种药物被批准用于治疗HIT，这两种药物分别是直接凝血酶抑制剂阿加曲班和凝血酶依赖的FⅩa抑制剂达那肝素。阿加曲班往往用于重症患者，该药半衰期相对短，主要在肝脏代谢，但该药需要静脉注射，影响INR且延长APTT。达那肝素可通过静脉或皮下注射给药，但该药半衰期较长，肾功能不全患者须调整剂量，HIT急性加重期较少使用达那肝素。

二、常见用药错误归纳与要点

(一)PCI术抗凝药物的选择

PCI术应该使用阿司匹林与另外一种P2Y12受体拮抗剂双联抗血小板。一旦确认NSTEMI及STEMI，在无禁忌证的情况下应当迅速开始抗血小板治疗。并且在无禁忌证情况下应立即口服水溶性阿司匹林或嚼服肠溶性阿司匹林。同时使用抗凝药物，特别在术中应该首选肝素，而不是首选低分子量肝素，因手术为接触性血栓，药物选用原则不同。

(二)硝酸酯类药物治疗方案不适宜

目前常用的硝酸酯类药物有3种,硝酸甘油、硝酸异山梨酯、单硝酸异山梨酯,每天均应有8～10 h空窗期,单硝酸异山梨酯起效时间慢,半衰期长,不宜给予注射剂剂型。硝酸甘油与硝酸异山梨酯静脉使用即刻起效,单硝酸异山梨酯半衰期长,药物浓度蓄积,易产生副作用,所以使用此药物不适宜。

(三)PPI选择不适宜

PCI术或心肌梗死应给予双联抗血小板治疗,对于高危患者应该给予护胃治疗,首选PPI。但部分PPI与氯吡格雷有相互作用,尤其是奥美拉唑抑制氯吡格雷代谢,影响氯吡格雷抗血小板作用,带来心血管风险,所以应选影响小的药物。目前与氯吡格雷影响较大的PPI有奥美拉唑、埃索美拉唑、拉索拉唑,影响较小的有泮托拉唑、雷贝拉唑。

(四)β受体阻滞剂剂量及时机

β受体阻滞剂通过负性肌力和负性频率作用,降低心肌需氧量和增加冠状动脉灌注时间,因而有抗缺血作用,如果有胸痛,并且没有禁忌证,应当早期开始口服β受体阻滞剂,必要时静脉注射。高危及进行性疼痛的患者,先静脉使用,然后改为口服,应当优先使用无内源性拟交感活性的β受体阻滞剂。所以在临床中,应结合心电图、心率、血压,以及听诊肺部有无啰音和支气管痉挛,且在使用美托洛尔时应从小剂量开始,逐步加致靶剂量,避免突然停药引起反跳现象——"撤药综合征"。减量应缓慢,每2～4 d减量1次,2周内减完。

(五)再次心肌梗死患者建议检测 *CYP2C19* 基因型

心肌梗死原因很多,生活方式如吸烟、饮酒、肥胖,以及其他疾病如高血压、糖尿病。若已经心肌梗死一次,再发心肌梗死,应确定冠心病二级预防是否坚持治疗,药物如阿司匹林、ACEI、β受体阻滞剂、他汀类药物是否坚持服用、血压是否达标、血糖是否达标,同型半胱氨酸是否升高,有无戒烟,是否吸二手烟。除此之外,应确定与基因型是否相关,*CYP2C19*基因型是否为中代谢或慢代谢型,服用氯吡格雷是否有效。排除其他因素,建议行*CYP2C19*基因检测。

第五节　规范化药学监护路径

ACS预后差异大，影响预后的因素多，应将其准确地鉴别归类，进行个体化治疗，识别高危患者，尽早从药物和介入治疗中获益，更好地向患者和家属告知预后，以便采取最佳治疗措施，减少不必要的医疗费用的投入，最大限度降低并发症的发生率，提高医疗质量，UA/NSTEMI患者应进行危险评级分层，目前采用TIMI风险评分和GRACE风险评分，根据危险分层决定是否进行早期血运重建，推荐采用GRACE危险评分作为危险分层的首选评分方法。表2-4为冠心病药学监护路径。

表 2-4　冠心病药学监护路径

适用对象：ST段抬高型心肌梗死、非ST段抬高型心肌梗死、慢性稳定型冠心病及其他类型冠状动脉粥样硬化性心脏病。

患者姓名：_____　性别：_____　年龄：_____　门诊号：_____　住院号：_____
住院日期：____年____月____日　　出院日期：____年____月____日
标准住院日：7 ～ 14 d

时间	住院第1天	住院第2天	住院第3天	住院第4 ～ 13天	住院第14天
主要诊疗工作	□药学问诊（附录1） □抗栓方案选择及确定 □药物重整	□药学评估（附录2） □药历书写（附录3）	□抗栓方案分析 □完善药学评估 □制订监护计划 □抗栓及其他药物宣教	□医嘱审核 □疗效评价 □不良反应监测 □用药注意事项 □依从性评价 □生活方式教育	□药学查房 □完成药历书写 □出院用药教育

时间	住院第1天	住院第2天	住院第3天	住院第4～13天	住院第14天
重点监护内容	□一般患者信息 □缺血风险评估 □出血风险评估 □药物相互作用审查 □其他药物治疗相关问题	□基本情况评估 □既往病史评估 □用药依从性评估抗栓风险和矛盾 □缺血风险 □抗栓出血风险 □肝肾功能 □胃肠功能 □皮肤改变 □神经功能损伤 □过敏体质 □其他	抗栓方案评估抗凝剂的使用，肝素、低分子量肝素、磺达肝癸钠；评估抗血小板方案，阿司匹林与ADP受体拮抗剂是否联用，在手术期间是否有使其他抗血小板药物，抗血小板负荷给药方案	病情观察 □加医生查房，注意病情变化 □药学独立查房，观察患者药物反应，检查药物治疗相关问题 □查看检查、检验报告指标变化 □检查患者服药情况 □药师记录 监测指标 □症状 □注意观察体温、血压、体重、心率等 □凝血常规 □肝肾功能 □电解质	治疗评估 □血栓栓塞症状 □出血症状 □凝血指标 □其他并发症 □既往疾病 出院教育 □正确用药 □生活方式教育 □患者自我管理 □定期门诊随访 □监测凝血常规、肝肾功能、电解质
病情变异记录	□无 □有，原因： 1. 2.	□无 □有，原因： 1. 2.	□无 □有，原因： 1. 2.	□无 □有，原因： 1. 2.	□无 □有，原因： 1. 2.
药师签名					

叶小春

第三章

非瓣膜性房颤

第三章

非稳态模型应用

第一节　疾病基础知识

【病因和发病机制】

非瓣膜性房颤（non-valvular atrial fibrillation，NVAF）是指在无风湿性二尖瓣狭窄、机械或生物瓣膜、二尖瓣修复情况下发生的房颤。心室律（率）紊乱、心功能受损及心房附壁血栓形成是其主要的病理生理特点。发生率随着年龄的增长而升高，在我国≥80岁人群中发生率高达7.5%。按发作持续时间可分为首诊房颤（首次确诊）、阵发性房颤（持续时间≤7 d，能自行终止）、持续性房颤（持续时间＞7 d，非自限性）、长程持续性房颤（持续时间≥1年，患者有转复愿望）及永久性房颤（持续时间＞1年，不能终止或终止后复发，无转复愿望）。

1. 病因　NVAF 的发生可与某些一过性因素相关，如情绪激动、手术后、运动或大量饮酒。也可能与一些疾病相关，如慢性支气管炎及慢性阻塞性肺疾病、睡眠呼吸暂停综合征、甲状腺功能亢进等。最常见的原因与心脏器质性病变相关，冠心病、高血压性心脏病、缩窄性心包炎、心肌病、感染性心内膜炎及肺源性心脏病等。

2. 发病机制　房颤血栓的形成机制尚未明确，目前认为与魏克氏三特征有关：血流淤滞、内皮功能受损和血液高凝状态。房颤时心房率高达30～600次/分，快速而不规则的激动使心房产生不协调的颤动，丧失心房的有效收缩能力，心耳内的血流速度减慢甚至淤滞。这一方面使得激活的凝血因子不能被及时清除，导致凝血因子的局部浓度增高，另一方面还使得红细胞和血小板的

99

聚集性增高,血液黏稠度增加。随着心房的扩大、血液的淤积,房颤使心房血液形成涡流,损伤心房壁内皮细胞,致其下的基底膜及内皮下结缔组织裸露,血小板易黏附,在此基础上血小板发生聚集,形成血小板血栓。同时,内皮下结缔组织中的胶原激活FⅫ,启动内源性凝血系统;心房壁受损所释放的组织凝血活酶又可启动外源性凝血系统,最后通过共同途径使纤维蛋白原转化成纤维蛋白。近年研究表明,血栓形成也可能与炎症机制相关,如血管性假血友病因子(vWF)的升高,hsCRP、IL-6等炎症因子的升高,血管内皮生长因子(vascular endothelial growth factor,VEGF)高度表达等均提示血栓形成。

【诊断要点】

1. 临床表现　心室率超过150次/分时,可发生心绞痛与充血性心力衰竭;心室率不快时,可无症状。房颤时心房有效收缩消失,心排血量比窦性心律时减少。房颤时血流淤滞、心房收缩力丧失,易在左房形成栓子(多在左心耳部),大大增加并发体循环栓塞的危险性。NVAF患者脑卒中的发生率较无房颤者高出 5～7 倍。心脏听诊表现为第一心音强弱不等,心律绝对不齐,脉搏短绌,颈静脉搏动 α 波消失。

2. 其他辅助检查　心电图检查。房颤心电图三大特征:① P波消失,代之以小而不规则、形态与振幅均变化不定的f波,频率为350～600次/分;②心室率极不规则;③QRS波群形态通常正常,当心室率过快,发生室内差异性传导,QRS波增宽变形。

【治疗原则与方法】

NVAF治疗的两个主要目标是缓解临床症状和降低脑卒中发生的风险。

1. 治疗原则

(1)缓解临床症状的主要手段包括去除房颤诱因、减慢心率、转复为窦性心律和防止复发。

(2)减少脑卒中发生的关键是预防血栓栓塞。除了接受抗凝治疗外,外科手术或经皮介入治疗也可有效预防左房血栓的形成。

2. 治疗方法

(1)病因治疗:房颤的病因治疗与能否复律和维持窦性心律直接相关,如不能去除房颤的病因,则不易复律,即使复律成功,房颤也极易复发。

(2)转复心律:适用于年龄较轻、房颤病史短于1年、发作时症状较重、左心房内径<45 mm和无器质性心脏病的患者。复律方式包括药物复律、同步电复律、射频导管消融及外科迷宫术等。

(3)控制心室率:适用于年龄较大、房颤病史长于1年、房颤复律疗效不满意和持续性房颤或永久性房颤伴器质性心脏病的患者。主要药物包括洋地黄类、β受体阻滞剂、非二氢吡啶类钙通道阻滞药及胺碘酮等。

(4)预防血栓栓塞:评估NVAF患者血栓栓塞及出血风险,选择适宜的抗栓药物(包括华法林和新型口服抗凝药)。另外,经皮左心耳封堵术及外科左心耳封闭或切除术对预防左房血栓也有较好疗效。

第二节 经典案例

案例一

（一）案例回顾

【主诉】

反复胸闷2年，加重伴心悸半个月。

【现病史】

患者，女性，66岁，身高155 cm，体重57 kg。因胸闷、心悸、气短，当地心电图示房颤伴快心室率就诊心内科。2年前，劳累后胸闷，休息后可缓解，未予重视。半个月后务农后站立位出现黑矇继而晕厥，后自行清醒，醒后无自觉不适，具体意识丧失时间不清。当地查心脏彩超示：室间隔心肌增厚，左室流出道梗阻；心电图示：窦性心律，HR 89次/分，予琥珀酸美托洛尔缓释片47.5 mg p.o. q.d.。近2年胸闷症状反复发作，3个月前再次出现无明显诱因的黑矇症状，持续数秒后自行缓解。半个月前自觉胸闷症状明显加重，轻微活动即感不适，同时伴有心悸气短，夜间需高枕卧位入睡，再次查心电图检示：房颤伴快速心室率，HR 106次/分。现患者精神差，饮食欠佳，有腹胀、食欲缺乏等症状。

【既往史】

肥厚型梗阻性心肌病1年半，服用琥珀酸美托洛尔缓释片47.5 mg/d。否认糖尿病、高血压病史，否认输血史。

【社会史、家族史、过敏史】

无。

【体格检查】

T 36.5 ℃，P 87次/分，R 18次/分，BP 118/80 mmHg。

右侧颈静脉充盈，颈静脉回流征阴性。心脏听诊：心室率96次/分，心律绝对不齐，第一心音强弱不等，胸骨左缘3、4肋间可闻及2～3级收缩期杂音。双下肢轻度水肿。

【实验室检查及其他辅助检查】

1. 实验室检查

（1）血常规：WBC $6.7 \times 10^9/L$，NEUT% 72.0%，RBC $4.29 \times 10^{12}/L$，HGB 118 g/L，PLT $85 \times 10^9/L$（↓）。

（2）生化检查：ALT 102.7 U/L（↑），AST 43.9 U/L（↑），ALP 152.00 U/L（↑），GGT 58 U/L（↑），UA 309 μmol/L，BUN 8.9 μmol/L，Cr 79 μmol/L，NT-BNP 323.0 pg/mL（↑），K^+ 4.34 mmol/L。

（3）甲状腺功能：FT_3 4.47 pmol/L，FT_4 13.33 pmol/L，TSH 10.45 mIU/L。

（4）凝血功能：PT 11.9 s，INR 1.03，APTT 36.0 s，TT 14.70 s，FIB 3.73 g/L，D-dimer 0.35 mg/L。

2. 其他辅助检查

（1）心电图：心房颤动，ST-T段中度压低，QST-T夹角异常，平均心室率96次/分。

（2）心脏彩超：室间隔心肌增厚，左室流出道梗阻，左右心房增大，中度肺动脉高压，少量心包积液，射血分数（EF）53%。

（3）经食管心脏超声：室间隔心肌增厚，左室流出道梗阻，左心房及左心耳增大，左心房内烟雾状回声，右心房增大，右心房及右心耳内未闻及明显团块回声；中重度肺动脉高压，少量心包积液，EF 56%。

【诊断】

（1）肥厚型梗阻性心肌病。

（2）心房颤动。

（3）心功能不全（NYHA Ⅱ级）。

【用药记录】

1. 控制心室率　琥珀酸美托洛尔缓释片95 mg p.o. q.d.(d1—2)、190 mg p.o. q.d.(d3—16);盐酸地尔硫䓬缓释胶囊90 mg p.o. q.d.(d6—16)。

2. 利尿　呋塞米片20 mg p.o. b.i.d.(d3—16);螺内酯片40 mg p.o. b.i.d.(d3—16)。

3. 抗凝　依诺肝素钠注射液40 mg i.h. q12h.(d1—9);华法林钠片3 mg p.o. q.n.(d3—16)。

4. 保肝　多烯磷脂酰胆碱胶囊456 mg p.o. t.i.d.(d2—15);水飞蓟宾片140 mg p.o. t.i.d.(d9—15)。

【药师记录】

入院第1天:今日心电图示房颤伴快速心室率,HR 96次/分。予琥珀酸美托洛尔缓释片抗心衰,控制心室率。本次住院预行直流电复律,为尽快有效抗凝加用依诺肝素钠注射液。

入院第2天:肝功能差(ALT为102.7 U/L),给予多烯磷脂酰胆碱胶囊保肝。

入院第3天:患者诉活动后胸闷、气短、食欲缺乏。体格检查:颈静脉充盈,体重较昨日增加0.3 kg,双下肢可见轻度水肿。心脏听诊:房颤律,HR 92次/分。经食道心脏超声提示:左房与左心耳血栓形成可能,本次住院暂不予电复律。华法林钠片预防血栓形成,琥珀酸美托洛尔缓释片剂量翻倍加强控制心室率,呋塞米和螺内酯利尿消除双下肢水肿。

入院第6天:今日未诉特殊不适。心脏听诊:房颤律,HR 95次/分。体重较前日下降0.6 kg,双下肢轻度水肿。结合动态心电图,加用盐酸地尔硫䓬缓释胶囊,进一步控制过快的心室率。抗凝未达标(PT 14.8 s,INR 1.28),暂不调整华法林钠片剂量。

入院第9天:未诉特殊不适。心脏听诊:房颤律,HR 88次/分。体重较前降低2 kg,双下肢无水肿。抗凝基本达标(PT 21 s,INR 1.84),停用依诺肝素注射液,单用华法林抗凝。肝酶指标进一步升高（ALT 111.2 U/L，AST 67.5 U/L），加用水飞蓟宾片强化保肝治疗。

入院第12天：今日心脏听诊仍是房颤律，HR 84次/分。体重较昨日增加0.6 kg，双下肢无水肿。华法林抗凝已达标（PT 22.8 s，INR 1.94），暂不调整剂量。肝酶指标明显下降（ALT 62.9 U/L，AST 29.3 U/L），已接近正常。

入院第15天：患者病情平稳，未诉心悸、胸闷、胸痛等。心脏听诊仍为房颤律，心率、血压控制尚可，病情平稳。嘱患者坚持药物治疗，定期复查PT/INR，调整华法林剂量，抗凝3周后行电复律治疗。

出院带药：呋塞米片20 mg p.o. q.d.；螺内酯片20 mg p.o. q.d.；琥珀酸美托洛尔缓释片190 mg p.o. q.d.；盐酸地尔硫䓬胶囊90 mg p.o. q.d.；华法林钠片p.o. q.n.（目标INR 2.0～3.0）。

（二）案例分析

【抗凝治疗】

患者为老年女性，诊断为肥厚型梗阻性心肌病合并心房颤动、心功能不全（NYHA分级为Ⅱ级）。此次入院预行直流电复律，为尽快抗凝首选起效较快的低分子量肝素注射液。但存在左心房和左心耳血栓形成可能，需用维生素K拮抗剂有效抗凝3周后，再予直流电复律恢复窦性心律。本例在入院预行直流电复律时选择依诺肝素钠快速抗凝，在考虑血栓形成可能后加用华法林长期抗凝，并在达到抗凝目标后停用依诺肝素，单用华法林抗凝。依诺肝素钠用法用量为40 mg，每日2次，但患者肾功能正常，体重57 kg，低分子量肝素单次剂量偏低。华法林钠片初始剂量为3 mg/d，目标INR 2.0～3.0。

临床药师观点：①根据病情变化选择合理的抗凝方案，但根据患者体重，依诺肝素钠单次给药剂量偏低，建议给予57 mg/次（约1.5支依诺肝素）。②华法林抗凝初始剂量及目标值制订合理，但建议终身抗凝患者在开始低分子量肝素治疗的同时开始口服华法林钠片。

【调整心功能治疗】

患者2年前已明确诊断为肥厚型梗阻性心肌病,β受体阻滞剂是改善左室流出道梗阻症状的一线用药。入院时已服用琥珀酸美托洛尔缓释片2年,后因心率控制不理想直接增加3倍至靶剂量服用,但当足够剂量的β受体阻滞剂控制心室率效果仍不理想时,在严密监测下联合了非二氢吡啶类钙离子拮抗剂。患者还存在活动后胸闷、气短症状,双下肢可见轻度水肿,且体重较前有增加的趋势,为改善劳力型呼吸困难症状,谨慎使用低剂量袢利尿剂改善症状。患者心功能Ⅱ级,加用螺内酯可与β受体阻滞剂和ACEI/ARB组成抗心衰治疗"金三角",且与呋塞米联用可增强利尿效果,预防低血钾的发生。

临床药师观点:①β受体阻滞剂的剂量递增速度为每2～4周1次,而患者仍有较明显的心衰症状,β受体阻滞剂剂量递增的速度过快。② 可加用ACEI/ARB与β受体阻滞剂和螺内酯构成抗心衰"金三角",改善预后。

【保肝治疗】

患者入院检查示肝功能异常(ALT 102.7 U/L, AST 43.9 U/L),考虑与右心功能衰竭、肝淤血相关。多烯磷脂酰胆碱属于肝脏细胞膜的保护剂,单次口服剂量为456 mg,每日3次,为说明书推荐用法用量。单多烯磷脂酰胆碱胶囊使用一周肝酶不降反升,加用具有保肝作用的含天然活性成分的水飞蓟宾,强化保肝治疗,单次口服140 mg,每日3次,符合成人推荐标准剂量。

临床药师观点:符合保肝治疗适应证,方案选择合理,用法用量正确。

(三)药学监护要点

(1)注意监测肝功能和凝血功能(PT/INR)。密切观察有无皮下淤血、胃肠道不适、出血、血尿和黑便等症状的发生。

(2)琥珀酸美托洛尔缓释片每日晨服,不能咀嚼或压碎服用,与盐酸地尔硫䓬胶囊同服期间注意监测心率、心律和血压变化情况,尽量保持晨起的静息心率<80次/分,运动后心率<110次/分,如果晨起的静息心率<60次/分,即可停用盐酸地尔硫䓬胶囊。

(3)服用呋塞米、螺内酯利尿期间注意监测下肢水肿情况及体重变化,监测肾功能和电解质,心脏病患者血钾目标值≥4.2 mmol/L,但当Cr>221 μmol/L、血钾>5 mmol/L时停用螺内酯。

案例二

（一）案例回顾

【主诉】

反复心悸、胸闷4 d。

【现病史】

患者,男性,84岁,身高173 cm,体重68 kg。因胸闷、心悸、气喘,心电图示房颤伴快心室率就诊于心内科。

4 d前无明显诱因开始出现心悸、胸闷,活动后加重并伴有气喘,无胸痛及肩背部放射痛,无头晕、晕厥,无恶心、呕吐等症状;当地查心电图提示房颤伴快速心室率。现患者无头晕头痛,无胸痛,无恶心呕吐,无发热,无咳嗽咳痰,无夜间阵发性呼吸困难,精神、饮食尚可,二便正常。

【既往史】

既往有高血压病史30余年,血压最高达200/110 mmHg,服用硝苯地平控释片30 mg/d,血压控制在140/90 mmHg左右;有2型糖尿病病史10年,早饭前服用格列美脲片1 mg p.o. q.d.,控制餐前血糖6.9 mmol/L左右,餐后血糖8.9 mmol/L左右。否认结核病史、肝炎病史。否认外伤史、手术史。

【社会史、家族史、过敏史】

无。

【体格检查】

T 36.6 ℃,P 101次/分,R 20次/分,BP 155/87 mmHg。

神志清楚，精神可，颈静脉无充盈，肝颈静脉回流征阴性。心肺听诊：双肺呼吸音粗，右中下肺可闻及湿啰音；心界向左侧扩大，HR 120次/分，律不齐，心音强弱不等，未闻及明显杂音。双下肢无水肿。

【实验室检查及其他辅助检查】

1. 实验室检查

(1)血常规：WBC 6.9×10^9/L，NEUT% 71.0%，RBC 4.36×10^{12}/L，HGB 125 g/L，PLT 180×10^9/L。

(2)生化检查：ALT 17 U/L，AST 39 U/L，ALP 120.00 U/L，GGT 36 U/L，UA 357 μmol/L，BUN 8.9 μmol/L，Cr 88.5 μmol/L，K^+ 3.48 mmol/L(↓)，TC 4.7 mmol/L，TG 1.57 mmol/L，LDL-C 2.6 mmol/L，HDL-C 1.1 mmol/L，Glu 8.9 mmol/L(↑)，HbA1c 6%，NT-BNP 538.0 pg/mL(↑)。

(3)甲状腺功能：FT_3 4.47 pmol/L，FT_4 13.33 pmol/L，TSH 10.45 mIU/L。

(4)凝血功能：PT 11.9 s，INR 1.03，APTT 36.0 s，TT 14.70 s，FIB 3.73 g/L，D-dimer 0.35 mg/L。

2. 其他辅助检查

(1)胸部平片：两肺纹理稍增粗；心影增大，主动脉钙化；双侧胸腔少量积液可能。

(2)心电图：心房颤动伴快速心室率，心室率123次/分，T波双向、倒置。

【诊断】

(1)心房颤动。

(2)慢性心力衰竭(NYHA分级为Ⅱ级)。

(3)高血压3级(极高危)。

(4)2型糖尿病。

【用药记录】

1. 抗凝 依诺肝素钠注射液40 mg i.h. q12h.(d1—8)；达比加

群酯胶囊 110 mg p.o. b.i.d. (d8—10)。

2. 抗心衰　呋塞米片 20 mg p.o. b.i.d. (d1—4)、20 mg p.o. q.d. (d5—10)；螺内酯片 20 mg p.o. q.d. (d5—10)；琥珀酸美托洛尔缓释片 11.875 mg p.o. q.d. (d1—4)、23.75 mg p.o. q.d. (d5—8)、47.5 mg p.o. q.d. (d9—10)；地高辛片 0.125 mg p.o. q.d. (d1—10)；单硝酸异山梨酯缓释片 30 mg p.o. q.d. (d1—10)。

3. 降压　非洛地平缓释片 5 mg p.o. q.d. (d1—10)；福辛普利钠片 10 mg p.o. q.d. (d2—10)。

4. 降糖　格列美脲片 1 mg p.o. q.d. (d1—4)。

5. 补钾　氯化钾缓释片 1 g p.o. q.d. (d1—4)。

【药师记录】

入院第 1 天：患者诉胸闷气喘，活动后加重。体格检查血压 155/87 mmHg。心肺听诊：双肺呼吸音粗，右中下肺可闻及湿啰音，心界向左侧扩大，心律不齐，心音强弱不等，未闻及明显杂音。双下肢无水肿。胸片示：心影增大，双侧胸腔少量积液可能；心电图示：房颤伴快速心室率，心室率 123 次/分。餐前血糖 8.9 mmol/L，血钾 3.48 mmol/L。为尽快有效抗凝，加用依诺肝素钠注射液，同时口服呋塞米片、琥珀酸美托洛尔缓释片、地高辛片、单硝酸异山梨酯缓释片抗心力衰竭；非洛地平缓释片降压；格列美脲降糖；氯化钾缓释片补钾。

入院第 2 天：胸闷气喘症状较前好转，24 h 尿量 2 550 mL，体重增加 1.1 kg。血糖监测：5.4 mmol/L (16：00)、7.8 mmol/L (20：00)；血压高达 172/80 mmHg。心肺听诊：双肺呼吸音粗，右中下肺可闻及湿啰音；心界无明显增大，房颤律，HR 112 次/分，未闻及明显杂音。双下肢无水肿。血清 B 型尿钠肽：538 pg/mL。加用福辛普利钠片强化降压。

入院第 4 天：未见出血症状，胸闷症状进一步好转。24 h 尿量 2 100 mL，体重下降 1.6 kg。四点血糖：6.8 mmol/L (06：00)、8.9 mmol/L (09：00)、6.3 mmol/L (16：00)、7.4 mmol/L (20：00)。BP

142/86 mmHg。心肺听诊：双肺呼吸音粗，未闻及干湿啰音；心界无明显增大，房颤律，HR 101次/分。双下肢无水肿。糖化血红蛋白6%；血钾4.17 mmol/L。停用格列美脲降糖、氯化钾缓释片补钾。呋塞米剂量减半、琥珀酸美托洛尔缓释片剂量翻倍、加用螺内酯片抗心力衰竭。

入院第8天：未见出血症状，胸闷症状进一步缓解，24 h尿量1 800 mL，体重下降0.7 kg。四点血糖：6.2 mmol/L（06：00）、9.7 mmol/L（09：00）、6.0 mmol/L（16：00）、6.7 mmol/L（20：00）。血压134/84 mmHg。心肺听诊：双肺呼吸音粗，未闻及干湿啰音，心界无明显增大，未闻及明显杂音。心电图：房颤律，心室率92次/分，T波双向、倒置。双下肢无水肿。停用依诺肝素钠注射液，加用达比加群酯抗凝；琥珀酸美托洛尔缓释片剂量再次翻倍。

入院第10天：患者症状缓解，未诉心悸、胸闷等不适。心脏听诊：房颤律，心室率68次/分，血压140/80 mmHg，血糖控制平稳，双下肢无水肿，顺利出院，嘱患者坚持药物治疗。

出院带药：呋塞米片20 mg p.o. q.d.；螺内酯片20 mg p.o. q.d.；琥珀酸美托洛尔缓释片47.5 mg p.o. q.d.；福辛普利钠片10 mg p.o. q.d.；单硝酸异山梨酯缓释片30 mg p.o. q.d.；非洛地平缓释片5 mg p.o. q.d.；地高辛片0.125 mg p.o. q.d.；达比加群酯胶囊110 mg p.o. b.i.d.。

（二）案例分析

【抗凝治疗】

患者老年男性，诊断为非瓣膜房颤合并心功能不全（NYHA分级为Ⅱ级）、高血压及2型糖尿病，栓塞风险评分高达5分，推荐口服华法林钠片（INR 2.0～3.0）、达比加群酯、利伐沙班及阿哌沙班抗凝预防栓塞。本例在入院时选择了依诺肝素钠注射液快速抗凝，出院前3 d改为口服达比加群酯胶囊抗凝。达比加群酯胶囊的用法用量为110 mg，2次/日，适用于年龄＞75岁的老年人，于下一次低分子量肝素给药前2 h内转换为达比加群酯胶囊口服。

临床药师观点：①达比加群酯起效迅速，入院后即可开始口服抗凝，无需低分子量肝素桥接；②达比加群酯剂量选择适合高龄患者，与低分子量肝素转换时机符合推荐。

【抗心衰治疗】

　　患者反复胸闷心悸，体力活动轻度受限。利尿剂是唯一能充分控制和有效消除液体潴流的药物，是心衰标准治疗中必不可少的组成部分，是有效治疗心衰的基础。尽早联用β受体阻滞剂、ACEI和螺内酯，形成抗心衰"金三角"。联合正性肌力药物地高辛，通过抑制神经内分泌系统活性，也可改善快速心室率房颤患者的心衰症状。虽然硝酸酯类血管扩张剂可以在一定程度上缓解患者的胸闷、心悸症状，但对于心衰的治疗仍缺乏证据。治疗过程中选择呋塞米利尿，并根据体重变化和尿量情况调整利尿剂剂量；先后加用了琥珀酸美托洛尔、福辛普利钠和螺内酯构成抗心衰"金三角"，并根据体液潴留和心率变化情况逐步增加β受体阻滞剂剂量；联合小剂量（0.125 mg/d）地高辛控制心室率并加用单硝酸异山梨酯改善胸闷、心悸症状。

　　临床药师观点：采用单硝酸异山梨酯控制胸闷、心悸症状尚无证据支持，可暂不给药；其他抗心衰药物选择合理，剂量调整符合患者病情变化。

【降压治疗】

　　对于伴心衰和糖尿病的高血压患者首选降压方案为ACEI（或ARB）与β受体阻滞剂和醛固酮受体拮抗剂中的1种或多种联用，如果仍控制不良可加用噻嗪类利尿剂和对预后无不良影响的CCB（氨氯地平或非洛地平）。应避免使用短效二氢吡啶类和具有负性肌力作用的非二氢吡啶类药物。患者在家自行服用硝苯地平控释片，血压控制在140/90 mmHg，入院后改为非洛地平缓释片，血压反而升至172/80 mmHg，联用福辛普利钠后血压控制在140/80 mmHg。

　　临床药师观点：①患者合并慢性心衰和糖尿病，入院时直接换用ACEI/ARB控制血压,效果不佳时再联用非洛地平可能更为合理;②该患者高龄,可能存在天然的肾功能减退,且已应用利尿剂、β受体阻滞剂、CCB、单硝酸异山梨酯等会对血压产生影响的药物,选用降压温和的双通道代谢ACEI福辛普利较为合适。

【降糖治疗】

双胍类是口服降血糖的一线治疗方案,但在高龄患者中发生乳酸中毒的风险增加。在监护良好的情况下高龄患者可选用二线口服降血糖药——胰岛素促泌剂。该患者在家时已服用有胰岛素增敏作用的格列美脲降糖治疗,血糖控制在餐前6.9 mmol/L,餐后8.9 mmol/L,入院后连续多日监测四点血糖均在正常范围内,糖化血红蛋白结果为6%,综合评价该患者血糖控制良好,且胰岛功能尚可,另考虑到老年人服用磺酰脲类药物低血糖不良反应的发生风险较高,停用口服降血糖药,尝试通过改善生活方式、调整饮食结构来控制血糖。

临床药师观点:原有降血糖方案效果平稳,入院后继续选用不会降低患者依从性,再根据在院期间血糖监测及胰岛功能的评价结果,停用老年低血糖发生风险较高的磺酰脲类降糖药是合理的。

【补钾治疗】

推荐心脏病患者的血钾维持在4.0 mmol/L以上,以降低恶性心律失常的发生风险。根据补钾公式补钾,推荐补钾量=(4.0 mmol/L-血清钾浓度)×0.3×体重(kg)+尿排钾量(每排100 mL尿补钾1~2 mmol/L)。患者入院时血钾为3.48 mmol/L,根据尿量患者每日需补钾量为2.98 g,氯化钾缓释片1 g p.o. t.i.d.的补钾量基本能满足需求,同时将排钾利尿药减量、加用补钾利尿药和ACEI,血钾升至4.17 mmol/L,停止补钾。

临床药师观点:符合补钾治疗的适应证,方案选择合理,用法用量正确。

（三）药学监护要点

（1）注意监测有无牙龈出血、流鼻血、小便发红及大便发黑等情况；服用达比加群酯胶囊期间还应注意有无腹部疼痛、不适、消化不良等症状，同时监测肾功能。

（2）服用利尿剂需要监测双下肢水肿情况、体重和每日出入量，联用ACEI/ARB和地高辛还须监测肾功能＋电解质，维持血钾≥4 mmol/L。

（3）服用地高辛还应定期监测心电图和甲状腺功能，同时监测血药浓度（目标范围0.8 ～ 2.0 ng/mL）。

（4）监测心率和血压变化，目标BP＜140/90 mmHg，目标HR，晨起55 ～ 60次/分，静息HR＜80次/分，运动HR＜110次/分；还需观察有无头晕头痛、面部潮红、牙龈增生、踝部水肿症状。

（5）定期监测空腹和餐后血糖，目标血糖：空腹4.4 ～ 7.0 mmol/L，餐后＜10.0 mmol/L，每年监测HbA1c 2 ～ 4次，目标HbA1c＜7.0%。

案例三

（一）案例回顾

【主诉】

反复胸闷、气喘30余年，加重10 d。

【现病史】

患者，女性，75岁，身高163 cm，体重78 kg。因头晕、头痛，心电图示快速房颤，头颅磁共振血管成像（magnetic resonance angiography，MRA）示多发腔隙性脑梗死就诊于心内科。

30年前，反复发作胸闷、气喘，多因劳累或受凉诱发，夜间较重，不能平卧，有阵发性呼吸困难，半卧位或坐位时胸闷症状可相对缓解，就诊于当地医院，经治疗病情控制可。后因劳累病情加重，于2010年接受房颤射频消融术，1年后房颤复发，经食道超声提示左心耳血栓形成可能，后长期口服华法林钠片抗凝治疗。10 d

前因胸闷、气喘加剧，伴头晕、头痛并双下肢水肿就诊，复查血压219/125 mmHg，NT-BNP > 2000 pg/mL，心电图示快速房颤，头颅磁共振成像（magnetic resonance imaging，MRI）、MRA示多发腔隙性脑梗死。现患者有头晕、头痛、恶心、呕吐、咳嗽、咳痰症状，夜间阵发性呼吸困难，坐位改善，双下肢中度水肿。

【既往史】

既往有高血压病史10年，最高219/125 mmHg，服培哚普利片4 mg/d，自诉血压控制在140/90 mmHg左右，但近期血压波动明显。曾于2010年10月行房颤射频消融术，2011年11月房颤复发，经食道超声提示左心耳血栓可能后给予华法林抗凝治疗，近期用量为2.25 mg/d，INR值控制在1.6左右。同服呋塞米片20 mg/d、螺内酯片20 mg/d联合富马酸比索洛尔片2.5 mg/d抗心衰治疗。否认结核病史、肝炎病史。否认糖尿病病史。既往无输血史。

【社会史、家族史、过敏史】

无。

【体格检查】

T 36.5 ℃，P 85次/分，R 20次/分，BP 161/94 mmHg。

神志清，精神可，口唇无发绀，颈静脉无充盈，肝颈静脉回流征阴性，桶状胸。心肺听诊：双肺呼吸音清，未及明显干湿啰音，心界向左侧扩大，心律绝对不齐，第一心音强弱不等，平均心室率98次/分，各瓣膜听诊区未闻及明显杂音。双下肢中度压凹性水肿。

【实验室检查及其他辅助检查】

1. 实验室检查

（1）血常规：WBC 8.4×10^9/L，NEUT% 73.0%，RBC 5.44×10^{12}/L（↑），HGB 166 g/L（↑），PLT 163×10^9/L；

（2）生化检查：ALT 22.4 U/L，AST 18.1 U/L，ALP 120.00 U/L，GGT 36 U/L，UA 357 μmol/L，BUN 6.6 μmol/L，Cr 67 μmol/L，K^+ 4.08 mmol/L，TC 1.42 mmol/L，TGs 1.75 mmol/L，LDL-C 2.08 mmol/L，HDL-C 0.73 mmol/L（↓），NT-BNP 2763.3 pg/mL（↑）。

（3）凝血功能：PT 17.4 s，INR 1.50，APTT 36.0 s，TT 14.70 s，FIB 3.73 g/L，D-dimer 0.35 mg/L。

2. 其他辅助检查

（1）心电图示房颤伴快速心室率，平均心室率98次/分。

（2）头颅CT：脑梗死；头颅核磁共振：多发腔隙性脑梗死；头颅磁共振血管造影：脑动脉硬化；颈部磁共振血管造影：颈部动脉硬化病变；颈部核磁共振：颈椎病。

（3）超声心动图：左、右心房增大，左室射血分数减低至47%，轻度肺动脉高压40 mmHg，少量心房水平分流。

【诊断】

（1）慢性心力衰竭急性失代偿。

（2）高血压3级（极高危）。

（3）持续性心房颤动，房颤消融术后。

（4）多发腔隙性脑梗死。

（5）短暂性脑缺血发作。

【用药记录】

1. 抗凝　华法林钠片2.25 mg p.o. q.n.（d1—8）、3 mg p.o. q.n.（d9—11）。

2. 抗心衰　呋塞米注射液20 mg i.v. q.d.（d1—6）；呋塞米片20 mg p.o. q.d.（d7—11）；螺内酯片20 mg p.o. q.d.（d1—11）；地高辛片0.125 mg p.o. q.d.（d1—11）；富马酸比索洛尔片2.5 mg p.o. q.d.（d1—11）。

3. 降压　培哚普利片4 mg p.o. q.d.（d1—6）；替米沙坦片40 mg p.o. q.d.（d7—8）、80 mg p.o. q.d.（d9—11）。

4. 调脂　瑞舒伐他汀钙片10 mg p.o. q.n.（d1—11）。

【药师记录】

入院第1天：患者晨起时突发头晕头痛，伴恶心、呕吐，呕吐物均为胃内容物，后出现言语表达困难，只能表达1～2个单字，但可理解他人话语。体格检查：BP 161/94 mmHg，桶状胸。心肺听诊：双肺呼吸音清，未及明显干湿啰音；心界向左侧扩大，心前区未扪及震颤，心律绝对不齐，第一心音强弱不等，平均心室率98次/分，各瓣膜听诊区未及明显杂音。双下肢中度压凹性水肿。入院心电图：房颤伴快心室率，平均心室率98次/分。外院头颅CT：脑梗死。头颅MRI：多发腔隙性脑梗死。头颅MRA：脑动脉硬化。颈部MRA：颈部动脉硬化病变。凝血常规：PT 17.4 s，INR 1.50。继续华法林钠片抗凝治疗，暂不予剂量调整；同时加用呋塞米注射液、螺内酯片加强利尿，富马酸比索洛尔片和地高辛片控制过快的心室率，培哚普利片降压，瑞舒伐他汀钙片调脂。

入院第2天：无明显头晕头痛症状，无恶心呕吐，无端坐呼吸，无夜间阵发性呼吸困难，24 h尿量1 000 mL。体重78 kg，血压150/96 mmHg。心脏听诊：房颤律，HR 85次/分，双下肢中度水肿。治疗药物暂不予调整。

入院第5天：患者24 h尿量1 000 mL。查体血压150/96 mmHg，体重下降1 kg。心肺听诊：双肺呼吸音清，未闻及明显干湿啰音，心界向左扩大，心前区未扪及震颤，房颤律，HR 85次/分。双下肢中度水肿。凝血功能：PT 18.3 s，INR 1.57。华法林钠片剂量暂不予调整；停用呋塞米注射液，换用呋塞米片利尿；停用培哚普利片，换用替米沙坦片控制血压。

入院第7天：无胸闷胸痛，无头晕头痛，无恶心呕吐，偶有咳嗽咳痰，24 h尿量1 200 mL。体格检查：BP 146/99 mmHg，体重增加0.3 kg。心肺听诊：心界向左侧扩大，房颤律，平均心室率82次/分，各瓣膜听诊区未闻及明显杂音。双下肢无明显水肿。治疗药物暂不予调整。

入院第9天：主诉无特殊，24 h尿量1 200 mL。BP 142/111 mmHg，体重下降0.2 kg。心脏听诊：房颤律，平均心室率78次/分，各瓣膜听诊区未闻及明显杂音。双下肢无明显水肿。凝血功能：PT 19.1 s，INR 1.64。华法林钠片增加1/4片继续抗凝，替米沙坦剂量倍增，加强血压控制。

入院第11天：患者症状缓解，未诉心悸、胸闷等不适。心脏听诊：房颤律，心室率92次/分，BP 139/80 mmHg，双下肢无水肿，顺利出院，嘱患者坚持药物治疗，注意休息，避免受凉。

出院带药：呋塞米片20 mg p.o. q.d.；螺内酯片20 mg p.o. q.d.；富马酸比索洛尔片2.5 mg p.o. q.d.；替米沙坦钾片80 mg p.o. q.d.；地高辛片0.125 mg p.o. q.d.；瑞舒伐他汀钙片10 mg p.o. q.n.；华法林钠片p.o. q.n.（目标INR 2.0～3.0）。

（二）案例分析

【抗凝治疗】

患者老年女性，诊断持续性房颤、慢性心力衰竭急性失代偿、高血压3级（极高危），此次因多发腔隙性脑梗死，疑似短暂性脑缺血（TIA）发作入院。脑卒中风险评分高达7分，口服华法林钠片（INR 2.0～3.0）、达比加群酯、利伐沙班、阿哌沙班均能有效预防脑卒中再发，同时该患者的抗凝出血评分为3分，应严密监护。患者入院时已口服华法林钠片（2.25 mg q.n.）抗凝，入院INR为1.50，明显低于非瓣膜房颤抗凝目标值，持续该剂量抗凝8 d后，华法林钠片增加1/4片继续抗凝。

临床药师观点：患者此次因疑似TIA发作入院，且入院抗凝指标明显低于目标值，存在抗凝不足的情况，入院即应华法林加量，强化抗凝。同时考虑到患者高龄，近期多发腔隙性脑梗死，出血风险增加，抗凝同时加强监护。

【抗心衰治疗】

患者10 d前出现胸闷、气喘加剧，双下肢中度水肿症状，外院BNP＞2 000 pg/mL，临床诊断为慢性心衰急性发作。对于急性心衰伴体循环明显淤血及容量负荷过重的患者，静脉应用袢利尿剂可在短时间内迅速降低容量负荷，应首选并及早应用，对于已口服袢利尿剂的患者，初始静脉剂量应大于或等于长期日剂量。同时心衰患者还应尽快加用醛固酮受体拮抗剂——螺内酯以逆转心肌重构，与呋塞米联用可增强利尿效果且预防低血钾的发生。ACEI

类药物是治疗心衰的首选药物,推荐LVEF下降的心衰患者终身服用。另外,β受体阻滞剂也是抗心衰治疗的三大基石之一。正性肌力药物地高辛,可通过抑制神经内分泌系统活性,改善心衰症状,适用于心衰伴快速心室率的房颤患者。入院时处于心衰急性发作失代偿期,根据体液潴留情况选择呋塞米静脉给药可迅速缓解患者的心衰症状,随着体液潴留情况的缓解转换为口服给药。在延续螺内酯、富马酸比索洛尔和培哚普利组成的抗心衰"金三角"基础上,联合小剂量(0.125 mg/d)地高辛控制过快的心室率。

临床药师观点:抗心衰方案及药物选择合理,给药剂型调整符合患者病情变化。

【降压治疗】

对于伴心衰的高血压患者首选降压方案为ACEI(或ARB)与β受体阻滞剂和醛固酮受体拮抗剂中的1种或多种联用。但应考虑到该患者近期有多发腔隙性脑梗死发作,为避免低灌注,血压不宜降得过快过低。患者入院前已服用培哚普利及富马酸比索洛尔联合降压,但血压控制不理想(高达161/94 mmHg)。为避免培哚普利咳嗽、咳痰的不良反应,换用对AT_1亲和力最强的双通道ARB——替米沙坦,根据血压调整药物剂量。

临床药师观点:患者入院前已服用培哚普利及富马酸比索洛尔联合降压,但控制效果并不理想,可在入院伊始增加培哚普利剂量或者改用降压效果更显著的ACEI或ARB类药物。

【调脂治疗】

建议脑卒中发生前未服用他汀的患者,脑卒中发生后早期启动他汀治疗,目标LDL-C < 1.8 mmol/L。该患者已有多发腔隙性脑梗死和疑似TIA发作,且头颅和颈部MRA均示动脉硬化性病变,启动瑞舒伐他汀10 mg q.n.强化降脂治疗合理。

临床药师观点:强化降脂方案及药物选择合理,用法用量符合说明书及指南推荐。

（三）药学监护要点

（1）注意监测肝功能和凝血功能（PT/INR）。密切观察有无皮下淤血、胃肠道不适或出血、血尿和黑便等症状的发生。

（2）服用利尿剂监测患者双下肢水肿情况、体重及出入量，以每日体重减轻0.5 ～ 1 kg为宜；联用ACEI/ARB和地高辛还须监测肾功能和电解质，维持血钾≥4 mmol/L。

（3）服用地高辛定期监测心电图、甲状腺功能和血药浓度（目标范围0.8 ～ 2.0 ng/mL）。

（4）关注心率、心律、血压变化情况。目标心率：晨起静息HR 55 ～ 60次/分，平时静息HR ＜ 80次/分，运动HR ＜ 110次/分，目标BP ＜ 140/90 mmHg。

（5）服用他汀治疗监测血脂谱（目标LDL-C ＜ 1.8 mmol/L）、肝功能、CK值、空腹血糖、血清肌酐值和蛋白尿，并观察有无肌痛和排褐色尿症状。

第三节 主要治疗药物

一、常用抗栓方案

非瓣膜性房颤常用抗栓方案见表3-1。

表 3-1 非瓣膜性房颤常用抗栓方案

危险因素	积分	CHA$_2$DS$_2$-VASc 评分	抗栓建议
充血性心力衰竭/左心室功能障碍（C）	1	男性,评分≥2分	口服抗凝药
高血压（H）	1		
年龄≥75岁（A）	2	女性,评分≥3分	
糖尿病（D）	1	男性,评分=1分	
脑卒中/TIA/血栓栓塞病史（S）	2		口服抗凝药/不抗栓
血管疾病（V）	1	女性,评分=2分	
年龄65～74岁（A）	1	男性,评分=0分	不需抗栓治疗
性别（女性,Sc）	1	女性,评分=1分	

二、主要抗栓药物

非瓣膜性房颤主要抗栓药物见表3-2。

120

表3-2 非瓣膜性房颤主要抗栓药物

名称	适应证	用法用量	禁忌证	注意事项
华法林钠片	(1) 预防及治疗深静脉血栓和肺栓塞 (2) 预防心肌梗死后血栓栓塞并发症(脑卒中或体循环栓塞) (3) 预防房颤、心瓣膜置换术后引起的血栓栓塞并发症(脑卒中或体循环栓塞)	口服,建议初始治疗剂量为2~3 mg,根据INR调整华法林钠片剂量,目标INR 2.0~3.0	肝功能损害,严重高血压,凝血功能障碍伴有出血倾向、活动性溃疡、外伤、先兆流产,近期手术者禁用。妊娠期禁用。	(1) 用药期间应避免不必要的手术操作,选择手术者应停药≤7 d,急诊手术者需纠正PTINR值≤1.6 (2) 严重出血,可静脉注射维生素K10~20 mg,用以控制出血,必要时输全血、血浆或凝血酶原复合物
达比加群酯	预防CHA₂DS₂-VASc评分≥2的成人非瓣膜性房颤患者的脑卒中和全身性栓塞	(1) 成人的推荐剂量为150 mg b.i.d. (2) 年龄≥75岁,中度肾功能不全,接受强效P-糖蛋白抑制剂或存在胃肠道出血的患者应减量为110 mg b.i.d.	(1) 对本药过敏者 (2) 重度肾功能不全(CrCL<30 mL/min)者 (3) 合并活动性出血高危因素者 (4) 联合肝素类及其他口服抗凝剂者 (5) 存在预期会影响存活的肝功能不全或肝病	(1) 尚无肝酶增高>2ULN者的用药经验,不推荐应用 (2) 在肾功能下降(CrCL 30~50 mL/min)、年龄≥75岁、低体重<50 kg或联合使用强效P-gp抑制剂者中血药浓度增高 (3) 行椎管内麻醉前须停药 (4) 行椎管内麻醉(硬膜外麻醉/腰椎穿刺)后须制止血再重新开始治疗

（续表）

名称	适应证	用法用量	禁忌证	注意事项
达比加群酯			(6)联用环孢素、全身性酮康唑、伊曲康唑、他克莫司和decon鉴者 (7)机械人工瓣膜	(5)即使足量服药，仍存在一定的心肌梗死风险 (6)服用本品对机械人工瓣膜者有害
利伐沙班	(1)用于择期髋关节或膝关节置换手术，预防静脉血栓形成VTE (2)治疗成人DVT，降低初始性DVT后DVT复发和PE的风险 (3)用于CHA$_2$DS$_2$-VASc评分≥2的非瓣膜性房颤患者，以降低脑卒中和全身性栓塞的风险	用于非瓣膜性房颤患者，降低脑卒中和全身性风险的推荐剂量是20 mg/d，对于低体重和高龄（＞75岁）的患者，可酌情使用15 mg/d	(1)对利伐沙班或其片剂中任何辅料过敏的患者 (2)有临床明显活动性出血的患者 (3)具有大出血显著风险的病灶或病情 (4)禁止用任何其他抗凝剂的伴随治疗 (5)伴有凝血异常和临床相关出血风险的肝病患者 (6)妊娠期及哺乳期妇女	(1)可与食物同服，也可以单独服用。如果发生漏服，患者应立即服用利伐沙班，并于次日继续每日服药一次 (2)密切观察患者有无鼻出血、牙龈、胃肠道、泌尿生殖道出血，定期复查血红蛋白或血细胞比容 (3)避免重度肾功能不全（CrCL＜15 mL/min）者 (4)不用于急性肿栓塞及人工机械瓣膜患者 (5)避免使用吡咯类抗真菌药物或HIV蛋白酶抑制剂

（续表）

名称	适应证	用法用量	禁忌证	注意事项
阿哌沙班	(1) 用于择期髋关节或膝关节置换手术，预防VTE (2) 治疗成人DVT，降低急性DVT后DVT复发和PE的风险 (3) 用于CHA$_2$DS$_2$-VASc评分≥2的非瓣膜性房颤患者，以降低脑卒中和全身性栓塞的风险	用于非瓣膜性房颤患者，降低脑卒中和全身性栓塞的推荐剂量是5 mg b.i.d.，对于满足低体重（≤60 kg），高龄（≥80岁）或血肌酐≥1.5 mg/dL中至少2条的患者，给药剂量为2.5 mg b.i.d.	(1) 对活性成分或该片剂中任何辅料过敏 (2) 有临床明显活动性出血 (3) 伴有凝血异常和临床相关出血风险的肝病	(1) 密切观察患者有无鼻出血，牙眼、胃肠道、泌尿生殖道出血，贫血等出血征兆，定期复查血红蛋白或血细胞比容 (2) 中度肾功能不全(CrCL 15～30 mL/min)不全慎用，重度肾功能不全(CrCL<15 mL/min)禁用 (3) 重度肝损者(ALT/AST>2×ULN或TBIL≥1.5×ULN)不推荐使用 (4) 不用于急性肺栓塞及人工机械瓣膜患者 (5) 避免联用吡咯类抗真菌药或HIV蛋白酶抑制剂 (6) 采用脊髓或硬膜外麻醉时应极其谨慎 (7) 不推荐用于接受髋骨骨折手术患者

名称	适应证	用法用量	禁忌证	注意事项
阿司匹林	(1) 降低急性心肌梗死疑似患者的发病风险 (2) 预防心肌梗死复发 (3) 脑卒中的二级预防 (4) 降低TIA及其继发脑卒中的风险 (5) 降低稳定型和不稳定型心绞痛患者的发病风险 (6) 动脉外科手术或介入手术后，如PTCA、CABG、颈动脉内膜剥离术、动静脉分流术 (7) 预防大手术后深静脉血栓和肺栓塞 (8) 降低心血管危险因素者（冠心病家族史，高血压，肥胖，糖尿病，血脂异常，高血压，肥胖，吸烟史，年龄大于50岁者）心肌梗死发作的风险	口服。肠溶片应饭前用适量水送服。 (1) 非瓣膜性房颤性脑卒中的二级预防：每日100~300 mg (2) 降低非瓣膜性房颤中的脑卒中及其继发脑卒中的风险：每日100~300 mg	(1) 对阿司匹林或其他水杨酸盐及药品含有其他成分过敏者 (2) 有水杨酸盐或非甾体抗炎药过敏史者 (3) 与抗凝药导致哮喘的病史者 (4) 急性胃肠道溃疡 (5) 严重的肾衰竭 (6) 严重的肝衰竭 (7) 严重的心功能衰竭 (8) 与甲氨蝶呤（剂量为15 mg/周或更多）合用 (9) 妊娠期的最后3个月	(1) 对止痛药，抗炎药抗风湿药过敏，或胃十二指肠溃疡史，包括慢性胃十二指肠溃疡，胃肠道出血史 (2) 与抗凝药合用应谨慎 (3) 与抗凝药合用应谨慎 (4) 对于肾功能或心血管循环受损的患者，可能进一步增加肾脏损伤和急性肾衰竭的风险 (5) 对于严重葡萄糖-6-磷酸脱氢酶（G6PD）严重缺乏患者，可诱导溶血或溶血性贫血 (6) 右洛芬可能干扰阿司匹林抗血小板的作用 (7) 可能导致支气管痉挛并引起哮喘发作或其他过敏反应 (8) 可通过抑制血小板聚集，导致手术中或术后出血增加 (9) 低剂量阿司匹林减少尿酸的消除，可诱发痛风

注：VTE，静脉血栓生成；DVT，深静脉血栓；PE，肺栓塞；TIA，短暂性脑缺血发作；PTCA，经皮冠状动脉腔内成形术；CABG，冠状动脉旁路术。

第四节　案例评述

一、临床药学监护要点

(一)抗栓治疗

非瓣膜性房颤抗栓方案确定过程中,药学监护任务同时产生,主要工作包括血栓栓塞及出血风险评估、抗栓药物的选择,以及抗凝强度和给药剂量的确定。通过医师与药师的沟通协调,制订合理的个体化抗栓方案。NVAF是脑卒中的独立危险因素,预防血栓栓塞是其治疗策略中的重要一环。

1. 血栓栓塞及出血风险评估　非瓣膜性房颤脑卒中的独立危险因素包括既往血栓栓塞史(脑卒中、TIA 或非中枢性血栓栓塞)、年龄＞65岁、高血压、心衰、左心室收缩功能受损(LVEF≤40%)、糖尿病、女性和血管疾病(心肌梗死、复合型主动脉斑块及外周动脉疾病)。其中,既往有血栓栓塞病史、年龄≥75岁的血栓风险是倍增的,是房颤血栓栓塞的高危因素。合并1个及以上高危因素或2个及以上中危因素口服抗凝药;合并1个中危因素口服抗凝药或不抗栓治疗均可;无危险因素无须抗栓治疗。

治疗开始前应对抗凝出血进行风险评估,易引起出血的因素包括高血压(SBP＞160 mmHg)、肝功能不全(ALT＞3×ULN或

TBIL≥2×ULN)、肾功能不全(慢性透析、肾移植或血清肌酐≥200 μmol/L)、脑卒中、出血史、INR易波动(TTR<60%)、老年(>65岁)、药物(联用抗血小板或非甾体抗炎药)、嗜酒,合并3个及以上危险因素提示抗凝出血风险增加。

2. 抗栓药物的选择　华法林可使NVAF患者脑卒中的相对危险降低64%,虽然存在以下局限性:①不同个体有效剂量变异幅度较大;②抗凝作用易受多种食物和药物的影响;③需频繁监测凝血功能及INR,并根据INR值调整华法林剂量。但因其抗凝效果肯定,仍是依从性较好、能按照医生和药师的指示定期监测INR和调整剂量的NVAF患者抗凝治疗的首选。

新型口服抗凝药(达比加群酯、利伐沙班、阿哌沙班)有固定的剂量,每日服药1～2次,且有不需要监测凝血指标、起效快、与药物和食物的相互作用少等优势。对不能定期监测INR,但又需长期口服抗凝药物的患者,在经济条件允许情况下,建议选择新型口服抗凝药物。

目前证据显示,阿司匹林预防房颤脑卒中风险的作用有限,且出血风险并不少于华法林和NOACs,尤其对于高龄患者。因此,已不推荐阿司匹林用于NVAF脑卒中的预防。

3. 抗凝强度和给药剂量的确定　①非瓣膜性房颤患者的抗凝目标INR为2.0～3.0,中国患者华法林钠片的推荐初始剂量为2～3 mg/d,后根据INR的测定值调整华法林钠片剂量,有条件的单位可根据基因检测结果帮助确定华法林钠片的剂量;②新型口服抗凝药均有一定程度的肾脏排泄,用药前均需测定患者的肾功能以确定药物的起始剂量。具体用法可参见表3-3。

表 3-3　新型口服抗凝药使用剂量及注意事项

药物名称	肌酐清除率	给药剂量	注意事项
达比加群酯	> 50 mL/min	150 mg b.i.d.	避免与 P-糖蛋白诱导剂合用，CrCL 30 ～ 50 mL/min 的患者合用 P-糖蛋白抑制剂时减量至 75 mg b.i.d.
	30 ～ 50 mL/min	110 mg b.i.d.	
	15 ～ 29 mL/min	不推荐使用	
	< 15 mL/min	不推荐使用	
利伐沙班	> 50 mL/min	20 mg q.d.	肝功能不全（Child-Pugh 分级为 B、C）或任何与凝血障碍相关肝脏疾病的患者避免用药
	30 ～ 50 mL/min	15 mg q.d.	
	15 ～ 29 mL/min	15 mg q.d.	
	< 15 mL/min	不推荐使用	
阿哌沙班	> 50 mL/min	5 mg/2.5 mg b.i.d.	肌酐 ≥1.5 mg/dL（133 mmol/L）且年龄 > 80 岁或体重 ≤ 60 kg 者减量至 2.5 mg b.i.d.
	30 ～ 50 mL/min	5 mg /2.5 mg b.i.d.	
	15 ～ 29 mL/min	不推荐使用	
	< 15 mL/min	不推荐使用	

（二）抗栓治疗并发症及其处理

1. 出血并发症　轻微出血包括鼻出血、牙龈出血、皮肤黏膜瘀斑、月经过多等；严重出血可表现为肉眼血尿、消化道出血，最严重的可发生颅内出血。

（1）华法林抗凝患者的出血风险与抗凝强度、是否为初始用药、未定期监测凝血指标等相关。轻微出血且 INR 在目标范围内，暂不须调整华法林剂量，寻找原因并加强监测。出现严重出血须立即停药，肌内注射或静脉注射维生素 K_1（5 ～ 10 mg），必要时给予新鲜血浆或凝血酶原复合物迅速逆转。发生华法林相关颅内出血，随访头颅CT确定血肿吸收后，多可在颅内出血2～4周后重新抗凝。

（2）目前国内尚无针对NOAC的拮抗药物，用药期间若出现严重出血并发症应先停药，并根据出血情况应用凝血因子、新鲜血浆等。

2. 其他不良反应

（1）华法林钠片：① 皮肤坏死或肢体坏疽，通常在用药第3～8天出现，可能与蛋白C和蛋白S缺乏相关；② 干扰骨蛋白合成，致骨质疏松或血管钙化；③ 华法林相关性急性肾功能损伤等。

（2）新型口服抗凝剂：① 达比加群酯常见胃肠道相关不良反应；② 利伐沙班、阿哌沙班可致神经功能损伤，如腿部麻木、肠或膀胱功能障碍。

二、常见用药错误归纳与要点

（一）口服抗凝药给药时机不合理

案例一和案例二中患者均在入院时先给予低分子量肝素抗凝，直至出院前才给予口服抗凝，可在确诊之初即给予口服抗凝，便于监测和剂量的调整。

（二）抗凝药物剂量调整不规范

案例三中患者入院CHA_2DS_2-VASc评分为7分，因"多发腔隙性脑梗死及疑似TIA发作"入院，入院INR值仅为1.50，后多次复查INR均不达标，但均因担心出血风险而未予调整。

（三）降压治疗方案选择不合理

案例二中患者合并糖尿病及心功能不全，降压方案中应包含ACEI/ARB类药物，但入院时给予CCB类降压方案欠合理；案例三中患者联用培哚普利片（4 mg/d）与富马酸比索洛尔片（2.5 mg/d）降压，血压仍高达 161/94 mmHg，因患者高龄、疑似 TIA 史，为避免低灌注维持原降压方案欠合理。

（四）抗心衰药物剂量调整不适宜

案例一在患者双下肢仍有轻度水肿情况下，琥珀酸美托洛尔缓释片 95 mg/d 服用 2 d 后就因心率控制不理想即将药物剂量增加到 190 mg/d，倍增过快欠合理；螺内酯抗心衰治疗的初始剂量为 10 mg/d，案例中患者入院首次使用螺内酯抗心衰治疗即给予 20 mg/d 偏大。

第五节 规范化药学监护路径

　　非瓣膜性房颤患者血栓形成的机制尚未完全明确，进行抗栓治疗前须对患者进行个体化的评估，包括血栓栓塞的风险和出血的风险。因此，为使抗栓治疗达到最佳平衡，确保患者用药安全有效，临床药师需按照个体化治疗要求，针对不同患者开展个体化的药学监护工作（表3-4）。

　　现建立心房颤动患者血栓和出血风险评估表（表3-5和表3-6），以动态评价房颤患者的血栓和出血风险，引导临床药师为患者提供个体化的药学服务，提高抗凝有效率，降低不良反应发生率。

表 3-4　非瓣膜性房颤药学监护路径

适用对象：诊断为心房颤动且不合并风湿性二尖瓣病变、机械或生物瓣膜置换术，以及二尖瓣成形术者。

患者姓名：＿＿＿　性别：＿＿＿　年龄：＿＿＿　门诊号：＿＿＿　住院号：＿＿＿

住院日期：＿年＿月＿日　　出院日期：＿年＿月＿日

标准住院日：5～7 d

时间	住院第1天	住院第2天	住院第3天	住院第4～6天	住院第7天（出院日）
主要诊疗工作	□药学问诊（附录1） □用药重整	□药学评估（附录2） □药历书写（附录3）	□抗栓方案分析 □完善药学评估 □制订监护计划 □抗凝宣教	□医嘱审核 □疗效评价 □不良反应监测 □用药注意事项	□药学查房 □完成药历书写 □出院用药教育

时间	住院第1天	住院第2天	住院第3天	住院第4～6天	住院第7天（出院日）
重点监护内容	□一般患者信息 □药物相互作用审查 □其他药物治疗相关问题	□基本情况评估 □栓塞风险评估 □出血风险评估 □既往病史评估 □用药依从性评估 **抗栓风险和矛盾** □血栓栓塞 □抗栓出血 □止血相关栓塞 □肝肾功能 □胃肠功能 □皮肤改变 □骨密度改变 □神经功能损伤 □过敏体质 □其他	**抗栓方案** □ CHA$_2$DS$_2$-VASc评分≥2分 华法林（INR 2.0～3.0）； 达比加群酯150 mg b.i.d.； 利伐沙班20 mg q.d.； 阿哌沙班5 mg b.i.d. □ CHA$_2$DS$_2$-VASc评分=1分 华法林（INR 2.0～3.0）； 达比加群酯150 mg b.i.d.； 利伐沙班20 mg q.d.； 阿哌沙班5mg b.i.d.； 不抗栓； □ CHA$_2$DS$_2$-VASc评分=0分 不抗栓	**病情观察** □参加医生查房，注意病情变化 □药学独立查房，观察患者药物反应，检查药物治疗相关问题 □查看检查、检验报告指标变化 □检查患者服药情况 □药师记录 **监测指标** □症状 □注意观察体温、血压、体重、心率等 □凝血常规 □肝肾功能 □电解质	**治疗评估** □血栓栓塞症状 □出血症状 □凝血指标 □其他并发症 □既往疾病 **出院教育** □正确用药 □患者自我管理 □定期门诊随访 □监测凝血常规、肝肾功能、电解质
病情变异记录	□无 □有，原因： 1. 2.	□无 □有，原因： 1. 2.	□无 □有，原因： 1. 2.	□无 □有，原因： 1. 2.	□无 □有，原因： 1. 2.
药师签名					

表 3-5 非辨膜房颤栓塞风险评分（CHA$_2$DS$_2$-VASc 评分）

危险因素	积分	得分
心衰/左室功能衰竭	1	
高血压	1	
年龄≥75岁	2	
糖尿病	1	
既往脑卒中/TIA	2	
血管性疾病（MI/PAD/主动脉瓣疾病）	1	
65～74岁	1	
女性	1	
总分	9	

表 3-6 抗凝出血评分（HAS-BLED 评分）

危险因素	积分	得分
高血压	1	
肝/肾功能异常（各1分）	1或2	
脑卒中	1	
出血	1	
不稳定的INR	1	
年龄＞65岁	1	
药物/酗酒（各1分）	1或2	
总分	9	

注：①高血压，SBP＞160mmHg；②肝功能异常，慢性肝病（如肝硬化）或TBIL≥2 ULN或ALT/AST/ALP≥3 ULN；肾功能异常，长期透析、肾移植、Scr≥200 μmol/L；③出血，既往出血史或出血易感（出血体质或贫血）；④INR不稳定，TTR＜60%；⑤药物，抗血小板药或非甾体抗炎药。

魏 萌

第四章

脑 卒 中

魏 卒 中

第一节　疾病基础知识

【病因和发病机制】

脑血栓形成是指在颅内外供应脑部的动脉血管壁发生病理性改变的基础上,在血流缓慢、血液成分改变或血黏度增加等情况下形成的血栓致使血管闭塞。

1. 病因　最常见的病因为动脉粥样硬化。糖尿病、高脂血症和高血压等可加速脑动脉粥样硬化的发展。

2. 发病机制　由于动脉粥样硬化斑破裂或形成溃疡,血小板、血液中其他有形成分及纤维黏附于受损的粗糙内膜上,形成附壁血栓,在血压下降、血流缓慢、血流量减少、血液黏度增加和血管痉挛等情况影响下,血栓逐渐增大,最后导致动脉完全闭塞。

【诊断要点】

1. 临床表现　常于安静时或睡眠中发病,1 ～ 3 d 症状逐渐达到高峰。有些患者病前已有一次或多次短暂脑缺血发作。除重症外,1 ～ 3 d 内症状逐渐达到高峰,意识多清楚,颅内压增高不明显。根据梗死部位的不同,可出现偏瘫、偏身感觉障碍、失语、眩晕等症状。

2. 其他辅助检查　血管造影可发现血管狭窄或闭塞的部位和程度。头颅 CT 扫描,在 24 ～ 48 h 等密度,其后病灶处可见到低密度区。磁共振检查则可在早期发现梗死部位。正电子发射计算机断层扫描不仅能测定脑血流量,还能测定脑局部葡萄糖代谢及氧代谢,若减低或停止,提示存在梗死。

【治疗原则与方法】

1. **治疗原则** 急性期以尽早改善脑缺血区的血液循环、促进神经功能恢复为原则。恢复期以治疗原发病、防止再发生栓塞为原则。

2. **治疗方法**

(1)溶栓治疗：是目前恢复脑缺血区血流循环的最重要措施，有效抢救半暗带组织的时间窗为4.5 h或6 h。

1)重组组织型纤溶酶原激活剂(rt-PA)。

2)尿激酶。

(2)二级预防：治疗有效的二级预防是减少复发和死亡的重要手段。

1)降脂治疗：阿托伐他汀、瑞舒伐他汀等。

2)抗血小板治疗：阿司匹林、西洛他唑、氯吡格雷。

3)心源性脑卒中的抗凝治疗：华法林、利伐沙班、达比加群酯、阿哌沙班等。

4)其他危险因素的控制与干预：高血压、糖尿病、吸烟、高同型半胱氨酸血症等。

(3)血管内介入治疗：未在时间窗内行静脉溶栓治疗或静脉溶栓未实现血管再通的患者可通过血管内介入治疗获益。包括①动脉溶栓；②机械取栓、碎栓；③血管成形术和支架植入术。

第二节 经典案例

案例一

（一）案例回顾

【主诉】

突发口齿欠清3小时45分钟。

【现病史】

患者，女性，68岁，身高168 cm，体重75 kg。患者于3小时45分钟前与人吵架后出现口齿欠清，但能理解家人问话，无意识丧失，无呕吐腹泻、吞咽困难、饮水呛咳，无明显肢体活动障碍，无肢体抽搐，无大小便失禁。至我院急诊查头颅CT未见出血，为进一步诊治，拟"脑梗死"收住我科。病程中患者神志清，无畏寒发热，无心慌胸闷，无咳嗽气喘，近来饮食睡眠可，二便正常，近期体重无明显变化。

【既往史】

有高血压病史2月余，服用替米沙坦片40 mg q.d.降压治疗，未规律监测血压。有胃食管反流病史5年余，曾服用埃索美拉唑片治疗。

【社会史、家族史、过敏史】

无特殊。

【体格检查】

T 36.8 ℃，P 66次/分，R 18次/分，BP 115/70 mmHg。

神志清楚，查体合作，HR66次/分，律齐，双下肢无水肿。口齿欠清,双侧瞳孔等大等圆,直径3 mm,对光反射存在,无明显凝视,无眼震,双侧额纹对称、右侧鼻唇沟浅,伸舌稍右偏,四肢肌张力正常,四肢肌力5级,双侧病理征(-)。双侧深浅感觉正常,指鼻试验、跟膝胫试验、闭目难立征检查不配合。颈软,克氏征、布氏征(-),NIHSS评分5分。

【实验室检查及其他辅助检查】

1. 实验室检查

(1)血常规:WBC 4.8×10^9/L,RBC 4.28×10^{12}/L,HGB 121 g/L,PLT 171×10^9/L。

(2)血糖:FBG 5.3 mmol/L,2 hPBG 10.6 mmol/L。

(3)生化常规:ALT 13.8 U/L,AST 24.3 U/L,BUN 5.3 mmol/L,SCr 55 μmol/L,TC 0.86 mmol/L(↓),TG 3.9 mmol/L,K^+ 4.17 mmol/L。

(4)凝血常规:PT 14.2 s,INR 1.24,APTT 26.9 s,Fb 1.1 g/L,D-dimer 2.04 mg/L(↑)。

2. 其他辅助检查 头颅CT示:①左侧基底节区腔隙性脑梗死可能;②左侧上颌窦炎症。

【诊断】

(1)脑梗死(左侧颈内动脉系统)。

(2)高血压3级(极高危)。

【用药记录】

1. 溶栓 注射用阿替普酶6.75 mg i.v. stat.;注射用阿替普酶67.5 mg ivvp 1 mg/min(d1)。

2. 调脂 阿托伐他汀钙20 mg p.o. q.n.(d1—14)。

3. 抑酸 注射用泮托拉唑钠40 mg + 0.9%氯化钠注射液100 mL iv.gtt q.d.(d1—14)。

4. 神经保护 依达拉奉注射液30 mg + 0.9%氯化钠注射液100 mL iv.gtt q.d.(d1—14);丁苯酞软胶囊0.2 g p.o. t.i.d.(d4—14)。

5. 抗血小板 硫酸氯吡格雷片75 mg p.o. q.d.(d2—14)。

6. 降压 替米沙坦片40 mg p.o. q.d.(d2—14);尼莫地平片

30 mg p.o. t.i.d.(d3—14)。

7. 扩冠 单硝酸异山梨酯缓释片 30 mg p.o. q.d.(d7—14)。

8. 抗抑郁 盐酸帕罗西汀片 20 mg p.o. q.d.(d7—14)。

【药师记录】

入院第1天：患者发病3小时45分钟，急诊CT排除脑出血，在静脉溶栓时间窗内，入院后行溶栓治疗，于16：47开始溶栓治疗，17：50 t-PA输注完毕。

入院第2天：体格检查，BP 115/77 mmHg，餐前血糖5.3 mmol/L，餐后血糖10.6 mmol/L。神志清楚，口齿欠清，右侧鼻唇沟浅，伸舌稍右偏，四肢肌张力正常。予以硫酸氯吡格雷片及替米沙坦片完善脑卒中二级预防治疗。

入院第3天：患者口齿欠清较前好转，诉枕部搏动性头痛。体格检查，T 36.8 ℃，P 70次/分，R 15次/分，BP 122/84 mmHg，神志清楚，神经系统查体同前。加用尼莫地平片扩张脑血管治疗。

入院第4天：患者诉偶感心慌、胸闷。Holter：平均心率73次/分，房性早搏3次，完全性右束支传导阻滞。MRI+MRA：双侧额叶深部白质散在慢性缺氧性改变，左侧大脑后动脉局部管腔狭窄。加用丁苯酞软胶囊改善神经功能受损。

入院第7天：患者诉感胸闷、心慌不适，体格检查无明显异常，心肌标志物：CK-MB 16 U/L，TnT 0.01 μg/L，予以单硝酸异山梨酯片、盐酸帕罗西汀片对症治疗。

入院第14天：患者无明显不适主诉，病情缓解，办理出院。

出院带药：硫酸氯吡格雷片75 mg p.o. q.d.；阿托伐他汀钙20 mg p.o. q.n.；替米沙坦片40 mg p.o. q.d.；尼莫地平片30 mg p.o. t.i.d.；丁苯酞软胶囊0.2 g p.o. t.i.d.；单硝酸异山梨酯缓释片30 mg p.o. q.n.。

（二）案例分析

【溶栓治疗】

患者入院后急诊CT排除脑出血，在静脉溶栓时间窗内，予以阿替普酶溶栓治疗。

临床药师观点：重组组织型纤溶酶原激活剂是目前治疗急性缺血性脑卒中最有效的药物,时间窗内静脉使用rt-PA溶栓是唯一被证实可以减少脑卒中生存患者残疾率的治疗方法。《临床应用重组组织型纤溶酶原激活剂静脉溶栓治疗缺血性卒中中国专家共识》建议,疑似脑卒中患者发病4.5 h内,对适应证患者推荐静脉使用rt-PA溶栓治疗,越早溶栓,获益越大,风险越小。患者此次发病3小时45分钟,在静脉溶栓时间窗内,CT已证实无脑出血,血压血糖平稳,无溶栓治疗禁忌证,有溶栓治疗指征。共识推荐静脉rt-PA溶栓的推荐剂量为0.9 mg/kg,其中总量的10%在1 min内静脉注射,剩余的90%以输液泵静脉滴注,1 h以上滴完。患者有明确溶栓治疗适应证,溶栓治疗药物的剂量及给药方案合理。

【脑卒中二级预防治疗】

予以阿托伐他汀、氯吡格雷及替米沙坦行脑卒中二级预防治疗。

临床药师观点

(1)调脂治疗:中老年男性,有高血压危险因素,脑卒中样起病,有口齿不清、言语含糊等局灶性脑损害的症状和体征,根据头颅CT、MRI+MRA可诊断为脑梗死。根据《中国缺血性脑卒中和短暂性脑缺血发作二级预防指南2014》,脑卒中急性期可给予抗血小板聚集药(阿司匹林或氯吡格雷片)、调脂稳定斑块药(阿托伐他汀),并积极控制血压、血脂、血糖等危险因素。患者入院后初始治疗即给予阿托伐他汀20 mg p.o. q.n.降脂治疗。动脉粥样硬化是缺血性脑卒中的主要病因,应启动以他汀为降胆固醇基础的降脂治疗,降低脑卒中再发风险,获益明确。无论患者的基线LDL-C水平如何,均可在生活干预基础上启动他汀治疗,减少心脑血管事件发生风险。阿托伐他汀20 mg q.n.为中等强度他汀,可达到39%降脂力度,结合指南推荐及循证证据,选用药物及剂量合理。

(2)抗血小板治疗:患者入院第2天,溶栓治疗结束且无出血并发症,给予硫酸氢氯吡格雷片75 mg p.o. q.d.抗血小板治疗。抗血小板治疗能够显著降低脑卒中患者的病死或残疾率，减少复发，是脑卒中2级预防治疗的重要组成部分。根据美国心脏协会和美国卒中协会发布的《2014版卒中和短暂性脑缺血发作（TIA）二级预防指南》的建议，非心源性脑卒中患者可根据患者具体情况选择阿司匹林、氯吡格雷单药治疗或联合治疗。此患者脑卒中诊断明确，溶栓治疗已超过24 h，可开始抗血小板治疗，考虑该患者既往有胃食管反流病史，应用阿司匹林的风险可能超过其获益，因此选用氯吡格雷抗血小板治疗合理。

（3）降压治疗：患者入院第2天予以替米沙坦片40 mg p.o. q.d.降压治疗。多个RCT研究证实，急性缺血性脑卒中患者发病24 h内开始降压治疗可能导致患者治疗结局更差。《急性缺血性卒中患者早期处理指南》建议急性期24 h内不提倡降压，除非患者血压＞220/120 mmHg。该患者高血压病史明确，既往服用替米沙坦降压治疗，血压控制尚可，入院时血压在正常范围，患者在发病超过24 h后重新启动降压治疗合理。降压治疗启动时机及选用药物选合理。

【扩张脑血管治疗】

患者入院第3天加用尼莫地平片口服扩张脑血管治疗。

临床药师观点：临床药师认为该治疗方案不合理。已有的安慰剂随机对照临床试验研究表明脑卒中患者早期应用尼莫地平治疗反而导致患者治疗结局变差，目前也缺乏急性期过后缺血性脑卒中患者应用扩张脑血管治疗能够改善临床预后的大样本高质量随机对照试验（RCT）研究，因此指南不推荐患者行扩张脑血管治疗。且该患者溶栓治疗后症状好转，血压控制好，已使用依达拉奉等神经保护类药物，无尼莫地平应用指征。

【预防应激性溃疡治疗】

患者入院后初始治疗即予以泮托拉唑注射液40 mg iv.gtt q.d.预防应激性溃疡治疗。

临床药师观点：应激性溃疡是脑卒中急性期的严重并发症，

是脑卒中早期死亡的主要原因之一。研究表明,将胃内pH提高到3.5可显著降低应激性溃疡的发生率及严重程度,PPI类药物可显著升高胃内pH,保护胃黏膜,为首选治疗药物。此患者为脑卒中急性期,且有胃食管反流病史,有预防消化道出血治疗指征。PPI类药物中奥美拉唑、兰索拉唑等主要通过CYP2C19和CYP3A4代谢,而合并用药氯吡格雷受该酶系统的影响可导致其疗效降低,因此选用与P450酶结合力较弱的泮托拉唑可减少药物相互作用的发生,选药合理。

【抗抑郁治疗】

患者入院第7天予以盐酸帕罗西汀片抗抑郁治疗。

临床药师观点:脑卒中后抑郁是脑卒中的常见并发症之一。多项脑卒中后抑郁的双盲、安慰剂对照研究使用了不同机制的抗抑郁药,均发现抗抑郁药治疗脑卒中抑郁可显著改善患者的情绪状态、显著促进日常生活活动能力恢复、促进认知功能恢复,并提高存活概率。

该患者脑卒中治疗效果较好,仍反复诉胸闷、心慌、头痛等不适,体格检查、实验室检查及心电图均未发现明显异常,有抗抑郁治疗指征。帕罗西汀不会明显影响患者认知功能,选药合理。

(三)药学监护要点

(1)溶栓治疗期间密切监测患者生命体征变化,观察患者有无出血倾向,若患者出现头痛、呕吐、意识不清,应立即停止溶栓治疗。

(2)每日监测患者生命体征、血压、心率、血糖及水电解质,密切关注患者神经缺失症状有无好转或加重。

(3)依达拉奉注射液可能造成肝肾功能损害,若患者次日检查结果显示存在肝肾功能不全,应每周监测肝肾功能。

(4)他汀类药物可引起肝功能损害及罕见的横纹肌溶解症,关注患者有无肌无力症状,必要时监测肌酸激酶,服药2个月后复查肝功能。

（5）丁苯酞软胶囊可造成患者肝功能受损，用药2周后复查肝功能。

（6）抗抑郁药可能导致患者情绪恶化，服药期间嘱其家属关注患者的兴奋、易怒、行为异常变化等其他症状，若有必要应及时就医调整治疗。

案例二

（一）案例回顾

【主诉】

左侧肢体麻木无力加重2 d。

【现病史】

患者，女性，78岁，身高155 cm，体重70 kg。2 d前患者无明显诱因出现左侧肢体麻木无力，同时伴有言语含糊、行走困难、吞咽困难、饮水呛咳、小便失控、无意识障碍、头痛、声音嘶哑、眩晕、视物旋转、复视、恶心、呕吐、四肢抽搐、不自主运动、智力下降、听力下降、耳鸣、大小便障碍，未予特殊处理，无好转，就诊于我院门诊，头部CT排除出血，予以阿司匹林抗血小板聚集，以上症状无明显缓解，为求诊治来我院住院治疗。起病以来精神差，进食差，小便失控，大便干结，睡眠好。

【既往史】

既往高血压病史近10年，最高血压200/90 mmHg，长期口服硝苯地平缓释片20 mg q.d.；糖尿病病史9年，血糖控制状况不详，长期口服瑞格列奈0.5 mg t.i.d.，阿卡波糖50 mg t.i.d.控制血糖；2007年因左侧偏身麻木无力住院诊断"脑梗死"，现仍遗留左侧肢体轻微无力及麻木，需扶拐行走，2001年起出现间断饮水呛咳。2006年行双眼白内障手术。

【社会史、家族史、过敏史】

无特殊。

【体格检查】

T 36.3 ℃,P 69次/分,R 22次/分,BP 120/60 mmHg。

神志清楚,双侧瞳孔等大等圆,光反射灵敏,双侧眼球活动自如,双侧鼻唇沟左侧浅,伸舌正常。感觉功能:左下肢痛觉稍减退;左侧及右下肢肢体肌力4+级,肌张力可,腱反射对称,双侧病理征(-)。双肺呼吸音粗,闻及肺底湿啰音,心律尚齐,未闻及明显杂音,腹软,无压痛及反跳痛,双侧下肢无水肿,舌淡红、苔微黄腻、脉弦,NIHSS评分2分。

【实验室检查及其他辅助检查】

1. 实验室检查

(1)血常规: WBC $10.8 \times 10^9/L$ ↑, NEUT% 65%, RBC $5.1 \times 10^{12}/L$, HGB 101 g/L(↓), PLT $152 \times 10^9/L$。

(2)血糖:HbA1c 10%(↑)。

(3)生化常规:ALT 25U/L,AST 24 U/L,BUN 4.9 mmol/L, SCr 54 mmol/L,LDL-C 3.46 mmol/L(↑),TG 4.79 mmol/L,K^+ 3.3 mmol/L(↓)。

2. 其他辅助检查

(1)脑功能弥散加权成像(diffusion-weighted imaging,DWI):脑干急性腔隙性脑梗死。

(2)头部CT+颈部CTA。

1)上述颈部血管多发动脉硬化,局部管腔轻度狭窄。

2)所示颅底动脉环诸血管动脉硬化表现,其中右侧大脑后动脉P1段明显狭窄。

3)右侧颈内动脉C6段外侧壁突起不排除动脉瘤。

【诊断】

(1)急性脑梗死(脑干)。

(2)高血压3级(极高危)。

(3)2型糖尿病。

(4)脑梗死后遗症。

【用药记录】

1. 调脂　阿托伐他汀钙片 20 mg p.o. q.n. (d1—12)；普罗布考片 500 mg p.o. b.i.d. (d3—12)。

2. 抗血小板聚集　阿司匹林肠溶片 0.1 g p.o. q.d.+硫酸氯吡格雷片 75 mg p.o. q.d. (d1—12)。

3. 护胃　泮托拉唑肠溶片 40 mg p.o. q.d. (d1—12)。

4. 神经保护　依达拉奉注射液 30 mg + 0.9%氯化钠注射液 100 mL iv.gtt b.i.d. (d1—12)。

5. 降糖　瑞格列奈片　0.5 mg p.o. q.d.+阿卡波糖片 50 mg p.o. q.d. (d1—12)；盐酸二甲双胍片 0.5 g p.o. b.i.d. (d3—12)。

6. 抗感染　注射用头孢呋辛 2.25 g + 0.9%氯化钠注射液 100 mL iv.gtt b.i.d. (d2—10)。

7. 降压　苯磺酸左旋氨氯地平片 2.5 mg p.o. q.d. (d2—12)。

8. 补钾　10%氯化钾口服溶液 10 mL p.o. t.i.d. (d3—12)。

【药师记录】

入院第 1 天：患者发病 2 d，不具备溶栓条件，脑梗死诊断明确，予以阿司匹林联合氯吡格雷抗血小板治疗，阿托伐他汀钙片调脂治疗，瑞格列奈及阿卡波糖降血糖治疗、依达拉奉营养神经治疗。

入院第 2 天：因患者仍有吞咽困难、饮水呛咳表现，考虑出现吸入性肺炎的风险较大，给予头孢呋辛注射预防感染治疗，并予以苯磺酸左旋氨氯地平片降压治疗。

入院第 3 天：患者左侧肢体麻木无力，吞咽困难、饮水呛咳加重，同时伴有言语含糊，行走困难，小便失控，大便干结，洼田饮水 5 分，NIHSS 评分 8 分。空腹血糖监测为 13.7 mmol/L（↑），加用二甲双胍片加强血糖控制。予以普罗布考片口服加强血脂控制力度。

入院第 10 天：患者左侧肢体麻木无力，吞咽功能好转，能自行进食、未再饮水呛咳，大小便能自理，仍有言语含糊，行走困难。洼田饮水 3 分，NIHSS 评分 4 分。停用头孢呋辛预防感染治疗。

入院第12天：患者病情缓解，办理出院。

出院带药：阿托伐他汀钙片20 mg p.o. q.n.；阿司匹林肠溶片0.1 g p.o. q.d.；硫酸氯吡格雷片75 mg p.o. q.d.；泮托拉唑肠溶片40 mg p.o. q.d.；瑞格列奈片0.5 mg p.o. q.d.；阿卡波糖片50 mg p.o. q.d.；苯磺左旋氨氯地平片2.5 mg p.o. q.d.；普罗布考片500 mg p.o. b.i.d.；盐酸二甲双胍片0.5 g p.o. b.i.d.。

（二）案例分析

【脑卒中二级预防治疗】

患者脑卒中诊断明确，入院后予以阿托伐他汀钙、普罗布考调脂，阿司匹林联合氯吡格雷抗血小板，苯磺酸氨氯地平片降压，瑞格列奈、阿卡波糖、盐酸二甲双胍降血糖行二级预防治疗。

临床药师观点：老年女性，有高血压、糖尿病等血管病危险因素，有脑梗死病史，遗留左侧肢体轻微无力、麻木；有右侧肢体麻木无力加重、言语含糊等局灶性神经损害的症状和体征，MRI+MRA+DWI明确脑梗死诊断。根据《中国缺血性脑卒中和短暂性脑缺血发作二级预防指南2014》，需给予抗血小板聚集、调脂稳定斑块，并积极控制血压、血糖等血管病危险因素。

【调脂治疗】

患者入院后初始治疗即给予阿托伐他汀20 mg p.o. q.n.降脂治疗。入院第3天后，因患者病情进展，神经损害症状及体征加重，予以普罗布考加强降脂治疗。

临床药师观点：动脉粥样硬化是缺血性脑卒中的主要病因，应启动以他汀为降胆固醇基础的降脂治疗，降低脑卒中再发风险，获益明确。依据《中国缺血性脑卒中和短暂性脑缺血发作二级预防指南2014》：由颅内或颅外大动脉狭窄导致的缺血性脑卒中患者，推荐高强度他汀类药物长期治疗以减少脑卒中和心血管事件风险，推荐目标值为LDL-C＜1.8 mmol/L。该患者为大脑后动脉严重狭窄的缺血性脑卒中，LDL-C为3.46 mmol/L，偏高，故临床药师认为给予该患者阿托伐他汀20 mg q.n.中等强度的调脂治疗，剂量偏低，建议给予阿托伐他汀40 mg q.n.或瑞舒伐他汀10～20 mg q.n.更合理。普罗布考为抗氧化应激药物，降低LDL-C的同时降低HDL-C，适合于家族性高胆固醇血症[低密度脂蛋白（LDL）受体缺乏的纯合子型]患者，但对于预防脑卒中再发缺乏相关证据，国内外脑卒中防治指南均无推荐。药师认为该患者应用普罗布考不合理，建议若为加强降脂治疗，可增加阿托伐他汀钙片剂量为40 mg，或也可加用对于减少心脑血管事件有获益证据的降脂药物依泽麦布治疗。

【抗血小板治疗】

患者入院后排除抗血小板治疗禁忌证，给予阿司匹林联合氯吡格雷抗血小板治疗。

临床药师观点：根据《中国缺血性脑卒中和短暂性缺血发作二级预防指南2014》，推荐非心源性缺血性脑卒中发病24 h内，ABCD2评分≥4分或NIHSS评分≤3分者，急性期给予阿司匹林+氯吡格雷双抗21 d治疗。此后阿司匹林或氯吡格雷单药治疗。患者左侧肢体麻木无力加重2 d入院，入院时NIHSS评分为2分，ABCD2评分为6分，具有双抗治疗指征，选药及用法用量符合指南推荐。患者入院后病情进展，头部CTA证实存在颅内动脉显著狭窄，根据指南推荐需延长双抗治疗疗程为90 d。

【降压治疗】

患者入院第2天予以苯磺酸氨氯地平片2.5 mg p.o. q.d.降压治疗。

临床药师观点：多个RCT研究证实，急性缺血性脑卒中患者发病24 h内开始降压治疗可能导致患者治疗结局更差。《急性缺血性卒中患者早期处理指南》建议急性期24 h内不提倡降压，除非患者血压>220/120 mmHg。该患者高血压病史明确，入院时血压在正常范围，患者在发病超过24 h后重新启动降压治疗合理。钙通道阻滞药对于高血压合并动脉粥样硬化的患者为首选，因其可延缓动脉粥样硬化进展，对于非心源性缺血性脑卒中患者首选其降压合理,且左旋氨氯地平片为长效降压药物,每日1次给药平稳降压,患者依从性更好。

【降糖治疗】

患者入院前予以瑞格列奈联合阿卡波糖联合降糖治疗,入院后继续延续其降糖治疗方案。入院第3天监测其空腹血糖为13.7 mmol/L,考虑其降糖强度不足,加用二甲双胍片降糖治疗。

临床药师观点:糖尿病是缺血性脑卒中患者脑卒中复发或死亡的独立危险因素,加强血糖管理可有效改善脑卒中患者治疗结局。三联降糖治疗方案持续3 d后,空腹及三餐后血糖分别为6.8 mmol/L、10.9 mmol/L、7.7 mmol/L、5.7 mmol/L,血糖控制尚可。脑卒中急性期,患者血糖波动较大,口服降糖治疗不利于灵活控制血糖,根据指南推荐,可在急性期予以胰岛素注射治疗,待血糖及病情平稳后再调整为口服降血糖药治疗。

【预防应激性溃疡治疗】

患者入院后初始治疗即予以泮托拉唑胶囊40 mg p.o. q.d.预防应激性溃疡。

临床药师观点:应激性溃疡是脑卒中急性期的严重并发症,是脑卒中早期死亡的主要原因之一。患者为急性脑梗死,有发生应激性溃疡的风险,且患者使用双联抗血小板治疗,根据《抗血小板药物消化道损伤的预防和治疗中国专家共识》,对于使用双抗患者,消化道损伤风险高,可应用PPI预防消化道溃疡,泮托拉唑与氯吡格雷相互作用相对较小,服用氯吡格雷患者优先推荐服用泮托拉唑。

【预防感染治疗】

考虑该患者吸入性肺炎发生风险较高,入院后给予头孢呋辛预防感染治疗。

临床药师观点:脑卒中急性期有56%患者合并肺炎,误吸是主要原因。意识障碍、吞咽困难是导致误吸的主要危险因素。该患者因急性脑干梗死,出现吞咽困难、饮水呛咳,发生肺部感染并发症的风险较高,医生予以头孢呋辛预防感染治疗,在患者吞咽困难明显好转时停用预防感染治疗。临床药师认为该治疗方案不合理。该患者无咳嗽、发热、肺部啰音等肺部感染症状或体征,治疗性应用抗生素药物无指征。虽然患者存在发生吸入性肺炎的风险,但根据《抗菌药物临床应用指导原则(2015年版)》,并不具备风湿热复发、感染性心内膜炎等预防性应用抗生素的指征。药师建议停用抗菌药物,加强吞咽困难和误吸问题的评估及处理。

【营养神经治疗】

患者入院后即给予依达拉奉注射改善神经功能受损。

<u>临床药师观点</u>:目前脑保护药物用于改善脑梗死患者神经功能证据相对不足。但国内外多个随机、双盲、安慰剂对照试验提示依达拉奉能改善急性脑梗死的功能结局并且安全,依达拉奉说明书示可用于改善急性脑梗死所致的神经、日常生活活动能力和功能障碍。该患者有左侧肢体麻木无力加重、言语含糊,可用于改善患者急性期症状。依达拉奉使用有指征,用法用量合理。

(三)药学监护要点

(1)每日监测患者生命体征、血压、心率、血糖及水电解质,密切关注患者神经缺失症状有无好转或加重。

(2)每日监测患者有无恶心、呕吐等消化道不适,有无皮肤瘀斑等异常出血,监护大便隐血、血常规,明确有无失血情况。

(3)监护患者吞咽困难情况,告知家属抬高床头45°以上缓慢喂食物,防止误吸。

(4)监护患者小便失禁情况,告知家属勤擦洗,防止尿路感染。

案例三

(一)案例回顾

【主诉】

突发言语不能3 h。

【现病史】

患者,女性,70岁,身高159 cm,体重55 kg。患者诉晚间胸闷不适,自服麝香保心丸,10 min后突发言语不能,不能表达自己的意思,也不能理解他人的语言,无恶心呕吐,无肢体抽搐,无意识障碍,无大小便失禁,送我院急诊。急查心电图示:房颤节律,平均心室率60次/分,ST-T改变;急查凝血五项示D-dimer 0.76 mg/L,肾功能+电解质+心肌酶谱未见明显异常;头颅CT示:左侧枕叶、两侧放射冠区及两侧半卵圆中心脑梗死,脑萎缩;1.5 h后患者突发四肢抽搐、双眼上翻、牙关紧闭、口吐白沫,持续约2 min,予以地西泮5 mg静脉注射后症状缓解,现为求进一步诊治,拟"脑栓塞"收住我院。

【既往史】

既往有高血压病史10余年,血压最高达180/100 mmHg。平素口服缬沙坦氨氯地平80/5 mg q.d.控制血压,血压控制不稳定,最高160/100 mmHg,最低100/70 mmHg;有冠心病、房颤史3年余,服用阿司匹林肠溶片100 mg q.d.及富马酸比索洛尔5 mg q.d.治疗。

【社会史、家族史、过敏史】

无特殊。

【体格检查】

T 36.8 ℃,P 84次/分,R 18次/分,BP 169/94 mmHg。

HR 91次/分,心律绝对不齐,第一心音强弱不等。神清,不完全感觉性失语,查体欠配合,右侧鼻唇沟稍浅,伸舌偏右,咽反射不配合,右下肢自主活动稍差,肌力检查不配合,双侧深浅感觉检查不配合,双侧戈登(Gordon)征阳性,指鼻试验、跟膝胫试验、闭目难立征不能配合。NIHSS评分10分。

【实验室检查及其他辅助检查】

1. 实验室检查

(1)血常规:WBC 12.3×10^9/L(↑),NEUT% 82.1%(↑),RBC 4.16×10^{12}/L,HGB 125 g/L,PLT 208×10^9/L。

（2）血糖：HbA1c 6.2%。

（3）生化常规：ALT 17.7 U/L，AST 20.3 U/L，BUN 4.9 mmol/L，CRE 47 μmol/L，UA 304 mmol/L，TC 5.75 mmol/L（↑），TG 1.77 mmol/L，LDL-C 3.75 mmol/L（↑），HDL-C 1.04 mmol/L，K^+ 3.76 mmol/L。

2. 其他辅助检查　头颅+颈部CT：①脑萎缩；②皮层下动脉硬化性脑病；③左侧枕叶、顶叶脑梗死，右侧放射冠腔隙性脑梗死；④甲状腺右叶密度不均匀。

【诊断】

（1）脑栓塞（左侧颈内动脉系统）。

（2）冠心病。

（3）心房颤动。

（4）高血压3级（极高危）。

【用药记录】

1. 溶栓　注射用阿替普酶4.95 mg i.v. stat.；注射用阿替普酶 49.5 mg ivvp 1 mg/min（d1）。

2. 调脂　阿托伐他汀钙20 mg p.o. q.n.（d1—12）；瑞舒伐他汀钙片10 mg p.o. q.n.（d12—14）。

3. 神经保护　依达拉奉注射液30 mg + 0.9%NaCl 100 mL iv.gtt q.d.（d1—14）；奥拉西坦注射液4 g + 0.9%NaCl 250 mL iv.gtt b.i.d.（d1—14）。

4. 抗栓　依诺肝素注射液4 000 Axa i.h. q12h.（d3—8）；阿司匹林肠溶片100 mg p.o. q.d.（d9—14）。

5. 降压　苯磺酸氨氯地平片5 mg p.o. q.d.+缬沙坦氨氯地平片80/5 mg p.o. q.d.（d4—14）。

6. 控制心率　富马酸比索洛尔片5 mg p.o. q.d.（d4—14）。

7. 护肝　水飞蓟宾片280 mg p.o. q.d.（d12—14）。

【药师记录】

入院第1天：患者发病3 h，急诊CT排除脑出血，在静脉溶栓时间窗内，入院后给予阿替普酶行溶栓治疗。同时予以阿托伐他汀钙片降脂治疗，奥拉西坦及依达拉奉注射液改善神经功能缺损治疗。

入院第3天：患者房颤合并急性缺血性脑卒中诊断明确，溶栓治疗超过24 h，予以依诺肝素皮下注射行抗凝治疗。

入院第4天：头部MRI+MRA示两侧额顶叶及侧脑室旁慢性缺氧性改变（Fezakas Ⅲ级），左侧枕叶及两侧放射冠陈旧性脑梗死、脑萎缩、两侧上颌窦及筛窦轻度炎症，右侧乳突炎症，MRA示右侧椎动脉颅内段稍纤细。患者溶栓后病情好转，但血压控制不佳，最高血压达178/90 mmHg，予以苯磺酸氨氯地平联合缬沙坦氨氯地平降压治疗，并给予富马酸比索洛尔片控制心室率治疗。

入院第9天：心脏超声示左、右心房增大，室间隔基底部增厚，三尖瓣中度、二尖瓣轻中度反流，轻中度肺动脉高压。停用依诺肝素注射液，因患者拒绝口服抗凝药物治疗，给予阿司匹林肠溶片替代抗凝治疗。

入院第12天：患者出现肝功能异常，ALT升高为88.2 U/L，停用阿托伐他汀片，换用瑞舒伐他汀钙片降脂治疗，并给予水飞蓟宾片护肝治疗。

入院第14天：患者无明显不适主诉，病情缓解，办理出院。

出院带药：瑞舒伐他汀钙片10 mg p.o. q.n.；缬沙坦氨氯地平片80/5 mg p.o. q.d.；富马酸比索洛尔片5 mg p.o. q.d.；阿司匹林肠溶片100 mg p.o. q.d.；水飞蓟宾片280 mg p.o. t.i.d.。

（二）案例分析

【溶栓治疗】

患者入院后予阿替普酶溶栓治疗。

临床药师观点：重组组织型纤溶酶原激活剂是目前治疗急性缺血性脑卒中最有效的药物，时间窗内静脉使用rt-PA溶栓是唯一被证实可以减少脑卒中生存患者残疾率的治疗方法。《重组组织型纤溶酶原激活剂静脉溶栓治疗缺血性卒中中国专家共识》建议，疑似脑卒中患者发病4.5 h内，对适应证患者推荐静脉rt-PA溶栓治疗，越早溶栓，获益越大，风险越小。患者此次发病3 h，在静脉溶栓时间窗内，CT已证实无脑出血，无溶栓治疗禁忌证，有溶栓治疗指征。共识推荐静脉rt-PA溶栓的剂量为0.9 mg/kg，其中总量的10%在1 min内静脉注射，剩余的90%以输液泵静脉滴注，1 h以上滴完。患者有明确溶栓治疗适应证，溶栓治疗药物的剂量及给药方案合理。

【抗栓治疗】

患者入院第3天予以依诺肝素皮下注射抗凝治疗。肠外抗凝治疗一周后停用依诺肝素，给予阿司匹林肠溶片替代抗凝治疗。

临床药师观点：药师认为该治疗方案不合理。根据患者病史、心脏听诊及心电图结果，该患者房颤诊断明确。根据2016年ESC/EACTs心房颤动管理指南推荐，NIHSS评分为8 ～ 16分的中度脑卒中患者可于脑卒中急性发作后6 d重启或启动抗凝治疗，且建议在脑卒中的房颤患者中，应考虑阿司匹林用于脑卒中二级预防，直到启动或重新开始口服抗凝药物。该患者溶栓24 h后排除脑出血应首先予以阿司匹林进行脑卒中二级预防治疗，6 d后启动口服抗凝治疗。该患者脑卒中风险评分$CHA_2DS_2\text{-}VASc$为7分，推荐口服抗凝剂治疗，华法林（INR2.0 ～ 3.0）、达比加群酯、利伐沙班、阿哌沙班均可作为备选药物。该患者拒绝使用口服抗凝药物，遂停用低分子量肝素，换为阿司匹林抗凝治疗。根据《2014缺血性卒中/短暂性脑缺血发作患者合并心房颤动的筛查及抗栓治疗中国专家共识》推荐，对于口服抗凝剂有禁忌、不依从或无条件使用者，推荐使用抗血小板治疗。抗血小板药物替代口服抗凝治疗符合共识推荐，但阿司匹林并不能替代口服抗凝剂在预防心源性脑卒中再发中的作用，临床药师应积极向患者及家属进行宣教，提高房颤患者对规范化抗凝治疗的认知和接受度。

【调脂治疗】

患者入院后初始治疗即给予阿托伐他汀降脂，用药12 d后出现转氨酶升高,将药物调整为瑞舒伐他汀治疗。

临床药师观点:患者此次虽为心源性脑卒中,但其高血压、冠心病病史明确,根据《2013 ACC/AHA控制血液胆固醇降低成人动脉粥样硬化性心血管风险指南》,具有应用他汀治疗降低心血管事件风险的指征。初始治疗应用20 mg阿托伐他汀钙片,选用药物及剂量合理。患者入院第12天出现不明原因转氨酶升高,医生考虑不能排除与阿托伐他汀钙片使用有关,换用瑞舒伐他汀治疗。药师认为此换药治疗不合理。根据《他汀类药物安全性评价专家共识2014》,转氨酶升高并不是评价肝功能的明确指标,单一ALT或AST升高并不具有临床意义,可能为他汀治疗的附加反应。共识同时指出,ALT或AST超过3倍正常上限值应暂停给药,且需每周复查肝功能直至恢复正常。轻度的肝酶升高,小于正常上限值3倍且无治疗禁忌证,如活动性肝病、失代偿性肝硬化等可继续服用他汀治疗。该患者肝酶仅轻度升高,瑞舒伐他汀和阿托伐他汀相比,其肝损伤的风险并没有显著差异,因此该患者无停药及换药指征,只需密切监测肝功能即可。

【降压治疗】

患者入院后血压一直偏高,最高可达178/90 mmHg,初始未予以降压治疗,入院第4天予以苯磺酸氨氯地平联合缬沙坦氨氯地平片降压治疗。

临床药师观点:2014 ASA/AHA《卒中和短暂性脑缺血发作(TIA)二级预防指南》推荐,对既往存在高血压并接受降压治疗的缺血性脑卒中和TIA患者,为预防脑卒中复发和其他血管事件,应在数日后恢复降压治疗(Ⅰ级,A类),血压目标值<140/90 mmHg(Ⅰ级,B类)。患者在发病超过24 h后重新启动降压治疗合理。ACEI、ARB、CCB类药物均可作为首选降压治疗方案,但复方降压制剂中含有氨氯地平与联合用药苯磺酸氨氯地平重复,建议将复方制剂换为单独ACEI或ARB类药物使用。

【控制心室率治疗】

患者房颤诊断明确,心率偏快,90～100次/分,给予比索洛尔控制心室率治疗。

临床药师观点:控制心室率是房颤治疗的基本目标,AHA/ACC/HRS《2014年心房颤动患者管理指南》推荐β受体阻滞剂控制阵发性、持续性或永久性房颤心室率(Ⅰ级,B类)。患者房颤合并冠心病,β受体阻滞剂应用指征明确,且该患者入院前即服用富马酸比索洛尔5 mg p.o. q.d.控制心室率治疗,选药及剂量合理。

(三)药学监护要点

(1)溶栓治疗期间密切监测患者生命体征变化,观察患者有无出血倾向,若患者出现头痛、呕吐、意识不清,应立即停止溶栓治疗。

(2)每日监测患者生命体征、血压、心率、血糖及水电解质,密切关注患者神经缺失症状有无好转或加重。

(3)每日监测患者有无胃肠道不适、黑便、皮下瘀斑等出血倾向。

(4)他汀类药物可引起肝功能损害及罕见的横纹肌溶解症,关注患者有无肌无力症状,必要时监测肌酸激酶,服药2个月后复查肝功能。

案例四

(一)案例回顾

【主诉】

突发意识模糊伴左侧肢体偏瘫2 h。

【现病史】

患者,女性,80岁,身高158 cm,体重60 kg。家属代述患者07:00起床可自行坐在床边,07:30～08:00发现不能起床,左侧肢体偏瘫不能活动,右侧肢体可见自主活动,伴意识模糊,呼之可睁眼,可交流,不伴呕吐、肢体抽搐、二便失禁。家属测血压183/80

mmHg，未作处理，呼叫120急救送至我院急诊，急查颅脑CT提示右侧基底节区稍低密度影，可能为脑梗死，其内少许稍高密度影。急诊未作特殊处理，以"脑卒中"收治入院。

【既往史】

既往有高血压病史20余年，最高血压190/110 mmHg，长期服用硝苯地平控释片30 mg p.o. q.d.控制血压；有"冠心病、心衰"病史，长期服用盐酸曲美他嗪片20 mg p.o. t.i.d.、琥珀酸美托洛尔缓释片47.5 mg p.o. q.d.、阿司匹林肠溶片0.1 g p.o. q.d.、螺内酯片20 mg p.o. q.d.治疗；有房颤病史2年，2008年行胆囊切除手术，否认外伤、输血史。

【社会史、家族史、过敏史】

无特殊。

【体格检查】

T 36.7 ℃，P 95次/分，R 19次/分，BP 190/95 mmHg。

神志嗜睡，颈软，构音障碍，双侧瞳孔等大等圆，直径约2 mm，光反射灵敏，双侧眼球向右侧凝视，双侧鼻唇沟左侧浅，伸舌受限，感觉、共济检查不合作；右上肢肌力4级，右下肢肌力3级，左侧肢体肌力0～1级，肌张力正常，腱反射对称，左侧巴氏征(+)，双肺呼吸音粗，未闻及明显干湿啰音，心律不齐，房颤律，腹软，无压痛及反跳痛，双侧下肢无水肿，NIHSS评分16分。

【实验室检查及其他辅助检查】

1. 实验室检查

（1）血常规：WBC 6.7×10^9/L，RBC 4.09×10^{12}/L，HGB 121 g/L，PLT 171×10^9/L。

（2）生化常规：ALT 33 U/L，AST 33 U/L，BUN 6.4 mmol/L，SCr 58 μmol/L，TC 5.20 mmol/L，TG 0.92 mmol/L，LDL-C 3.45 mmol/L（↑），K^+ 4.0 mmol/L，CRP 16.50 mg/L（↑），PCT＜0.05μg/L，Hcy 17 μmol/L（↑）；Glu 5.8%。

（3）凝血常规：PT 11.5 s，INR 1.08，APTT 29.4 s，D-dimer 2.04

mg/L（↑）。

（4）心梗标志物：CK-MB 6 U/L，TnT 0.020 μg/L。

2. 其他辅助检查　急诊CT提示右侧基底节区脑梗死后出血转化。

【诊断】

（1）大面积脑梗死并出血。

（2）心力衰竭。

（3）冠心病，房颤。

（4）高血压3级（极高危）。

（5）肺部感染。

【用药记录】

1. 降颅内压　20%甘露醇注射液125 mL iv.gtt q12h.（d1）；甘油果糖氯化钠注射液250 mL iv.gtt q12h.（d2—10）。

2. 降压　培哚普利叔丁胺片4 mg p.o. q.d.（d1—40）；非洛地平缓释片5 mg p.o. q.d.（d18—40）。

3. 调节心率　富马酸比索洛尔片2.5 mg p.o. q.d.（d1—24）。

4. 祛痰　氨溴索注射液30 mg i.v. t.i.d.（d1—40）。

5. 抗感染　左氧氟沙星注射液 0.4 g iv.gtt q.d.（d3—7）；左氧氟沙星注射液0.4 g iv.gtt q.d.（d12—15）；注射用头孢他啶2.0 g + 0.9%氯化钠注射液100 mL iv.gtt q8h.（d7—12）；头孢哌酮钠他唑巴坦2.0 g + 0.9%氯化钠注射液100 mL iv.gtt q8h.（d13—15）；头孢哌酮钠舒巴坦钠3.0 g + 0.9%氯化钠注射液100 mL iv.gtt q8h.（d17—21）；莫西沙星0.4 g iv.gtt q.d.（d17—21）。

6. 抗凝　华法林钠片0.625 mg p.o. q.d.（d17—22）；华法林钠片1.25 mg p.o. q.d.（d23）；华法林钠片0.625 mg p.o. q.d.（d24）；华法林钠片1.25 mg p.o. q.d.（d28—36）；华法林钠片0.625 mg p.o. q.d.（d40）。

7. 调节心律　胺碘酮片0.2 g p.o. q.d.（d25—40）。

【药师记录】

入院第1天：患者发病2 h，急诊CT提示右侧基底节区脑梗死后出血转化。患者入院时血压190/95 mmHg，给予甘露醇脱水降颅内压、培哚普利降压、比索洛尔控制心室率、氨溴索祛痰、神经节苷脂护脑、醒脑静促醒等对症支持治疗。

入院第2天：头颅CT示①右侧基底节区稍低密度影范围较前扩大，考虑为脑梗死，其内少许稍高密度影大致同前。②双侧基底节区及双侧半卵圆中心区腔隙性脑梗死同前。③脑白质变性，脑萎缩、鼻窦炎表现同前，更换甘露醇为甘油果糖继续脱水降颅内压。

入院第3天：肺部听诊出现明显湿啰音，考虑患者脑卒中后吸入性肺炎，加用左氧氟沙星抗感染治疗。

入院第7天：患者皮肤红疹，考虑左氧氟沙星导致的不良反应，换用头孢他啶，患者无明显异常。

入院第13天：患者胸部CT提示双肺炎性病变，T 37.7℃，考虑感染加重，更换头孢他啶为头孢哌酮钠他唑巴坦钠。

入院第14天：患者左侧肢体偏瘫基本同前，尾椎骨疼痛，骶尾部破溃，加用塞来昔布胶囊止痛治疗。

入院第17天：患者胸部CT提示双肺炎性病变较前稍明显，双侧胸腔积液较前增多，ESR 68 mm/L（↑），CRP 103.00 mg/L（↑），根据呼吸科意见停用左氧氟沙星和头孢哌酮钠他唑巴坦钠，换用头孢哌酮钠舒巴坦钠+莫西沙星。同时患者颅脑CT提示梗死及出血转化面积较前缩小，加用华法林钠片0.625 mg q.d.抗凝治疗。

入院第18天：患者血压（174～188）/（85～102）mmHg，偏高，加用非洛地平缓释片5 mg q.d.联合培哚普利降压治疗。

入院第21天：患者体温及神志较前好转，停用头孢哌酮钠舒巴坦钠、莫西沙星。

入院第23天：测得INR值为1.59，INR未达到目标范围，*CYP2C9*和*VKORC1*基因检测结果示*CYP2C9*为*1/*3（中），*VKORC1*

为 *GA*（中）；增加华法林钠片剂量至 1.25 mg q.d. 继续抗凝治疗。

入院第 24 天：测 INR 值为 3.09，未发现患者有明显出血症状，华法林钠片降至 0.625 mg q.d. 继续抗凝治疗，复测 INR 值为 4.25，粪便潜血弱阳性。停用华法林钠片。

入院第 25 天：患者 Holter 提示全程为心房颤动，平均心率 72 次/分，频发室性早搏 5 859 次/全程，短阵室性心动过速 1 阵，可见 ST-T 异常改变。停用比索洛尔，改用胺碘酮片。

入院第 28 天：测 INR 值为 1.48，重新启动华法林钠片 1.25 mg q.d.。

入院第 36 天：测 INR 值为 4.30，未发现出血症状，再次停用华法林钠片。

入院第 40 天：测 INR 值为 2.36；重新启动华法林钠片 0.625 mg q.d.。

出院带药：华法林钠片 0.625 mg p.o. q.d.；培哚普利叔丁胺片 4 mg p.o. q.d.；非洛地平缓释片 5 mg p.o. q.d.；盐酸胺碘酮片 0.2 g p.o. q.d.；阿托伐他汀钙片 10 mg p.o. q.n.；泮托拉唑肠溶胶囊 40 mg p.o. q.d.。

（二）案例分析

【脱水降低颅内压治疗】

患者入院后先后给予 20% 甘露醇和甘油果糖降颅内压治疗。

临床药师观点：颅内压增高是急性重症脑梗死的常见并发症，是死亡的主要原因之一。20% 甘露醇是降低梗死后出血患者颅内压的首选高渗性组织脱水剂，注射后 20 min 患者颅内压可降低 50%，2～3 h 达到最强脱水效果，作用效果可维持 4～6 h。甘油果糖脱水降颅内压起效缓慢，但作用持续时间长达 8～12 h，常与 20% 甘露醇等交替使用。减轻其对肾功能及电解质的影响，避免颅内压反跳等。患者有明确降颅内压治疗指征，换药指征不充分。建议该患者 20% 甘露醇 125～250 mL 快速静脉滴注，6～8 h 滴完，连用 5～7 d 为宜，7 d 后可与甘油果糖交替使用。

【调脂治疗】

患者入院后考虑为心源性脑栓塞,初始未给予治疗,出院后给予阿托伐他汀治疗。

临床药师观点:患者既往有冠心病病史,血脂分析提示:TC 5.20 mmol/L,LDL-C 3.45 mmol/L,高于正常范围。该患者属于极高危心血管风险等级,根据2016年《ESC/EAS血脂异常管理指南》,建议极高危心血管风险等级患者LDL-C < 1.8 mmol/L,或至少降低50%。同时对于有明确脑血管疾病(CVD)的老年人,应采取与年轻患者同样的方式用他汀类治疗。建议启动以他汀为降胆固醇基础的降脂治疗,降低脑卒中再发风险,获益明确。结合指南推荐及循证证据,建议入院时即给予阿托伐他汀20 mg q.n.,为中等强度他汀降脂治疗。

【降压治疗】

患者入院第1天予以培哚普利叔丁胺片4 mg p.o. q.d.降压治疗。入院第18天患者血压(154 ~ 188)/(85 ~ 102)mmHg,偏高,加用非洛地平联合降压。

临床药师观点:近期发表的中国急性缺血性脑卒中降压试验结果提示强化降压组无明显获益,但可能是安全的。该患者高血压病史明确,既往服用硝苯地平控释片降压治疗,血压控制尚可,入院时血压高达190/95 mmHg,考虑患者脑梗死后出血转化导致颅内压增高,在发病后立即积极启动降压治疗合理。该患者有心衰病史,入院后BNP 6186 ng/L(↑),根据《中国心力衰竭诊断和治疗指南2014》,对于慢性心衰合并高血压的患者,首先推荐ACEI/ARB、β受体阻滞剂和醛固酮受体拮抗剂中的至少1种或多种联合,如仍控制不佳,可再加用非洛地平等CCB类药物。

【抗栓治疗】

患者入院第17天颅脑CT提示梗死及出血转化面积较前缩小,加用华法林钠片0.625 mg口服抗凝治疗,后根据INR检测结果多次调整华法林钠片剂量。

临床药师观点：该患者入院时颅脑 CT 提示为脑梗死合并出血转化，NIHSS 评分 16 分，根据《2016 年欧洲心脏病学会心房颤动管理指南》推荐，可于脑卒中后第 12 天复查 CT，评价出血转化吸收情况，确定启动抗凝治疗时机，该患者入院第 17 天后复查 CT 提示出血转化面积减少，启动抗凝治疗时机合理。同时指南还推荐在脑卒中的 AF 患者中，应当考虑阿司匹林用于脑卒中二级预防，直到启动或者重新开始口服抗凝剂。抗血小板治疗能够显著降低脑卒中患者的病死率或残疾率，减少复发，是脑卒中二级预防治疗的重要组成部分，应该在抗凝治疗启动前给予该患者阿司匹林行脑卒中二级预防治疗。老年患者高血压控制不佳，根据《2016 年欧洲心脏病学会心房颤动管理指南》推荐，该患者可于脑卒中后第 12 天复查 CT 评价出血转化吸收情况，确定是否启动抗凝治疗。根据《华法林抗凝治疗的中国专家共识》建议中国人的华法林初始剂量为 1～3 mg，如老年、肝功能受损、充血性心力衰竭和出血高风险患者，初始剂量可适当降低。考虑该患者高龄、心衰、血压控制不佳合并脑梗死后出血转化，出血风险较高，给予保守初始剂量 0.625 mg 合理。

该患者入院第 23 天时测得 INR 值为 1.59，INR 未达到目标范围，同时 CYP2C9 和 VKORC1 基因检测结果提示该患者属于华法林中代谢型，推荐华法林钠片维持剂量为 2.2～2.7 mg/d，医生遂增加华法林剂量至 1.25 mg 继续抗凝治疗。此处调整剂量不合理，华法林抗凝治疗仅 5 d，还未完全起效，可考虑暂时不加量，加强后继续 INR 监测。并且其增加剂量幅度过大，根据《华法林抗凝治疗的中国专家共识》，若 INR 未达目标范围，可升高原剂量的 5%～20%，增加剂量应在 0.125 mg 之内比较合理，而该患者直接在原有剂量基础之上翻倍加量，所以不合理。

入院第 24 天测 INR 值为 3.09，未发现患者有明显出血症状，华法林钠片降至 0.625 mg 继续抗凝治疗，同日复测 INR 值为 4.25，粪便潜血弱阳性，停用华法林，根据《华法林抗凝治疗的中国专家共识》,当 INR > 3.0 ～ 4.5(无出血并发症)时,可适当降低华法林钠片剂量(5% ～ 20%)或停服 1 次,1 ～ 2 d 后复查 INR。当 INR 恢复到目标值以内后调整华法林钠片剂量并重新开始治疗。

入院第 28 天测 INR 值为 1.48,重新启动华法林钠片 1.25 mg q.d.。该剂量调整不合理,根据《华法林抗凝治疗的中国专家共识》重启剂量应降低原使用华法林钠片剂量(1.25 mg)的 5% ～ 20%。入院第 36 天测 INR 值为 4.30,未发现出血症状,再次停用华法林;入院第 40 天测 INR 值为 2.36,重启华法林钠片 0.625 mg q.d. 抗凝治疗。《华法林抗凝治疗的中国专家共识》指出华法林剂量调整幅度较小时,可以采用计算每周剂量,比调整每日剂量更为精确。建议患者出院后可在药师指导下采用周剂量调整控制 INR 在目标范围内。

【控制心率治疗】

初始选用比索洛尔控制心室率,入院第 25 天 Holter 提示全程为心房颤动,平均心率 72 次/分,频发室性早搏 5 859 次/全程,短阵室性心动过速 1 阵。停用比索洛尔,改用胺碘酮片治疗。

临床药师观点:《2016 年欧洲心脏病学会心房颤动管理指南》推荐 β 受体阻滞剂单药治疗通常是心室率控制的一线药物(Ⅰ级,A 类),初始选用比索洛尔控制心室率合理。因动态心电图提示:全程大于 2.0 s 的 R-R 间期有 10 个,最长 R-R 间期 2.3 s,停用比索洛尔,改用胺碘酮 0.2 g q.d. 调节心律不合理。《心律失常紧急处理专家共识》指出无器质性心脏病的非持续性单形性室性心动过速一般不是恶性心律失常的先兆,没有预后意义,除注意纠正可能存在的诱发因素外,一般不需特殊处理,症状明显者可口服 β 受体阻滞剂。R-R 间期 2.3 s 并不是 β 受体阻滞剂禁忌证,且该患者 R-R 间期延长于夜间发生,不易造成患者黑矇、晕厥症状的发生,发生心脏停搏或心源性猝死可能性小,同时该患者主要治疗目标并不包括复律且胺碘酮长期应用不良反应较多,临床药师建议继续使用比索洛尔并监测心率,不建议换用胺碘酮。

【抗感染治疗】

患者入院后胸部CT提示双肺炎性病变，C反应蛋白16.50 mg/L，考虑为CAP，予以左氧氟沙星经验治疗。入院第7天因患者皮肤红疹，考虑左氧氟沙星不良反应，换用头孢他啶继续抗感染治疗。入院第13天，考虑感染加重，调整头孢他啶为头孢哌酮钠他唑巴坦钠。入院第17天，患者胸部CT提示双肺炎性病变较前稍明显，双侧胸腔积液较前增多，根据呼吸科会诊意见换用头孢哌酮钠舒巴坦钠联合莫西沙星治疗。

临床药师观点：脑卒中患者有误吸可能，《中国成人社区获得性肺炎诊断和治疗指南2016版》指出，吸入性肺炎多为厌氧菌、革兰氏阴性菌及金黄色葡萄球菌感染，治疗应覆盖以上病原体，根据患者病情严重程度选择阿莫西林/克拉维酸钾、氨苄西林/舒巴坦、莫西沙星、碳青霉烯类等具有抗厌氧菌活性的药物。对于须入住ICU的老年或有基础病的CAP患者，推荐青霉素类/酶抑制剂复合物、三代头孢菌素、厄他培南联合大环内酯类或单用喹诺酮类静脉治疗。初始治疗选用左氧氟沙星能够覆盖吸入性肺炎常见病原体，选用合理。入院第7天因考虑不良反应，换用头孢他啶继续抗感染治疗不合理。头孢他啶为第三代头孢菌素类，对多数革兰氏阳性菌及革兰氏阴性菌有效，不能覆盖厌氧菌及非典型病原体，同时65岁以上老年患者头孢他啶剂量须减至正常剂量的1/2～2/3，一日最高剂量不超过3 g。后换用头孢类/酶抑制剂复合物联合喹诺酮类抗感染治疗合理，加强了革兰氏阳性菌及厌氧菌的覆盖。

（三）药学监护要点

（1）降颅内压治疗期间应注意观察和处理如低血容量、高渗透状态、电解质紊乱、肾功能及心功能损害等。尤其是在使用时间较长时，应密切监测患者生命体征变化。

（2）每日监测患者症状和体征：肢体偏瘫及肌力恢复情况、言语功能、吞咽能力、体温、咳嗽咳痰、神志和意识、血压、心率、尿量、肺部啰音变化等。密切关注患者神经缺失症状有无好转或加重。

检验检查指标:凝血四项(INR)的变化;血常规、CRP、PCT等炎性指标较前有无变化;有无肝肾功能损伤;有无心肌损伤、电解质异常、心电图、肺部CT、颅脑CT的变化。

(3)抗感染药物:观察患者有无过敏反应、胃肠道不适、凝血功能异常、头痛、Q-T间期延长、癫痫、血糖异常等。长期使用抗生素要监护二重感染的发生。

(4)胺碘酮:监护患者有无引起或加剧心律失常;有无窦性停搏、窦房阻滞及各类传导阻滞;有无交界性心律、室性心动过速、心室扑动、心室颤动或心搏骤停;有无心衰及心源性休克等。

(5)培哚普利及非洛地平缓释片:监护患者有无干咳、外周水肿和低血压症状。

(6)华法林钠片:①INR目标范围,2~3。②出院后需要定期复查PT+INR,复查结果连续4次在抗凝目标范围内,可以逐渐延长复查时间间隔:每周查1次,连续查4次;接下来每2周查1次,连续查4次;最后每月查1次,终身复查。如果调整剂量,需每周1次复查PT+INR。③每天定时吃药,按上述检查周期定期检查。④华法林与多种药物、食物有相互作用,如该患者使用的塞来昔布、广谱抗生素均可能增强其抗凝效果,应加强监测频次。⑤在抗凝治疗期间出现牙龈出血、皮肤易发绀、鼻血、眼结膜出血等情况,请立即复查PT+INR。⑥菠菜、白菜、动物肝脏可减弱抗凝效果,柚子可增强抗凝效果,避免长期、大量食用上述食物,饮食上注意荤素搭配、食量恒定。

第三节　主要治疗药物

一、常用抗栓治疗方案

缺血性脑卒中常用抗栓治疗方案见表4-1。

表 4-1　缺血性脑卒中常用抗栓治疗方案

病情	治疗方案
起病未超过4.5 h	阿替普酶溶栓
合并房颤	维生素K拮抗剂或新型口服抗凝药物
未合并房颤	
ABCD2评分为≥4分或NIHSS评分≤3分	阿司匹林+氯吡格雷治疗21 d后单抗
症状性颅内动脉严重狭窄	阿司匹林+氯吡格雷治疗90 d后单抗
除外以上两种情况	阿司匹林或氯吡格雷或西洛他唑

二、主要抗栓治疗药物

缺血性脑卒中主要抗栓治疗药物见表4-2。

表 4-2 缺血性脑卒中主要抗栓治疗药物

名称	适应证	用法用量	禁忌证	注意事项
阿替普酶	急性缺血性脑卒中	0.9 mg/kg, 其中总量的 10% 在 1 min 内静脉注射, 剩余的 90% 以输液泵静脉滴注, 1 h 以上滴完	已知的出血倾向, 近期有严重的或危险的内出血, 疑似颅内出血或蛛网膜下腔出血, 最近 10 d 内曾进行有创的心血管外按压, 分娩或非压力性血管穿刺, 严重的未控制的动脉高压, 急性胰腺炎, 最近 3 个月有胃肠道或泌尿道出血史, 动脉瘤或动静脉畸形史, 严重肝病, 最近 3 个月内有严重的创伤或大手术	缺血部位的再灌注可诱发坏死区域的脑水肿。由于可能导致出血风险增加, 溶栓后的 24 h 内不得使用血小板聚集抑制剂
阿司匹林	不稳定型心绞痛, 急性心肌梗死, 预防心肌梗死复发, 动脉血管的手术术后, 缺血性脑卒中	100 mg p.o. q.d.	低凝血酶原症, 维生素 K 缺乏症; 出现阿司匹林哮喘神经血管水肿或休克, 妊娠 3 个月的妇女	患哮喘、花粉性鼻炎、鼻息肉或慢性呼吸道感染患者和对所有类型的镇痛药、抗炎药和抗风湿药过敏者, 有引起哮喘发作的危险。手术前服用阿司匹林应权衡出血风险及栓塞风险而订个体化围术期抗血小板方案

（续表）

名称	适应证	用法用量	禁忌证	注意事项
氯吡格雷	心肌梗死、缺血性脑卒中、已确诊外周动脉粥样性疾病，急性冠脉综合征	75 mg q.d.	对本品过敏者，溃疡及颅内出血患者	用药期间监测出血情况，白细胞和血小板计数。可经乳汁分泌，故妊娠期前服用期妇女应权衡利弊。手术前停用氯吡格雷应根据出血风险及性风险制订个体化围术期抗血小板方案
华法林钠片	适用于需长期持续抗凝的患者	口服，成人常用量：避免功能障碍伴有出血倾向、活动性溃疡，外伤，先兆流产，近期手术冲击治疗，口服第1～3天，3～4 mg(年老体弱及糖尿病患者半量即可)，3 d后可给维持量2.5～5 mg/d(调整剂量使INR值达2～3)	肝肾功能损害，严重高血压，凝血功能障碍伴有出血倾向、活动性溃疡，外伤，先兆流产，近期手术及糖尿病患者半量即者禁用。妊娠期禁用。	老年人或月经期应慎用。定期监测INR，依据PT及INR值调整用量，并严密观察病情，观察皮肤黏膜，皮下出血情况及大便隐血，血尿等。手术操作及避免不必要的手术操作，择期手术者应停药7 d，急诊手术者需纠正PTINR值，PTINR值≤1.6避免过度劳累和易致损伤的活动。严重出血可静脉注射维生素K10～20 mg，用以控制出血，必要时输全血，血浆或凝血酶原复合物

（续表）

名称	适应证	用法用量	禁忌证	注意事项
利伐沙班	预防静脉血栓形成；治疗静脉血栓形成，降低血栓复发和肺栓塞的风险；降低非瓣膜性房颤患者脑卒中和全身性栓塞的风险	用于非瓣膜房颤脑卒中做的患者，20 mg/d，对于低体重和高龄（>75岁）患者，可使用15 mg/d	对利伐沙班或剂中任何辅料过敏的患者；有临床明显活动性出血的患者；具有大出血显著风险的病灶或疾病；禁用于任何其他抗凝剂的伴随治疗；伴有凝血异常和临床相关出血风险的肝病患者；妊娠期及哺乳期妇女	可与食物同服，也可以单独服用。如果发生漏服，患者应立即服用利伐沙班，并于次日继续每日服用一次。密切观察患者有无鼻出血、牙龈、胃肠道、泌尿生殖道出血、穿血尿。定期复查血红蛋白或血细胞比容。避免联用吡咯类抗真菌药或HIV蛋白酶抑制剂

第四节 案 例 评 述

一、临床药学监护要点

(一)溶栓治疗

急性缺血性脑卒中的发病率、致残率和病死率均高,严重影响人类健康和生活。目前超早期采用重组组织型纤溶酶原激活剂(recombinant tissue plasmmogen activator, rt-PA)静脉溶栓是改善急性缺血性脑卒中最有效的药物治疗手段,已被我国和许多国家指南推荐,但目前急性缺血性脑卒中溶栓治疗的比例仍然很低。临床药师应协助医疗团队提高缺血性脑卒中急性期的救治率,加强溶栓适应证和禁忌证的审核,评估获益及风险,并在溶栓过程中及溶栓后针对性地开展治疗及相关并发症的监护,提高溶栓救治成功率。

1. 适应证和禁忌证的审核

(1)3 h 内 rt-PA 静脉溶栓:

1)适应证:①有缺血性脑卒中导致的神经功能缺损症状;②症状出现<3 h;③年龄≥18 岁;④患者或家属签署知情同意书。

2)禁忌证:①近3个月有重大头颅外伤史或脑卒中史;②可疑蛛网膜下腔出血;③近1周内有在不易压迫止血部位的动脉穿刺;④既往有颅内出血;⑤颅内肿瘤,动静脉畸形,动脉瘤;⑥近期有颅内或椎管内手术;⑦血压升高,收缩压≥180 mmHg或舒张压≥100 mmHg;⑧活动性内出血;⑨急性出血倾向,包括血小板计数低于100×10^9/L或其他情况;⑩48 h内接受过肝素治疗(APTT超出正常范围上限);⑪已口服抗凝剂者INR > 1.7或PT > 15 s;⑫目前正在使用凝血酶抑制剂或FXa抑制剂,各种敏感的实验室检查异常(如APTT、INR、血小板计数、ECT、TT或恰当的FXa活性测定等);⑬血糖 < 2.7 mmol/L;⑭CT提示多脑叶梗死(低密度影 > 1/3大脑半球)。

3)相对禁忌证:下列情况需谨慎考虑和权衡溶栓的风险与获益。①轻型脑卒中或症状快速改善的脑卒中;②妊娠;③痫性发作后出现的神经功能损害症状;④近2周内有大型外科手术或严重外伤;⑤近3周内有胃肠或泌尿系统出血;⑥近3个月内有心肌梗死史。

(2)3 ~ 4.5 h rt-PA静脉溶栓:

1)适应证:①缺血性脑卒中导致的神经功能缺损;②症状持续3 ~ 4.5 h;③年龄≥18岁;④患者或家属签署知情同意书。

2)禁忌证:与3 h内静脉溶栓禁忌证相同。

3)相对禁忌证:在3 h内溶栓的相对禁忌证基础上另补充。①年龄 > 80岁;②严重脑卒中(NIHSS评分 > 25分);③口服抗凝药(不考虑INR水平);④有糖尿病和缺血性脑卒中病史。

2. 阿替普酶用法用量审核　t-PA 0.9 mg/kg(最大剂量为90 mg)静脉滴注,其中10%在最初1 min内静脉注射,其余90%药物溶于100 mL的0.9%氯化钠注射液,持续静脉滴注1 h。

3. 溶栓治疗前监护要点

(1)应密切监护基本生命功能(包括T、P、R、BP和意识状态),需紧急处理的情况有颅内压增高、严重血压异常、血糖异常和体温异常、癫痫等。

(2)脑梗死后24 h内应常规进行心电图检查,根据病情,有条件时进行持续心电监护24 h或以上,以便早期发现阵发性心房颤动或严重心律失常等心脏病变；避免或慎用增加心脏负担的药物。

（3）对体温升高的患者应寻找和处理发热原因，如存在感染应给予抗生素治疗。对体温＞38℃的患者应给予退热措施。

（4）血压应控制在收缩压＜180 mmHg、舒张压＜100 mmHg。约70%的缺血性脑卒中患者急性期血压升高，多数患者在脑卒中后24 h内血压自发降低。

（5）高血糖：约40%的患者存在脑卒中后高血糖，对预后不利。血糖超过10 mmol/L时给予胰岛素治疗。应加强血糖监测，血糖值可控制在7.7 ～ 10 mmol/L。

（6）低血糖：血糖低于3.3 mmol/L时，可给予10% ～ 20%葡萄糖口服或注射治疗。目标是达到正常血糖值。

4. 溶栓治疗的监护要点

（1）定时进行血压和神经功能检查，静脉溶栓治疗中及结束后2 h内，每15 min进行一次血压测量和神经功能评估，然后每30 min 1次，持续6 h，之后每小时1次至治疗后24 h。

（2）如出现严重头痛、恶心或呕吐，或神经症状体征恶化，应立即停用溶栓药物并行脑CT检查。

（3）如收缩压≥180 mmHg或舒张压≥100 mmHg，应增加血压监测次数，并给予降压药物。

（4）溶栓24 h后，给予抗凝药或抗血小板药物前应复查颅脑CT或MRI。

（二）抗凝治疗

心房颤动的重要并发症是心源性脑栓塞。研究表明，心房颤动患者口服华法林抗凝治疗能有效预防缺血性脑卒中，使脑卒中发生风险下降60%以上。因此，若无禁忌证，所有合并房颤的脑卒中患者都需要长期口服抗凝药物治疗。临床药师应协助临床医生为心源性脑卒中患者制订适宜的个体化抗凝治疗方案，并予以抗凝治疗监护,提高抗凝治疗的有效性和安全性。

1. 抗凝治疗启动时机的审核　伴有心房颤动的缺血性脑卒中或TIA患者,应根据缺血的严重程度和出血转化的风险,选择抗凝时机。应在14 d内给予抗凝治疗预防脑卒中复发,TIA后1 d即可抗凝,非致残性的小面积梗死3 d后可抗凝,中度面积梗死6 d后可抗凝,对于出血风险高、栓塞面积大或血压控制不良的患者,抗凝时间应延长到14 d之后。

2. 抗凝治疗药物选择

(1)华法林维持INR在2.0 ～ 3.0及新型口服抗凝剂(包括达比加群酯、利伐沙班、阿哌沙班、依度沙班)均可有效预防心源性脑卒中复发。

(2)选择何种药物应考虑个体化因素如年龄、肝肾功能、妊娠哺乳状态、用药依从性、经济承受力等。

(3)不能接受口服抗凝药物治疗,可应用阿司匹林单药治疗或氯吡格雷联合阿司匹林治疗。

3. 抗凝治疗的监护要点

(1)监护抗凝治疗中出现的任何出血事件,并明确出血原因与部位及患者出血状态,给予减量、停药、应用拮抗药物、输注血浆等处理。

(2)监护患者肝肾功能尤其是服用新型口服抗凝剂的患者,根据肝肾功能受损状况给予减量或换药处理。

(3)监护可疑的食物药物相互作用,并给予饮食指导及药物治疗方案调整,保证抗凝治疗的安全有效。

(4)实验室监测:华法林定期监测PT/INR。新型口服抗凝剂无须常规监测,当怀疑药物过量时,活化部分凝血活酶时间(APTT)可提供达比加群酯的定性监测。如果APTT水平在低谷期(服药后12 ～ 24 h)仍然超过正常上限的2倍,可能导致出血风险的增加。若PT延长超过正常上限的2倍以上,提示可能存在利伐沙班过量。

(三)抗血小板治疗

抗血小板治疗是缺血性脑卒中预防和治疗的重要手段。伴随抗血小板药物临床应用和研究的不断更新，临床选择也逐渐丰富，如何选择有效的抗血小板药物成为脑卒中治疗的主要内容之一。药师应充分评估患者病情、危险因素、出血风险等，协助医生制订适宜的抗血小板治疗方案，并给予抗血小板治疗不良事件密切监护。

1. 抗血小板治疗启动时机审核　未溶栓且无禁忌证的缺血性脑卒中患者应在发病后48 h内尽早给予抗血小板治疗，溶栓患者抗血小板治疗应在溶栓24 h之后启动。

2. 抗血小板治疗方案制订

（1）阿司匹林（50 ～ 325 mg/d）或氯吡格雷（75 mg）单药治疗均可作为首选抗血小板药物；阿司匹林单药抗血小板治疗的最佳剂量为75 ～ 150 mg/d。阿司匹林（25 mg）+缓释型双嘧达莫（200 mg）2次/日或西洛他唑（100 mg）2次/日，均可作为阿司匹林和氯吡格雷的替代治疗药物。

（2）抗血小板药应在患者危险因素、费用、耐受性和其他临床特性的基础上个体化选择。

（3）发病24 h内，具有脑卒中高复发风险（ABCD2评分≥4分）的急性非心源性TIA或轻型缺血性脑卒中患者（NIHSS评分≤3分），应尽早给予阿司匹林联合氯吡格雷治疗21 d，此后可单用阿司匹林或氯吡格雷作为缺血性脑卒中长期二级预防。

（4）发病30 d内伴有症状性颅内动脉严重狭窄（狭窄率70% ～ 99%）的缺血性脑卒中或TIA患者，应尽早给予阿司匹林联合氯吡格雷治疗90 d，此后阿司匹林或氯吡格雷单用均作为长期二级预防。

3. 抗血小板治疗的监护要点

（1）评估患者抗血小板药物治疗消化道损伤风险，尤其是双抗治疗患者,高危人群给予PPI预防治疗,幽门螺旋杆菌阳性患者可建议给予清除治疗。

(2)长期治疗患者定期监测粪便隐血、血常规。

(3)监测可能导致抗血小板治疗效果降低的药物相互作用并进行合用药物治疗方案的优化。例如,奥美拉唑与氯吡格雷同服,可抑制其生物转换为活性代谢物,导致其疗效降低,不能发挥减少脑卒中事件的作用。

(4)高危人群或已充分治疗仍复发患者须评估抗血小板治疗反应多样性,可行氯吡格雷基因监测或血小板抑制率功能检测,根据检测结果给予适当的抗血小板治疗方案调整。

二、常见用药错误归纳与要点

(一)预防性使用抗菌药物不合理

脑卒中急性期有56%患者合并肺炎,误吸是主要原因。意识障碍、吞咽困难是导致误吸的主要危险因素。即使脑卒中患者出现吞咽困难、饮水呛咳等表现,提示其发生肺部感染并发症的风险较高时,根据《抗菌药物临床应用指导原则(2015年版)》依然不具备预防性应用抗生素的指征。此时应加强吞咽困难和误吸问题的评估及处理,必要时给予鼻饲管饮食。一旦患者出现咳嗽、发热、肺部啰音等肺部感染症状或体征,立即给予治疗性应用抗菌药物。

(二)降脂治疗方案不合理

动脉粥样硬化是缺血性脑卒中的主要病因,应启动以他汀为降胆固醇基础的降脂治疗,降低脑卒中再发风险,获益明确。当患者病情进展,神经损害症状及体征加重,或合并危险因素较多时,应考虑给予强化降脂治疗。治疗方案可选择:①增加他汀类药物剂量或换用降脂幅度更高的他汀类药物；②加用对于减少心脑血管事件有获益证据的降脂药物依泽麦布。普罗布考、非洛贝特、考来烯胺等降脂药物对于预防脑卒中再发缺少缺乏相关证据，不应作为脑卒中二级预防强化降脂的选择药物。

（三）扩张脑血管治疗不合理

缺血性脑卒中后应用血管扩张剂不但不会增加梗死区及缺血区的血液供应，反而还会减少这些区域的血供，出现所谓"盗血现象"。另一方面血管扩张剂还会使脑血流缓慢，局部淤血加重，血液渗漏至组织间隙中，进一步加重脑水肿。已有的安慰剂随机对照临床试验研究表明脑卒中患者早期应用尼莫地平治疗反而导致患者治疗结局变差，目前也缺乏急性期过后缺血性脑卒中患者应用扩张脑血管治疗能够改善临床预后的大样本高质量RCT研究，因此指南不推荐患者行扩张脑血管治疗，尤其是脑卒中急性期患者应谨慎使用血管扩张剂。

（四）心源性脑卒中抗凝治疗方案不合理

心房颤动患者口服华法林抗凝治疗能有效预防缺血性脑卒中，使脑卒中发生风险下降60%以上。因此，若无禁忌证，所有合并房颤的脑卒中患者都需要长期口服抗凝药物治疗。但在临床实践中，心房颤动患者的口服抗凝剂使用存在严重不足，我国伴有心房颤动的缺血性脑卒中患者华法林治疗率仅为16.2%。临床中存在房颤合并脑卒中患者首选低分子量肝素皮下注射，抗凝一段时间后直接过渡为阿司匹林或氯吡格雷抗血小板治疗。此类患者应直接服用口服抗凝剂，而不应使用低分子量肝素钠注射注桥接抗凝。虽然指南推荐对于不能接受口服抗凝治疗的患者可给予阿司匹林治疗，但阿司匹林并不能替代口服抗凝剂在预防心源性脑卒中再发中的作用，临床药师应积极向患者及家属进行宣教，提高房颤患者对规范化抗凝治疗的认知和接受度。

第五节 规范化药学监护路径

目前在导致死亡的疾病中,脑卒中仅次于缺血性心脏病,处于死亡率排名的第二位,且随着患者年龄的增大,其死亡率大大增加。脑卒中致残率极高,且极易复发,复发性脑卒中的死亡率大幅度增加。脑梗死患者在发病急性期常需使用溶栓、抗血小板聚集等治疗恢复缺血脑组织的血液循环,同时针对高血压、感染等不同并发症进行综合治疗,患者在恢复期后需长期用药预防复发。药学监护旨在提高患者的药物治疗效果和生命质量,主要是对药物治疗问题的发现、预防和解决。针对脑梗死患者实施药学监护,关注药物治疗问题,对提高脑梗死患者的治疗效果、预防不良反应的发生、促进药物合理使用有积极的意义(表4-3)。

表 4-3 缺血性脑卒中药学监护路径

患者姓名:_____ 性别:_____ 年龄:_____ 门诊号:_____ 住院号:_____
住院日期:___年___月___日 出院日期:___年___月___日
标准住院日:10 ~ 14 d

时间	住院第1天	住院第2天	住院第 3 ~ 4 天	住院第 5 ~ 13 天	住院第14天(出院日)
主要诊疗工作	□药学问诊 □神经功能缺损评估 □溶栓治疗评估	□药学评估 □治疗方案评估	□治疗效果评估 □实验室指标监测 □制订监护计划	□并发症防治 □不良反应监测 □执行药学监护计划 □用药宣教	□健康指导 □出院用药指导 □制订随访计划

时间	住院第1天	住院第2天	住院第3～4天	住院第5～13天	住院第14天（出院日）
重点监护内容	□一般患者信息 □意识障碍情况 □语言障碍情况 □肢体瘫痪情况 □吞咽情况 □既往病史 □既往用药史 □食物、药物过敏史 □用药依从性 □有无肝肾功能不全 □溶栓后神经功能变化和出血倾向	□ABCD2评分 □CHA$_2$DS$_2$-VASc评分 □HAS-BLED评分 □栓塞风险评估 □出血风险评估 □既往病史评估 □用药依从性评估 **治疗方案评估** □抗凝 □抗血小板 □调脂 □脑保护 □保护胃黏膜 □降低颅内压 □降压 □降糖 □其他高危因素的干预	**治疗效果评估** □意识障碍情况 □语言障碍情况 □肢体瘫痪情况 □吞咽情况 **实验室监测** □血常规 □尿常规 □肝功能 □肾功能 □血脂测定 □葡萄糖测定 □凝血功能测定 □同型半胱氨酸	□卧床患者应评估其深静脉血栓发生风险，必要时给予抗凝预防治疗 □抗血小板治疗患者评估期胃肠道损伤风险，监测其胃肠道出血情况，必要时给予PPI治疗 □抗凝治疗患者监测其有无出血倾向，出血高危人群加强凝血功能监测 □华法林治疗患者每隔3～5 d监测其PT/INR □新型口服抗凝剂治疗患者肾功能不全须减量，必要时监测PT，评估其有无过量 □他汀类药物治疗患者须监测其有无肌痛、肌无力表现，监测肝功能	**健康指导** □生活起居 □饮食 **出院教育** □正确用药 □患者自我管理 □定期门诊随访 □监测凝血常规、肝肾功能、电解质

(续表)

时间	住院第1天	住院第2天	住院第 3～4天	住院第 5～13天	住院第14天 （出院日）
重点 监护 内容				□饮水呛咳、吞咽困难患者应予以管饲饮食，并做好鼻饲管给药指导 □监测有无无适应证用药现象，有无遴选药物不适宜现象、用法用量不合理等不合理用药现象 □监测有无不良药物相互作用风险存在	
病情 变异 记录	□无 □有,原因: 1. 2.	□无 □有,原因: 1. 2.	□无 □有,原因: 1. 2.	□无 □有,原因: 1. 2.	□无 □有,原因: 1. 2.
药师 签名					

张韶辉　刘剑敏

第五章

肺　栓　塞

第一节 疾病基础知识

【病因和发病机制】

1. 病因 肺栓塞是由内源性或外源性栓子阻塞肺动脉引起肺循环和右心功能障碍的临床综合征,包括肺血栓栓塞、脂肪栓塞、羊水栓塞、空气栓塞、肿瘤栓塞等,其中肺血栓栓塞症(pulmonary thromboembolism, PTE)是最常见的急性肺栓塞类型。深静脉血栓(deep venous thrombosis, DVT)是引起PTE的主要血栓来源,DVT多发于下肢或骨盆深静脉。深静脉血栓的发病机制包括三个因素,即血管内皮损伤、血液高凝状态及静脉血流瘀滞。

静脉血栓栓塞症(venous thromboembolism, VTE)包括PTE和DVT,是心血管死亡的第3个常见原因。肺栓塞(PE)是VTE最严重的临床表现,由于症状缺乏特异性,肺栓塞通常较难诊断。实际上,大部分急性肺栓塞可能没有症状,经偶然发现确诊。PE年发病率约70/1 000 000,在症状性静脉血栓栓塞的患者中约1/3表现为PE。现有流行病学模型估计,34%的患者死于突发致命性的PE,59%的患者死于生前未诊断出的PE,仅有7%的早期死亡病例在死前明确诊断出PE。

VTE是患者自身因素(长期因素)和环境因素(临时因素)相互作用的结果。6周到3个月内在一些临时或者可逆的危险因素作用下发生的VTE被认为是诱发型,其他为非诱发型。不同的易患因素有不同的相对危险度(odds ratio, OR)(表5-1)。PE也可能发生在没有任何已知易患因素的情况下。

表 5-1　VTE 易患因素危险分层

强易患因素 (OR > 10)	下肢骨折；3 个月内因心力衰竭、心房颤动或心房扑动入院；髋关节或膝关节置换术；严重创伤；3 个月内发生心肌梗死；既往 VTE；脊髓损伤
中等易患因素 (OR 2 ~ 9)	膝关节镜手术；自身免疫疾病；输血；中心静脉置管；化疗；充血性心衰或呼吸衰竭；促红细胞生成素；激素替代治疗（按配方而定）；体外受精；感染（特别是呼吸、泌尿系统感染或 HIV 感染）；炎症性肠道疾病；癌症（高危转移性疾病）；口服避孕药；脑卒中瘫痪；产后；浅静脉血栓；血栓形成倾向
弱易患因素 (OR < 2)	卧床休息 > 3d；糖尿病；高血压；高脂血症；长时间坐位（如长时间汽车或飞机旅行）；年龄增长；腹腔镜手术（如腹腔镜下胆囊切除术）；肥胖；妊娠；静脉曲张；吸烟

2. 发病机制

（1）肺血栓栓塞常继发于静脉血栓形成：栓子通常来源于下肢或骨盆深静脉，也可发生于上肢，栓子脱落后通过血流循环进入肺动脉及其分支，引起 PTE。

（2）心脏疾病引起的肺栓塞：其中心房颤动、心力衰竭、亚急性细菌性心内膜炎的栓子脱落引起 PE 的发病率最高。以右心腔血栓最多见，少数源于静脉系统。

（3）恶性肿瘤引起的肺栓塞：恶性肿瘤患者 VTE 的发生率较非肿瘤患者高 4 倍左右。具有较高 VTE 风险的肿瘤包括胰腺癌、消化系统肿瘤、肺癌、肾癌等。肿瘤患者促凝因子释放引起血液高凝状态、肿瘤相关的血管内皮损伤、长期卧床或瘤栓或肿瘤压迫引起血液瘀滞是引起 VTE 的可能机制。

（4）妊娠和分娩引起的肺栓塞：妊娠时血流动力学发生变化，血流淤滞，利于静脉血栓形成。羊水栓塞是分娩期的严重并发症，羊水中胎儿代谢物入血可引起过敏性休克，羊水栓子可阻塞肺动脉引起反射性血管痉挛，羊水栓塞严重时可引起猝死。

（5）其他因素引起的肺栓塞：引起肺栓塞的栓子还可来源于长骨骨折致脂肪栓塞、口服避孕药引起的静脉血栓，以及意外事故或减压造成的空气栓塞、异物栓塞等。

【诊断要点】

1. 临床表现　PE临床漏误诊率高达40%～100%。根据1880例PE患者的临床表现分析发现，常见症状和体征有呼吸困难（50%）、胸膜炎性胸痛（39%）、咳嗽（23%）、胸骨后胸痛（15%）、发热（10%）、咯血（8%）、眩晕（6%）、单侧肢体肿胀（24%）和单侧腿痛（6%）。

2. 实验室检查及其他检查

（1）实验室检查：急性PE不仅缺乏临床表现的特异性，实验室检查如血浆D-dimer、动脉血气分析等也缺乏特异性。

（2）其他辅助检查：辅助检查有胸部X线片、心电图、超声心动图等。肺动脉造影是诊断急性PE的金标准，多排螺旋CT、放射性核素肺通气灌注扫描也能明确诊断，但费用较高，且肺动脉造影具有侵入性，许多基层医院不具备检查条件。

【治疗原则与方法】

1. 治疗原则　根据患者病情严重程度进行危险度分层，并根据分层制订相应的治疗策略。

2. 治疗方法

（1）一般治疗：密切监测生命体征，对有焦虑和惊恐症状的患者应适当使用镇静剂，胸痛患者给予止痛治疗；有发热、咳嗽症状可对症治疗；合并高血压患者应积极控制血压；保持大便通畅，避免用力，防止血栓脱落。

（2）呼吸循环支持治疗：有低氧血症的患者采用鼻导管或面罩吸氧。合并呼吸衰竭时可使用鼻面罩无创性机械通气或经气管插管行机械通气。

（3）抗凝治疗：肺栓塞治疗的基石疗法，贯穿于疾病治疗的每一阶段。凡确诊肺栓塞的患者，如无绝对禁忌证，均应立即进行抗凝治疗。传统抗凝药物以华法林、普通肝素(UFH)和低分子量肝素(LMWH)为主,近年来出现多种新型口服抗凝药,为DVT和PE的治疗提供了更方便的选择。

(4)溶栓治疗:溶栓药物可直接或间接将纤溶酶原转变成纤溶酶,快速溶解血栓,恢复肺血流灌注,改善右心功能。因此,对于血流动力学不稳定的急性PE患者建议立即溶栓治疗。

(5)其他非药物治疗:主要有血栓清除术、经皮导管介入治疗、静脉滤器植入术等,为高危、中高危及溶栓禁忌或失败的患者提供了更多的选择。

第二节 经典案例

案例一

（一）案例回顾

【主诉】

活动性胸痛伴呼吸困难3 d，加重2 h。

【现病史】

患者，女性，48岁，身高156 cm，体重60 kg。3 d前活动时出现胸闷，伴呼吸困难，休息后可缓解。后每遇活动，症状加重，2 h前于活动中再次出现以上症状并加重，遂来我院就诊。

【既往史】

患者8个月前诊断为"功能性子宫出血"，规律服用妈富隆（去氧孕烯炔雌醇片），1片/日，治疗8个月。高血压病史5年，血压最高160/100 mmHg，曾口服硝苯地平片，近6个月自测血压不高，未服药。否认其他病史。

【社会史、家族史、过敏史】

适龄结婚，育有1男，儿子体健，否认家族性遗传病史。否认食物药物过敏史。

【体格检查】

T 36.4℃，P 107次/分，R 22次/分，BP 140/90 mmHg。口唇略发绀，双肺呼吸音粗，未闻及干湿啰音。心界不大，律齐，HR 107次/分，未闻及病理性杂音。左下肢膝以下压凹性水肿。

【实验室检查及其他辅助检查】

1. 实验室检查

（1）D-dimer：4.02 μg/mL（↑）。

（2）动脉血气分析：pH 7.45，PO_2 77.2 mmHg（↓），PCO_2 23.5 mmHg（↓）。

2. 其他辅助检查

（1）心电图：$V_1 \sim V_4$ T波倒置。

（2）超声检查：下肢静脉彩超示左侧腘静脉及胫后静脉血栓形成。

（3）CT肺动脉造影（CTPA）：左肺下叶前外侧肺动脉栓塞，右肺中下叶前段可疑肺栓塞，左右下肺动脉扩张。

【诊断】

（1）肺栓塞。

（2）左下肢深静脉血栓形成。

【用药记录】

1. 溶栓　注射用重组人尿激酶原25 mg（250万 IU）+ 0.9%氯化钠注射液100 mL 2 h微泵 q.d.（d1）；12.5 mg（250万 IU）+ 0.9%氯化钠注射液50 mL 2 h微泵 q.d.（d2）。

2. 抗凝　利伐沙班片15 mg p.o. b.i.d.（d3—7）。

3. 逆转抗凝　凝血酶原复合物1 200 IU + 0.9%氯化钠注射液100 mL iv.gtt；新鲜冰冻血浆800 mL iv.gtt（d8）。

4. 保护神经　依达拉奉注射液30 mg + 0.9%氯化钠注射液250 mL iv.gtt b.i.d.（d9—18）。

【药师记录】

入院第1天：嘱其停用去氧孕烯炔雌醇片，予尿激酶溶栓治疗；嘱患者绝对卧床，避免血栓进一步脱落。

入院第3天：患者溶栓治疗2 d，D-dimer缓慢下降（3.67 μg/mL），症状好转，提示溶栓有效，停用尿激酶，予利伐沙班抗凝治疗。

入院第5天：患者一般情况较好，无胸痛，无呼吸困难。

入院第8天：患者上午服用利伐沙班4 h后突发头痛伴右侧肢体瘫痪，BP 150/90 mmHg，行颅脑CT示左侧基底节区血肿。血凝常规示PT 20.2 s，INR 2.0，APTT 48.7 s。立即输注凝血酶原复合物1 200 IU，新鲜冰冻血浆800 mL。2 h后患者出现意识模糊，复查颅脑CT示血肿明显增大。血凝常规示PT 16.8 s，INR及APTT正常。立即行开颅血肿清除及侧脑室外引流术，术中止血顺利。当晚停用利伐沙班片。

入院第9天：患者呈浅昏迷，体温37.5 ℃，BP 140/80 mmHg，血糖8.3 mmol/L。给予依达拉奉保护神经治疗。

入院第11天：患者神志清醒，右侧偏瘫。体温37.2 ℃，BP 146/82 mmHg，血糖7.7 mmol/L。

入院第18天：患者一般情况可，右侧偏瘫，颅脑CT可见血肿吸收，予以出院。

出院带药：阿司匹林肠溶片100 mg p.o. q.d.；氯吡格雷片75 mg p.o. q.d.。

（二）案例分析

【溶栓治疗】

患者入院后予尿激酶溶栓治疗。

临床药师观点：①口服避孕药可使女性VTE风险增加，并与吸烟、肥胖、家族史、年龄等危险因素有关。根据《2018肺血栓栓塞症诊治与预防指南》，对于不伴休克或持续性低血压的中高危PE患者，建议密切观察病情变化，一旦出现临床恶化，且无溶栓禁忌，可给予溶栓治疗。该患者入院时血压140/90 mmHg，不伴有休克症状，入院后病情较平稳，因此该患者不推荐进行溶栓治疗。②常用溶栓药物有尿激酶、t-PA（阿替普酶）和r-PA（瑞替普酶）。尿激酶的用法为2万 IU/(kg·2h)，该患者体重60 kg，推荐给药剂量120万 IU/2 h，而入院第1天给药剂量为250万 IU/2 h，给药剂量过大，临床药师建议医师调整剂量，入院第2天剂量调整为125万 IU/2 h。

【抗凝治疗】

患者溶栓2 d后,开始予以利伐沙班抗凝治疗。

临床药师观点:①PE的急性期抗凝治疗为在前5～10 d应用肠道外抗凝剂,随后以华法林维持治疗,华法林起始治疗时需与肠道外抗凝剂重叠;也可选用直接口服抗凝剂(DOAC),其中达比加群酯需与肠道外抗凝剂重叠应用,利伐沙班或阿哌沙班可直接进行起始口服治疗。该患者入院时选用利伐沙班单药口服抗凝治疗,选药较合理。②利伐沙班用于PE应在初始3周内增加剂量,推荐剂量是15 mg b.i.d.,之后维持治疗的剂量是20 mg q.d.。该患者利伐沙班初始给药剂量为15 mg b.i.d.,给药剂量较合理。

【逆转抗凝治疗】

患者入院第8天突发脑出血,立即输注凝血酶原复合物1 200 IU,新鲜冰冻血浆800 mL。行开颅血肿清除及侧脑室外引流术,并停用利伐沙班。

临床药师观点:①与华法林相比,利伐沙班可显著降低颅内出血的发生率。2018年5月3日,Portola公司宣布,首个针对FXa抑制剂的特异性拮抗剂Andex Xa于美国获FDA批准,期待其在不久的将来进入中国市场。治疗利伐沙班相关性严重出血时,首先应积极停药,如最近一次利伐沙班在2 h内服用,可用活性炭吸附,如可能应手术止血,积极给予凝血酶原复合物(PCC)、新鲜冰冻血浆(FFP)止血治疗,且PCC可能对FXa抑制剂利伐沙班效果更佳。该患者于用药第6天发生颅内出血,予凝血酶原复合物1 200 IU及新鲜冰冻血浆800 mL止血,并积极行手术治疗,术后停用利伐沙班,处理较妥当。②凝血酶原复合物的使用剂量随因子缺乏程度而异,一般每千克体重输注10～20 IU,之后可根据情况再次输用。该患者体重60 kg,给药剂量为1200 IU,用法用量较合理。

【重启抗凝治疗】

患者脑出血症状控制良好后,改用阿司匹林、氯吡格雷抗栓治疗。

临床药师观点：根据美国心脏病协会/美国卒中协会（AHA/ASA）发布的最新颅内出血（ICH）治疗指南（2015版），抗凝药相关性ICH恢复口服抗凝治疗的最佳时间尚不确定，无机械性瓣膜的患者至少4周内避免口服抗凝治疗。如有指征，可在ICH发病后数天内重新开始阿司匹林治疗，但最佳时机也不清楚。该患者出院时予阿司匹林、氯吡格雷抗栓治疗，两药联合仍有较高的出血风险，可选择阿司匹林单药治疗。

（三）药学监护要点

（1）应用尿激酶期间应密切观察患者反应，如呼吸频率、心率、血压、体温、出血倾向等。

（2）应用利伐沙班期间，须严密监测患者有无出血不良反应的发生，特别注意有无便血、肉眼血尿、呕血或咯血、严重头痛、胃痛等症状。

（3）脑出血患者须密切监测血压，必要时予以降压治疗。避免血压升高促进血肿周围水肿扩大及再出血，影响预后。收缩压应控制在140 ～ 150 mmHg以下。

（4）脑出血患者应加强血糖监测并及时采取相应的处理，避免发生进一步的不可逆损害和不良预后。应将血糖控制在7.7 ～ 10.0 mmol/L。血糖超过10.0 mmol/L时可给予胰岛素，低于3.3 mmol/L时可给予10% ～ 20%葡萄糖口服或注射治疗。

案例二

（一）案例回顾

【主诉】

右下肢肿胀疼痛10 d，胸闷、喘憋1 d。

【现病史】

患者，女性，23岁，孕32周，身高165 cm，体重65 kg。10 d前坐火车8 h后出现右下肢水肿、胀痛，症状逐渐加重，1 d前出现胸闷、喘憋症状，遂来院就诊。

【既往史】

否认高血压、冠心病、糖尿病等病史,无手术外伤史。

【社会史、家族史、过敏史】

已婚,妊娠32周,否认家族性遗传病史。否认食物药物过敏史。

【体格检查】

T 37.6 ℃,P 102次/分,R 22次/分,BP 110/70 mmHg。

双肺呼吸音粗,未闻及干湿啰音,右下肢大腿根部周径较左侧长6 cm,膝关节上7 cm处周径较左侧长2 cm,右腹股沟压痛明显。

【实验室检查及其他辅助检查】

1. 实验室检查

(1)血常规: WBC 7.4×10^9/L,HGB 115 g/L,PLT 144×10^9/L。

(2)凝血功能: PT 12.40 s,APTT 38.40 s,FBG 1.830 g/L($\downarrow$),INR 1.04。

(3)D-dimer测定: 3.79 mg/L($\uparrow$)。

2. 其他辅助检查

(1)超声检查: 子宫彩超示子宫增大,无宫缩,胎心正常。下肢血管彩超示右下肢深静脉血栓形成。

(2)心电图检查: HR 102次/分,窦性心动过速。

【诊断】

(1)右下肢深静脉血栓形成。

(2)急性肺栓塞。

【用药记录】

1. 溶栓 阿替普酶100 mg 2 h持续静脉滴注(d1)。

2. 抗凝 依诺肝素钠注射液0.4 mL i.h. q12h.(d2—8)。

3. 利尿 呋塞米注射液40 mg i.v. b.i.d.(d2—3)。

4. 平喘 氨茶碱注射液0.25 g i.v. q.d.(d2—3);沙丁胺醇气雾剂1揿(100 μg)吸入,q.i.d.(d4—8)。

【药师记录】

入院第1天：嘱患者绝对卧床，防止下肢静脉血栓进一步脱落；考虑患者下肢DVT病史，入院前有明显的呼吸困难症状，肺栓塞可能性大，立即给予阿替普酶溶栓治疗；针对患者喘憋症状，予高流量吸氧，氨茶碱注射液0.25 g静脉注射给药；针对下肢水肿症状，予呋塞米注射液40 mg静脉注射给药。

入院第2天：予依诺肝素开始抗凝治疗。

入院第3天：患者自觉症状改善，下肢水肿显著缓解，药师建议停用呋塞米、氨茶碱注射液，改用沙丁胺醇气雾剂，医师采纳建议。

入院第5天：患者症状显著缓解，继续目前用药方案。

入院第8天：患者一般情况较好，无胸痛胸闷、无喘憋及呼吸困难，予以出院。

出院带药：出院后继续依诺肝素0.4 mL i.h. q12h. 抗凝治疗，产后换为口服华法林6个月抗凝治疗。

（二）案例分析

【溶栓治疗】

患者入院后立即给予阿替普酶溶栓治疗。

临床药师观点：根据《2018肺血栓栓塞症诊治与预防指南》，除非情况危急，围产期通常不建议溶栓治疗。有研究显示，阿替普酶用于妊娠患者，其并发症的风险与非妊娠人群相似，但妊娠患者使用阿替普酶的经验仍然非常有限。因此，给予溶栓治疗欠妥。

【抗凝治疗】

患者于入院第2天起应用依诺肝素抗凝治疗，用药7 d。

临床药师观点：①根据《2014 ESC急性肺栓塞诊断和管理指南》，对于无休克或低血压的妊娠患者，推荐应用LMWH抗凝治疗。需根据体重调整用药剂量，一般无须监测，但对于体重过大或肾功不全患者应监测抗 F Xa活性；由于缺乏证据，不建议使用磺达肝癸钠；新型DOAC具有潜在生殖毒性和内在出血风险，且能通过胎盘,禁用于妊娠患者;华法林能通过胎盘,孕早期(6～12周)危险性最大,可引起胚胎病变,妊娠晚期服用华法林则容易发生中枢神经系统、眼等异常。该患者入院后选用依诺肝素进行抗凝治疗,选药合理。患者体重65 kg,应按照100AxaIU(0.01 mL)/kg,q12h.即0.65 mL/次,q12h.,因此该患者依诺肝素的给药剂量不足(0.4 mL/次,q12h.)。②LMWH不易通过胎盘屏障,但全程使用肝素可能导致抗凝不足;华法林不易进入乳汁,因此产后可改用华法林抗凝治疗。出院后治疗方案合理。③对于有明确诱发危险因素的急性肺栓塞患者,推荐抗凝治疗时程为3个月。对于妊娠患者,抗凝治疗至少维持至产后6周,总疗程至少3个月。该患者于妊娠32周开始用药,LMWH抗凝8周,可在改用华法林后口服抗凝1个月,之后根据患者情况重新评估是否需要继续抗凝治疗。

【对症治疗】

患者入院后胸闷、喘憋,予以氨茶碱注射液静脉注射给药;针对下肢水肿,予以呋塞米注射液静脉注射。

临床药师观点:茶碱类能够迅速通过胎盘屏障,并在胎儿肝脏内代谢成咖啡因,引起胎儿呼吸运动的改变,但茶碱是否会导致胎儿畸形,尚缺乏数据;呋塞米也可通过胎盘屏障,动物实验表明其可致胎儿肾盂积水,也能增加流产的风险;因此,茶碱类和呋塞米不建议长期高剂量用于妊娠患者。妊娠期间使用 β_2 受体激动剂是比较安全的,且吸入式给药较好,药师建议更换为沙丁胺醇气雾剂,医师采纳建议。用药后患者症状可得到显著缓解,且无母体和胎儿的不良反应发生。患者应用呋塞米注射液2 d后水肿基本缓解,遂及时停药,较为合理。

(三)药学监护要点

(1)密切监测患者有无出血倾向,如胃肠道出血、血尿、咯血等。

(2)妊娠期用药选择需谨慎,避免使用或长期应用影响胎儿的药物。

案例三

（一）案例回顾

【主诉】

活动后胸闷气促半年余，反复一过性意识丧失 10 d。

【现病史】

患者，女性，74 岁，身高 162 cm，体重 60 kg。于半年前无明显原因下右小腿水肿，无疼痛、皮温升高，伴活动后胸闷气促。1 个月后小腿水肿消失，活动后胸闷气促持续存在。20 d 前受凉后出现鼻塞流涕，咳嗽咳痰，痰白量多，胸闷气促加重，无发热，无胸痛，无咯血，于外院就诊，行胸片示两肺纹理增多，心影增大（左室为著）。血常规示 WBC 12.39×10⁹/L，NEUT% 68.2%，HGB 170 g/L，PLT 332×10⁹/L；肾功能示 Cr 83 μmol/L；血浆 D-dimer 11.46 μg/mL。心脏彩超示右房增大，肺动脉压增高，左室肌顺应性下降；心电图示 T 波异常。给予螺内酯、托拉塞米、左氧氟沙星等口服药物治疗。服用后症状无明显减轻，10 d 前再次就诊，就诊过程中出现一过性意识丧失 3 次，四肢发凉，测血压约 120/80 mmHg，胸部 CT 示气管隆嵴下分叉处肿大淋巴结，左心室增大。血浆 D-dimer 6.95 μg/mL。给予低分子肝素钙 0.4 mL 皮下注射，丹参酮 80 mg 静脉滴注，患者自觉症状好转后回家。3 d 后复诊，复查血浆 D-dimer 16.0 μg/mL。CTPA 示双肺动脉主干远段及其分支血栓栓塞，右肺多发肺大泡，左下肺磨玻璃样影。下肢深静脉彩超示右侧股总静脉内血栓形成，双侧髂外、左侧股静脉血流通畅。今为进一步诊治来院，门诊以"肺栓塞，双肺炎"收入院。自发病来，食欲稍差，精神状态欠佳，二便正常。

【既往史】

患者高血压病史 10 余年，血压最高至 210/100 mmHg，平素服用缬沙坦 80 mg，q.d.，血压控制在（130～150）/（80～100）mmHg。2000 年不明原因贫血，血红蛋白最低至 40 g/L，曾输血治疗。否认冠心病、糖尿病史,否认肝炎、结核、传染病史,否认食物、药物过敏史,否认手术、外伤史。预防接种史不详。

【社会史、家族史、过敏史】

适龄结婚,婚后育有1女,女儿体健,否认家族性遗传病史。否认食物药物过敏史。

【体格检查】

T 38.5 ℃,P 78次/分,R 20次/分,BP 147/91 mmHg。

双肺呼吸音粗,可闻及湿啰音,无胸膜摩擦音。心前区无隆起,心尖冲动未见异常,心浊音界未见异常。右下肢髌骨下缘1 cm,周径与左下肢相差1.5 cm。

【实验室检查及其他辅助检查】

1. 实验室检查

(1)血常规: WBC 12.39×10^9/L(↑),NEUT% 68.2%,HGB 150 g/L,PLT 332×10^9/L。

(2)肾功能: CRE 83 μmol/L,eGFR 76.39 mL/min。

(3)D-dimer: 11.46 μg/mL(↑)。

(4)动脉血气分析: pH 7.43,PO_2 63.70 mmHg(↓),PCO_2 38.80 mmHg(↑)。

2. 其他辅助检查

(1)超声检查: ①心脏超声示右房增大,肺动脉压增高;②下肢静脉超声示下肢深静脉彩超示右侧股总静脉内血栓形成,双侧髂外、左侧股静脉血流通畅。

(2)胸部CT: 气管隆嵴下分叉处肿大淋巴结,左心室增大。

(3)CTPA: 双肺动脉主干远段及其分支血栓栓塞,右肺多发肺大泡。

【诊断】

(1)肺栓塞(高危组)。

(2)右股总静脉血栓栓塞症。

(3)高血压3级(极高危)。

（4）社区获得性肺炎（CAP）。

【用药记录】

1. 抗凝　那曲肝素钙注射液 0.6 mL i.h. q12h.（d1—5）；华法林钠片 2.5 mg p.o. q.n.（d1—8）；华法林钠片 1.875 mg p.o. q.n.（d10—12）。

2. 降压　缬沙坦胶囊 80 mg p.o. q.d.（d1—12）。

3. 抗感染　头孢哌酮钠舒巴坦钠注射液 3.0 g + 0.9%氯化钠注射液 250 mL iv. gtt q12h.（d1—8）。

4. 祛痰　盐酸氨溴索注射液 30 mg i.v. b.i.d.（d1—3）。

5. 退热　阿司匹林赖氨酸盐注射液 0.9 g + 0.9%氯化钠注射液 100 mL iv.gtt q.d.（d1）。

6. 保肝　多烯磷脂酰胆碱胶囊 456 mg p.o. t.i.d.（d2—7）；熊去氧胆酸胶囊 500 mg p.o. t.i.d.（d2—7）。

【药师记录】

入院第 1 天：予那曲肝素、华法林抗凝，嘱患者动作轻柔，防止出现血栓栓子再度脱落。

入院第 2 天：胸闷气促等症状缓解，咳嗽咳痰，神志清楚，精神睡眠可。肝生化示 ALT 164 U/L（↑），AST 76 U/L（↑），ALP 110 U/L，GGT 104 U/L（↑），TBIL 20.34 μmol/L（↑）。患者主诉其近日服用保健药及中药（具体不详），考虑患者为药物引起的肝损伤，予保肝治疗，嘱其停用保健药及中药。

入院第 3 天：胸闷气促症状明显好转，咳嗽咳痰减轻，一般情况可，神志清楚，精神睡眠可。T 37.2 ℃，HR 70 次/分，律齐，BP 130/80 mmHg。INR 1.4，D-dimer 7.42 μg/mL（↑）。停用氨溴索注射液。

入院第 5 天：患者自诉尿色发红。T 36.5 ℃，HR 70 次/分，律齐，BP 130/80mmHg。血常规示 WBC 5.9×10^9/L，NEUT% 75.9%，HGB 135 g/L，PLT 115×10^9/L。凝血常规示 APTT 40.4 s，FIB 3.16 g/L，PT 21.9 s，INR 1.8，TT 19 s。尿常规示潜血（+++），RBC 150/μL，WBC 0.60/HP。患者血常规、凝血功能基本正常，尿常规提示潜血（+++），

RBC 150/μL,考虑存在出血。停用那曲肝素钙注射液。

入院第7天:患者精神可,未诉特殊不适。HR 71次/分,律齐,BP 130/80 mmHg,无牙龈、皮肤出血情况,无血尿及黑便。肝生化:ALT 76 U/L,AST 40 U/L,ALP 96 U/L,GGT 45 U/L,TBIL 15.24 μmol/L;INR 2.7;D-dimer 2.05 μg/mL。停用熊去氧胆酸胶囊、多烯磷脂酰胆碱胶囊。

入院第8天:患者精神可,未诉特殊不适。HR 73次/分,律齐,BP 130/80 mmHg,无牙龈、皮肤出血情况,无血尿及黑便。INR 3.5;尿常规示潜血(+),RBC 5.26/μL,WBC 0.15/HP。停用华法林钠片、头孢哌酮钠舒巴坦钠注射液。

入院第10天:无胸闷气喘等不适,一般情况可,神志清楚,睡眠可。T 36.3 ℃,HR 71次/分,律齐,BP 125/80 mmHg。无牙龈、皮肤出血情况,无血尿及黑便。INR 1.8。给予华法林钠片 1.875 mg p.o. q.n.。

入院第12天:患者精神可,未诉特殊不适。HR 70次/分,律齐,BP 120/75 mmHg,无明显出血。复查INR 2.1;尿常规基本正常;D-dimer 0.48 μg/mL。

出院带药:缬沙坦胶囊 80 mg p.o. q.d.;华法林钠片 1.875 mg p.o. q.d.(服用6个月,出院后每周测定INR,直至INR值稳定)。

(二)案例分析

【抗感染治疗】

患者诊断CAP,予头孢哌酮钠舒巴坦钠 3 g, q12h.抗感染治疗,用药 8 d。

临床药师观点:①根据《2016中国成人社区获得性肺炎专家共识》,患者于院外发病,20 d前受凉后出现咳嗽咳痰症状;患者发热,体温38.5℃;肺部听诊可闻及湿啰音;伴有白细胞升高;肺部CT可见磨玻璃影,因此可诊断为CAP。②肺炎链球菌为老年CAP主要致病菌,但患者年龄>65岁且有基础疾病(高血压病史10余年),要考虑肠杆菌科细菌感染的可能,经验性抗感染治疗可选用青霉素类/酶抑制剂复合物，二、三代头孢菌素或其酶抑制剂复合物、头霉素类、氧头孢烯类、以上药物联合多西环素/米诺环素或大环内酯类、呼吸喹诺酮类、单用大环内酯类等。该患者选用头孢哌酮钠舒巴坦钠，为三代头孢菌素酶抑制剂复合物，且用药后患者症状明显好转，表明抗感染治疗有效，选药合理。③患者无明显肾功能异常，转氨酶、转肽酶仅轻度升高，可给予常规剂量，头孢哌酮为时间依赖性抗菌药物，应每日给药 2 ～ 3 次，因此本患者给药剂量及频次合理；根据 CAP 治疗原则，该患者感染控制体温恢复正常 72 h 后、发现血尿无缓解情况下适时停药，疗程合理。④患者有肝酶学指标改变，使用头孢哌酮钠舒巴坦钠有引起进一步肝损害的风险，应密切监测肝生化指标变化。

【抗凝治疗】

患者入院后立即开始那曲肝素联合华法林抗凝治疗。用药 5 d 后出现肉眼血尿，停用那曲肝素；入院第 8 天出现 INR 值异常升高（INR 3.5），停用华法林；入院第 10 天 INR 值恢复目标范围（INR 1.8），重新以 1.875 mg/d 开始华法林抗凝治疗；出院后继续口服华法林，疗程 6 个月。

临床药师观点：①华法林起效缓慢，通常 36 ～ 48 h 才能表现出抗凝作用。且华法林治疗起始 3 d，由于血浆抗凝蛋白细胞被抑制，可以存在短暂高凝状态，如需立即产生抗凝作用，应在开始同时应用 UFH 或 LMWH，待华法林充分发挥抗凝效果后再停用。因此两药短时间内联用是合理的。②根据《2018 肺血栓栓塞症诊治与预防指南》，华法林钠片推荐初始剂量为 3 ～ 5 mg，>75 岁和出血高危患者应从 2.5 ～ 3.0 mg 起始。该患者年龄 76 岁，华法林钠片初始剂量 2.5 mg，较合理；那曲肝素根据体重计算给药剂量，按 0.1 mL/10kg 的剂量每 12 h 给药一次，该患者体重 60 kg，给予 0.6 mL q12h.，用法用量合理。③华法林应与 LMWH 重叠使用 5 d 以上，当 INR 达到目标范围（2.0 ～ 3.0）并持续 2 d 以上时停用 LMWH，以维持 INR 值的稳定。该患者合用华法林和那曲肝素共

5 d,此时INR未达标。但患者入院第5天出现血尿,因此停用那曲肝素。④许多因素都会对华法林的抗凝效果产生影响,如食物或药物相互作用、疾病的影响、生理性或心理性的刺激、生活习惯的改变等。患者的合并药物中对华法林的药效影响较大的是头孢哌酮钠舒巴坦钠。有研究显示,头孢菌素类抗菌药物对凝血功能有一定的影响,可能机制为抑制肠道菌群影响维生素K合成及阻碍凝血因子活化。影响较明显的药物有头孢哌酮、头孢他啶、头孢曲松、头孢孟多等。人体对维生素K需要量少,肠道中的正常菌群会为人体源源不断地制造维生素K,加上饮食摄入,所以一般人不会缺乏,然而一些头孢菌素在胆汁中浓度较高,抑制肠道正常菌群,减少维生素K合成;含有N-甲基硫四氮唑(NMTT)侧链(如头孢哌酮、头孢孟多)或N-甲硫三嗪侧链(如头孢曲松)这些特征基团的药物,与谷氨酸相似,可干扰维生素K依赖性F II、F VII、F IX、F X的前体中谷氨酰残基(Glu)在肝脏中的羧化,从而使这些凝血因子的水平降低,并显著延长PT。⑤服用华法林发生严重出血时,无论INR值水平如何,停用华法林,肌内注射维生素K_1注射液5 mg,或输注新鲜冰冻血浆、凝血酶原浓缩物或重组F VII a,随时监测INR。病情稳定后需要重新评估应用华法林治疗的必要性。患者入院第5天出现肉眼血尿,属较严重的出血,此时除应停用那曲肝素外,还应停用华法林,并给予维生素K_1注射液5 mg肌内注射,随时监测INR。同时应停用对华法林抗凝效果影响较大的药物头孢哌酮钠舒巴坦钠。⑥无明确诱因的PE复发风险较高,应给予口服抗凝治疗至少3个月,用药3个月后根据复发和出血风险再次评估是否继续抗凝治疗。因此,患者出院时应建议其先口服3个月华法林,之后重新评估是否继续抗凝治疗。

【保肝治疗】

患者入院第2天发现肝功能指标异常,给予熊去氧胆酸、多烯磷脂酰胆碱保肝治疗。

临床药师观点：①患者入院后发现肝功能异常，患者无酗酒史，否认肝炎病史，且入院前自行口服保健药及中药，考虑为药物性肝损伤。患者肝功能异常以ALT升高为主，TBIL没有超过正常值的2倍，且INR < 1.5（入院第3天时INR为1.4），为轻度肝损伤。②发现药物性肝损伤应及时停用可疑的肝损伤药物，可给予N-乙酰半胱氨酸、双环醇、甘草酸制剂、水飞蓟宾等；胆汁淤积型可给予腺苷蛋氨酸、熊去氧胆酸等促进胆汁排泄。多烯磷脂酰胆碱（PCC）是保护肝细胞膜及抗炎保肝的药物，根据《2017多烯磷脂酰胆碱在肝病临床应用的专家共识》，PCC联合其他药物治疗急性DILI可获得更好的疗效，因此该药选择较合理；该患者GGT中度升高，提示有胆汁淤积的可能，选用熊去氧胆酸较合理。

（三）药学监护要点

（1）监测有无出血倾向，注意识别严重出血的症状，如呕血、便血、咯血、肉眼血尿、突发肢体麻木、口眼歪斜等。

（2）许多药物对华法林的作用有一定的影响，用药过程中须监测INR值，并进行及时的处理，避免过度抗凝或抗凝失败。

（3）肝功能异常可能影响华法林的抗凝作用，因此肝功能损伤的患者应密切监测INR，当INR > 1.5时应暂停使用华法林或减少华法林初始剂量。

案例四

（一）案例回顾

【主诉】

左乳腺癌术后3月余，胸痛伴下肢水肿1周。

【现病史】

患者，女性，64岁，身高160 cm，体重60 kg。4个月前发现左乳头凹陷，无疼痛，无发热，无红肿热痛，无橘皮样变，无酒窝征，诊断为"左乳腺癌"。3个月前全麻下行左乳腺癌改良根治术，术后病理：肿物1.5 cm × 1.5 cm × 1.5 cm，（左乳）非特殊型浸润性乳腺癌Ⅱ～Ⅲ级。术后1个月始行4周期AC-T方案,具体用药:盐酸表柔比星70 mg iv.gtt(d1～2),环磷酰胺1.1 g iv.gtt(d1);每周期21 d。化疗过程顺利。1周前患者出现咳嗽、咳痰、胸痛,院外应用阿莫西林,症状未见好转,为进一步诊治来我院就诊。

【既往史】

高血压病史10余年,血压最高达220/100 mmHg。现规律口服氨氯地平5 mg/d,比索洛尔2.5 mg/d,血压可控制于130/80 mmHg左右;6个月前诊断为冠心病,现规律口服曲美他嗪早晚各20 mg,阿司匹林100 mg/d;心动过速病史30余年,具体不详;10年前于外院行阑尾切除术;否认糖尿病,否认肝炎、结核史,否认外伤、输血史。

【社会史、家族史、过敏史】

出生于原籍,久居于本地,否认疫区、疫水接触史,已绝经;否认家族遗传病史;否认食物、药物过敏史。

【体格检查】

T 36.5 ℃,P 82次/分,R 20次/分,BP 130/90 mmHg。

全身皮肤、黏膜、巩膜无黄染,未见瘀点、瘀斑,无肝掌及蜘蛛痣,颈部、锁骨上、腋窝浅表淋巴结未触及肿大。颈软,气管居中,双颈静脉无怒张,甲状腺未触及肿大。双颈部、锁骨上及腋窝未触及肿大淋巴结。胸廓对称,未见异常隆起及凹陷。左乳缺如,可见15 cm手术瘢痕,愈合良好。双肺呼吸音粗,可闻及散在湿啰音。

【实验室检查及其他辅助检查】

1. 实验室检查

(1)血常规:WBC 1.96×10^9/L(↓)、NEUT 1.09×10^9/L(↓)、LYM 0.46×10^9/L(↓)、RBC 2.96×10^{12}/L(↓)、HGB 88 g/L(↓)、PLT 107×10^9/L(↓)。

(2)D-dimer测定:2.05 μg/mL↑。

(3)肝生化:AST 12.73 U/L(↓)、ALB 34.56 g/L(↓)。

(4)动脉血气分析:PCO_2 47.40 mmHg(↑)、PO_2 34.20 mmHg

（↓），已报危急值。

（5）肾功能、电解质、血糖（空腹）、肿瘤标志物等未见明显异常。

2. 其他辅助检查

（1）超声检查：下肢静脉彩超示右股静脉血栓形成；双髂静脉未见异常。

（2）CTPA：左肺下叶前基底段肺动脉、右肺下叶肺动脉及其分支肺动脉栓塞。

【诊断】

（1）肺内感染。

（2）左乳腺非特殊型浸润性乳腺癌改良根治术后 Ⅲ c 期 $pT_1N_3M_0$ 骨转移。

（3）高血压3级（极高危）。

（4）右股静脉血栓。

（5）肺栓塞。

【用药记录】

1. 改善骨髓抑制　人粒细胞集落刺激因子注射液（G-CSF）150 μg i.h. q.d.（d1—3）。

2. 改善贫血　生血宝口服液 15 mL p.o. t.i.d.（d5—9）。

3. 肺内感染　左氧氟沙星注射液 0.5 g iv.gtt q.d.（d1—7）。

4. 抗凝　依诺肝素 6 000 IU i.h. q12h.（d1—9）；华法林钠片 2.5 mg p.o. q.d.（d1—5）、3.75 mg p.o. q.d.（d6—9）。

【药师记录】

入院第1天：1周前患者出现咳嗽、咳痰、胸痛，院外应用阿莫西林，症状未见好转，较前加重，入院后予左氧氟沙星经验性抗感染治疗；静脉彩超示右股静脉血栓形成，肺动脉CTA示左肺下叶前基底段肺动脉、右肺下叶肺动脉及其分支肺动脉栓塞，嘱患者绝对卧床，予依诺肝素 6 000 IU、华法林钠片 2.5 mg 抗凝治疗；患者 WBC 1.96×10^9/L（↓）、NEUT 1.09×10^9/L（↓）、LYM

$0.46 \times 10^9/L(\downarrow)$、RBC $2.96 \times 10^{12}/L(\downarrow)$、HGB 88 g/L($\downarrow$)、PLT $107 \times 10^9/L(\downarrow)$,予 G-CSF 改善骨髓抑制治疗。

入院第3天:患者一般情况可,胸痛较前缓解,D-dimer 1.57 μg/mL,较前明显下降。WBC $4.68 \times 10^9/L$、NEUT $3.05 \times 10^9/L$、RBC $3.11 \times 10^{12}/L$、HGB 94 g/L,G-CSF治疗有效,继续目前治疗方案。INR 1.24。

入院第5天:复查血常规,WBC $10.09 \times 10^9/L$、NEUT $7.65 \times 10^9/L$、RBC $3.42 \times 10^{12}/L$、HGB 104 g/L,骨髓抑制已完全纠正,但患者仍存在贫血,予生血宝口服液纠正贫血,停用 G-CSF。INR 1.34。

入院第6天:复查 INR 1.38,将华法林钠片剂量调整为 3.75 mg。

入院第7天:患者一般情况较好,咳嗽咳痰好转,肺部听诊未闻及干湿啰音。停用左氧氟沙星注射液。

入院第9天:患者胸闷、胸痛、喘憋较前明显缓解,D-dimer 0.48 μg/mL,持续下降至正常范围,办理出院。患者 INR 1.58,华法林仍未达标,考虑患者依从性较差,出院予利伐沙班抗凝治疗。

出院带药:利伐沙班片 15 mg p.o. b.i.d.(3周后改为 20 mg p.o. q.d.);生血宝口服液 15 mL p.o. t.i.d.。

(二)案例分析

【抗感染治疗】

患者入院后诊断"肺内感染",予左氧氟沙星抗感染治疗,疗程 7 d。

临床药师观点:根据《2016中国成人社区获得性肺炎诊断和治疗指南》,在确定诊断和合理病原学检查后,选择恰当的抗感染药物和给药方案,开始初始经验性抗菌治疗。由于患者于院外应用阿莫西林,因此未进行病原学检查。对于需要住院的 CAP 患者,推荐单用 β-内酰胺类或联合多西环素、米诺环素/大环内酯类或单用呼吸喹诺酮类,与联合用药相比,单用呼吸喹诺酮类不良反应少,且不需要皮试。通常轻中度 CAP 的抗感染治疗的疗程为 5～7 d,重症及伴有肺外并发症的患者可适当延长抗感染疗程。该患者入院后选用左氧氟沙星,治疗后症状明显好转,治疗有效,疗程7 d,用药较合理。

【抗凝治疗】

患者入院后静脉彩超示右股静脉血栓形成,CTPA示肺栓塞,予依诺肝素、华法林抗凝治疗,出院时华法林仍未达标,患者依从性较差,改为利伐沙班抗凝治疗。

临床药师观点:VTE是肿瘤的重要并发症之一,发生率为4%~20%,也是导致肿瘤患者死亡的原因之一。肿瘤患者发生VTE的风险比非肿瘤患者高7倍左右。肿瘤分期、肿瘤病种、组织学类型及D-dimer对肿瘤相关的VTE均有不同程度的影响。《2015中国肿瘤相关静脉血栓栓塞症预防与治疗指南》推荐,肿瘤患者发生VTE应立即开始抗凝治疗,急性期首选LMWH,长期用药也可采用华法林,未提及DOAC的使用;根据美国《2017NCCN癌症相关性静脉血栓栓塞性疾病指南》,对于拒绝使用或有充分理由避免使用LMWH的患者,VTE急性期可选用DOAC替代方案,包括阿哌沙班和利伐沙班,慢性管理可选用阿哌沙班、达比加群酯、依度沙班及利伐沙班;而《2018肺血栓栓塞症诊治与预防指南》对于合并恶性肿瘤的PE患者,仍不推荐DOAC。治疗性抗凝应至少3~6个月,之后综合考虑恶性肿瘤的疗效、VTE复发风险及出血风险等因素进行后续抗凝治疗的评估。患者入院后予依诺肝素联合华法林抗凝治疗,出院后服用利伐沙班,选药较合理;治疗性抗凝应至少3~6个月,之后综合考虑恶性肿瘤的疗效、VTE复发风险及出血风险等因素进行后续抗凝治疗的评估,因此疗程合理。

(三)药学监护要点

(1)初次使用G-CSF应监测患者一般情况,发生过敏反应时须及时处理;使用过程中应定期复查血象,观察中性粒细胞变化情况。

(2)依诺肝素联合华法林给药可能增加出血风险,用药期间须注意观察是否有出血的发生。

案例五

（一）案例回顾

【主诉】

反复活动后胸闷、气喘2年，加重1周。

【现病史】

患者，男性，70岁，体重65 kg。2年前无明显诱因出现体力劳动或爬坡后胸闷、气喘，休息后上述症状好转，体力活动轻度受限。近1周上述症状有所加重，偶有咳嗽、头晕，曾有1次晕厥，现为求进一步诊治来院就诊。

【既往史】

既往有高血压病史10余年，最高血压160/90 mmHg，平时不规律口服美托洛尔治疗。慢性肾功能不全病史5年，未规律服药。否认冠心病、糖尿病史，否认肝炎、结核、传染病史。否认食物、药物过敏史，否认手术、外伤史。预防接种史不详。

【社会史、家族史、过敏史】

无特殊家族史，无其他遗传性疾病史；无毒物、粉尘、放射性物品接触史；已婚。自诉青霉素、头孢菌素过敏史，否认其他食物、药物过敏史。

【体格检查】

T 36.0 ℃，P 100次/分，R 18次/分，BP 144/58 mmHg。

双肺呼吸音粗，可闻及散在细湿性啰音，无胸膜摩擦音。心浊音界向左下扩大，HR 100次/分，律齐，主动脉瓣听诊区可闻及Ⅲ/6级舒张期叹气样杂音，无心包摩擦音，水冲脉及毛细血管征阳性。

【实验室检查及其他辅助检查】

1. 实验室检查

（1）血常规：WBC 10.9×10^9/L，RBC 4.54×10^{12}/L，HGB 144 g/L，PLT 314×10^9/L，NEUT% 65.5%。

（2）肝生化：ALT 12 U/L，AST 18 U/L，ALP 58 U/L，GGT 16 U/L。

（3）肾功能：CRE 192 μmol/L（↑），URE 8.7 mmol/L，eGFR 40 mL/min（↓）。

2. 其他辅助检查

（1）心脏彩超：主动脉瓣轻度狭窄（33 mmHg）伴重度关闭不全（12.7 mL），二尖瓣轻中度关闭不全（4～6 mL），三尖瓣中度关闭不全（8.1 mL），左右心房增大（左心房 81 mL、左心室 127 mL、右心房 57 mL），左心室肌增厚（室间隔 1.3 mL、左心室后壁 1.2 cm），EF 68%，FS 38%。

（2）CTPA 检查：两肺动脉分支多发栓塞。

【诊断】

（1）退行性瓣膜病：主动脉瓣狭窄伴重度关闭不全；二尖瓣轻中度关闭不全；三尖瓣中度关闭不全；心功能 III 级。

（2）慢性肾功能不全：CKD 3 期。

（3）肺栓塞。

【用药记录】

1. 润肠通便　乳果糖口服液 15 mL p.o. t.i.d.（d3—7）。

2. 强心利尿　多巴酚丁胺注射液 60 mg + 0.9%氯化钠注射液 14 mL pump t.i.d.（d1—3）；呋塞米片 40 mg p.o. t.i.d.（d1—16）；螺内酯片 20 mg p.o. t.i.d.（d1—16）。

3. 祛痰平喘　盐酸氨溴索注射液 30 mg + 硫酸特布他林注射液 0.5 mg + 0.9%氯化钠注射液 5 mL 雾化吸入 t.i.d.（d1—10）。

4. 预防应激性溃疡　奥美拉唑注射液 40 mg + 0.9%氯化钠注射液 100 mL iv.gtt q.d.（d1—5）；雷尼替丁胶囊 150 mg p.o. q.d.（d6—19）

5. 抗凝　肝素钠注射液 5 000 IU i.h. b.i.d.（d1—15）；华法林钠片 2.5 mg（d1—8）；3.125 mg（d9—16）p.o. q.d.。

【药师记录】

入院第 1 天：患者精神状态一般，自觉有痰不易咳出。予多巴酚丁胺强心和呋塞米利尿治疗；盐酸氨溴索、硫酸特布他林雾化吸入祛痰平喘；予肝素钠、华法林抗凝治疗。

入院第3天：患者主诉腹胀，大便未解，BP 131/56 mmHg，INR 1.1。予乳果糖口服液润肠通便。

入院第6天：患者一般情况较平稳，尿量2 650 mL，BP 131/56 mmHg，PLT 303 × 10⁹/L，INR 1.4。停用奥美拉唑注射液，改用雷尼替丁口服。

入院第9天：患者一般情况可，精神睡眠饮食较前明显改善，尿量2 100 mL，BP 126/52 mmHg，P 98次/分，INR 1.6，PLT 307 × 10⁹/L。将华法林钠片剂量调整为3.125 mg。

入院第10天：患者一般情况较好，无咳嗽咳痰，肺部呼吸音粗，未闻及湿啰音。BP 120/50 mmHg。停用氨溴索、特布他林。

入院第13天：患者精神可，无特殊不适主诉，排便正常。INR 2.0，已达目标范围。

入院第14天：患者情况可，未诉特殊不适。PLT 305 × 10⁹/L。

入院第15天：患者无胸闷气短等不适，一般状况可。INR 2.3，停用肝素钠注射液。

入院第17天：复查INR 2.5。患者一般情况较好，办理出院。嘱其出院继续口服华法林钠片3.125 mg，并监测INR，直至达到目标范围。

出院带药：华法林钠片3.125 mg p.o. q.d.（服用至少3个月后复诊）；呋塞米片20 mg p.o. b.i.d.；螺内酯片20 mg p.o. b.i.d.。

（二）案例分析

【调节肠胃功能治疗】

患者入院第3天主诉排便困难，给予乳果糖口服液改善排便，15 mL t.i.d.。

临床药师观点：乳果糖主要通过渗透作用增加结肠内容量，从而刺激结肠蠕动，保持大便通畅，缓解便秘。因此，乳果糖用于便秘或临床需要保持软便的情况时，用法用量为每日30 mL，在早餐时一次服用，效果优于分次服用。

【抗凝治疗】

患者入院时给予肝素钠、华法林抗凝治疗；用药8 d后INR仍未达标，将华法林钠片剂量增加0.625 mg，用药4 d后INR达到目标范围，继续合用肝素钠、华法林钠片2 d后停用肝素钠，单用华法林抗凝治疗；出院后嘱患者用药3周后复查。

临床药师观点：①PE患者应尽早启动抗凝治疗，预防早期死亡和VTE复发。急性期应在前5～10 d应用肠道外抗凝剂，包括UFH、LMWH及磺达肝癸钠。随后可选择华法林维持治疗，华法林起始治疗需与肠道外抗凝剂重叠；也可选用DOAC，如达比加群酯、利伐沙班等。LMWH、磺达肝癸钠及DOAC在重度肾功能不全（CrCL < 30 mL/min）的患者应禁用，普通肝素可用于重度肾功能不全患者。该患者入院时Cr 192 μmol/L，经计算，其CrCL为29 mL/min，属重度肾功能不全，选用肝素钠联合华法林，抗凝方案较合理。②当INR超过目标范围，可升高或降低原剂量的5%～20%，调整剂量后注意监测INR。患者应用华法林8 d后INR值未达标，增量0.625 mg，用药4 d后INR达到目标范围，剂量调整较合理。③肠道外抗凝剂应在INR达标并维持至少2 d后停用，因此肝素钠停药时机较合理。④无明确诱因的PE患者复发风险较高，应给予至少3个月的口服抗凝治疗，之后根据复发和出血风险再次评估是否继续抗凝治疗。该患者出院后用药3个月后复诊，疗程合理。

【预防应激性溃疡治疗】

患者入院后给予奥美拉唑注射液，用药5 d后改为雷尼替丁胶囊口服，预防应激性溃疡。

临床药师观点：该患者无胃炎、胃溃疡等病史，入院时无消化道症状，应用奥美拉唑主要目的是预防应激性溃疡。根据《2015应激性溃疡防治专家建议》，在严重创伤、危重疾病或严重心理疾病等应激状态下，可发生急性胃肠道病变，对于具有应激性溃疡危险因素的患者可进行预防性用药。应激性溃疡的危险因素包括严重颅脑、颈脊髓外伤,严重烧伤,严重创伤,各种困难、复杂的手术,脓毒症,多脏器功能障碍综合征,休克,心、肺、脑复苏后,严重心理应激,脑血管意外,凝血机制障碍,原有消化道溃疡或出血病史,大剂量使用糖皮质激素或非甾体抗炎药,急性肝肾衰竭,急性呼吸窘迫综合征,器官移植等。常用的预防应激性溃疡的药物包括PPI、H_2受体拮抗剂、抗酸药、胃黏膜保护剂。PPI是首选药物,推荐以标准剂量静脉滴注,每12 h给药1次,至少连续3 d,当患者病情稳定后可改为口服给药。该患者无应激性溃疡的高危因素,因此应用奥美拉唑不合理。

(三)药学监护要点

(1)同时应用两种抗凝药可显著增加出血风险,用药期间需密切监测患者有无出血倾向。

(2)肝素钠可能引起HIT,应在用药第3 ~ 5天复查血小板,长期应用需在第7 ~ 10天和第14天复查血小板,若出现血小板迅速或持续降低>50%或血小板低于100×10^9/L应及时停药。

(3)许多药物对华法林有一定的影响,如患者服用螺内酯可显著降低华法林的抗凝作用,因此,在合并使用多种药物或增减药物时,应密切监测患者的PT和INR。

第三节　主要治疗药物

一、抗凝治疗

1. 常用抗凝治疗方案　急性PE患者标准抗凝疗程为至少3个月。急性期治疗为在前5～10 d应用肠外抗凝，随后或同时开始口服维生素K拮抗剂，与肝素类重叠使用5 d以上，当INR达到目标范围（2.0～3.0）并持续2 d以上时，停用肝素类药物；也可以应用DOAC重叠治疗，或直接使用DOAC起始口服治疗，或在应用肝素类1～2 d后换用DOAC。

2. 常用抗凝治疗药物

急性PE患者常用肠道外抗凝剂见表5-1，常用口服抗凝剂见表5-2。

表 5-1 急性肺栓塞主要肠道外抗凝剂

名称	适应证	用法用量	禁忌证	注意事项及特点
普通肝素	防止血栓形成或栓塞性疾病(如心肌梗死,血栓性静脉炎,肺栓塞等);DIC	给予负荷剂量 2 000 ~ 5 000 IU或80 IU/kg静脉注射,继之以18 IU/(kg·h)持续静脉滴注	对肝素过敏,有自发出血倾向者,血液凝固迟缓者(如血友病,紫癜,血小板减少),溃疡病,创伤,产后出血及严重肝功能不全者禁用	半衰期短,抗凝效应容易监测,可迅速被鱼精蛋白中和,可用于严重肾功能不全(CrCL<30 mL/min)的患者(CrCL<30 mL/min);严重肥胖患者;若在使用肝素,需在较长时间使用肝素,第7~10天和第14天复查血小板计数
那曲肝素	预防静脉血栓栓塞性疾病;治疗已形成的深静脉血栓,伴或不伴有肺栓塞	86 IU/kg或171 IU/kg i.h. q12h.	对本品或赋形剂过敏;有使用那曲肝素发生血小板减少的病史;与止血异常有关的活动性出血或出血风险的增加;可能引起出血风险的器质性损伤;急性感染性心内膜炎;CrCL<30 mL/min	发生大出血和HIT风险较肝素低;一般无须常规监测;肝功能不全者应予特别注意
依诺肝素		1.0 mg/kg i.h. q12h. 或1.5 mg/kg i.h. q.d.		

（续表）

名称	适应证	用法用量	禁忌证	注意事项及特点
达肝素	治疗急性深静脉血栓；预防急性肾衰竭或慢性肾功能不全者进行血液透析和血液过滤期间体外循环系统中的凝血	100 IU/kg i.h. q12h. 或200 IU/kg i.h. q.d.	对本品或其他肝素类过敏；急性胃十二指肠溃疡和脑出血；严重的凝血系统疾病；脓毒性心内膜炎；中枢神经系统、眼部及耳部新损伤或施行手术；因为可增加出血风险，进行急性深静脉血栓治疗的患者不宜进行局部麻醉或腰椎穿刺	发生大出血和HIT风险较低；一般无须常规监测；肝功能不全者应予特别注意
磺达肝癸钠	预防及治疗静脉性血栓栓塞	2.5 mg i.h. q.d.	对本品或赋形剂成分过敏；具有临床意义的活动性出血；急性细菌性心内膜炎；CrCL <20 mL/min	发生HIT较罕见；一般无须监测；轻中度肝功能异常者无须调整剂量，严重肝功能损害应慎用

表 5-2 急性肺栓塞主要口服抗凝剂

名称	适应证	用法用量	禁忌证	注意事项及特点
华法林	预防及治疗深静脉血栓形成及肺栓塞；预防心梗后继发肺栓塞并发症(脑卒中或体循环栓塞)；预防心房颤动、心脏瓣膜病或人工瓣膜置换术后引起的血栓栓塞并发症(脑卒中或体循环栓塞)	用于肺栓塞：起始剂量3~5mg p.o. b.i.d.，>75岁和出血高危患者应从2.5~3mg开始；抗凝治疗目标INR范围为2.0~3.0	妊娠；出血倾向；严重肝损害及肝硬化；未经治疗或不能控制的高血压；近期颅内出血或有颅内出血倾向；中枢神经系统或眼部手术；胃肠道或泌尿道出血倾向；感染性心内膜炎；对华法林或辅料过敏者	用药期间注意观察牙龈出血、鼻出血、咯血、便血、泌尿道出血、月经量多、皮肤紫癜等，严重出血必要时输全血、血浆或浓缩血小板复合物或静脉注射维生素K
利伐沙班	预防静脉血栓形成；治疗成人深静脉血栓形成，降低血栓复发和肺栓塞的风险；降低非瓣膜性房颤患者脑卒中和全身性栓塞的风险；预防静脉血栓栓塞	前3周15mg p.o. b.i.d.；之后20mg p.o. q.d.	对活性成分或辅料过敏的患者；有临床明显活动性出血的患者；具有大出血显著风险的病灶或病情；禁用任何其他抗凝剂的伴随治疗；伴有凝血异常和临床相关出血风险的肝病患者；妊娠期及哺乳期妇女	可与食物同服，也可以单独服用；密切观察患者有无鼻出血、牙眼出血、胃肠道、泌尿道出血、血细胞红蛋白或血细胞比容；避免联用吡咯类抗真菌药物或HIV蛋白酶抑制剂
阿哌沙班		第一周10mg p.o. b.i.d.；之后5mg p.o. b.i.d.		
达比加群酯		110mg或150mg p.o. b.i.d.		

二、溶栓治疗

1. 常用溶栓治疗方案　溶栓治疗比单纯抗凝治疗能更快地恢复肺血流灌注，更快地降低肺动脉压力和肺血管阻力，改善右心室功能。通常对于出现休克或持续性低血压的血流动力学不稳定的高危患者建议行溶栓治疗。溶栓治疗的时间窗一般定为14 d以内，但鉴于可能存在血栓的动态形成过程，对溶栓的时间窗不作严格规定。

2. 常用溶栓治疗药物　见表5-3。

表 5-3　肺栓塞常用溶栓治疗药物

名称	用法用量	溶栓禁忌证	溶栓时间窗	注意事项
尿激酶	2万IU/(kg·2h)，静脉滴注	(1) 绝对禁忌证：结构性颅内疾病；出血性脑卒中病史；3个月内缺血性脑卒中；活动性出血；近期脑或脊髓手术；近期头部骨折性外伤或头部损伤；出血倾向（自发性出血）	溶栓治疗的时间窗一般定为14 d以内，但鉴于可能存在血栓的动态形成过程，对溶栓的时间窗不作严格规定	(1) 溶栓前常规检查血常规、血型、APTT、肝肾功能、动脉血气、超声心动图、胸片、心电图等，作为溶栓后资料对比判断疗效
阿替普酶	50～100 mg持续静脉滴注2 h，体重<65 kg总剂量不超过1.5 mg/kg	(2) 相对禁忌证：收缩压>180 mmHg；舒张压>110 mmHg；近期非颅内出血；近期侵入性操作；近期手术；3个月以上缺血性脑卒中；口服抗凝治疗（如华法林）；创伤性心肺复苏；心包炎或心包积液；糖尿病视视网膜病变；妊娠；年龄>75岁。对于致命性高危PE，绝对禁忌证被视为相对禁忌证		(2) 备血，签署知情同意。(3) 使用尿激酶溶栓期间勿同时使用普通肝素。(4) 溶栓结束后，每2～4 h测定APTT，水平低于基线值的2倍（或<80 s）时开始规范的肝素治疗
瑞替普酶	18 mg(10 MU)溶于0.9%氯化钠注射液静脉注射>2 min，30 min后重复注射18mg；或18mg溶于50 mL0.9%氯化钠注射液静脉泵入2 h			

第四节 案例评述

一、临床药学监护要点

(一)抗凝治疗

肺栓塞是由内源性或外源性栓子阻塞肺动脉引起肺循环和右心功能障碍的临床综合征,最常见的栓子为血栓,而深静脉血栓是最常见的血栓来源。抗凝治疗是肺栓塞的基础治疗,可提高患者生存率,降低VTE的复发率。在抗凝治疗过程中,应对抗凝药物的启动时间、抗凝药物的选择和剂量调整、抗凝治疗的时限等方面进行药学监护。

1. 抗凝药物的启动时间 初始抗凝治疗方案有两种,一是同时应用肠道外抗凝剂和华法林,两者重叠使用至少5 d以上,当INR达到目标范围(2.0～3.0)并持续2 d以上时,停用肠道外抗凝剂,继以华法林维持治疗;二是应用DOAC替代华法林,其中达比加群酯和依度沙班需联合肠道外抗凝剂应用,利伐沙班和阿哌沙班可作为单药治疗。

2. 抗凝药物的选择和剂量调整

(1)肠道外抗凝剂:可选用UFH、LMWH、磺达肝癸钠、阿加曲班和比伐卢定。①UFH:具有半衰期短、抗凝效应容易监测、可迅速被鱼精蛋白中和的优点,推荐用于直接再灌注、严重肾功能不全(CrCL < 30 mL/min)或重度肥胖患者。用药期间需根据

APTT调整剂量,达到充分抗凝的目的,避免增加血栓复发率。但UFH发生大出血和HIT的风险显著高于LMWH和磺达肝癸钠。②LMWH:包括那曲肝素、依诺肝素、达肝素等。这类药物均按体重给药,用药期间须监测血小板计数,严重肾功能损害(CrCL < 30 mL/min)患者禁用。③磺达肝癸钠:选择性FⅩa抑制剂,发生HIT罕见,用药期间无须监测;清除随体重减轻而降低,体重< 50 kg的患者慎用;严重肾功能不全(CrCL < 30 mL/min)患者禁用,中度肾功能不全(CrCL为30 ~ 50 mL/min)应减量50%。④阿加曲班:是一种凝血酶抑制剂,可逆地与凝血酶活性部位结合。在肝脏代谢,严重肝功能障碍的患者应慎用。可应用于HIT或怀疑HIT的患者。⑤比伐卢定:为直接凝血酶抑制剂,通过直接并特异性抑制凝血酶活性而发挥抗凝作用,作用短暂(半衰期25 ~ 30 min)而可逆,可应用于HIT或怀疑HIT的患者。对于肾功能损伤患者需减少剂量。

(2)口服抗凝剂:

1)华法林钠片:初始给药剂量3 ~ 5 mg, > 75岁和出血高压患者应从2.5 ~ 3 mg起始;根据INR调整华法林钠片给药剂量,将INR控制在2.0 ~ 3.0。第1周至少测3次INR,之后3周至少每周1次,INR达标并稳定(连续两次测定在目标范围内)后,每4周查一次INR;严重肝功能损害患者应禁用,肾功能损害患者血清游离华法林增加,结合患者其他伴随疾病可使华法林效果增加或减少,需根据INR值确定给药剂量。

2)DOAC:利伐沙班、阿哌沙班、达比加群酯等用于VTE的临床疗效不劣于华法林,且严重出血事件显著减少,有更高的安全性。利伐沙班和阿哌沙班可作为单药治疗,利伐沙班在初始3周、阿哌沙班在初始1周须增加剂量;依度沙班和达比加群须联合肠道外抗凝剂;严重肾功能不全患者禁用DOAC。

3. 抗凝治疗的时限　PE患者抗凝治疗的目的是预防静脉血栓栓塞事件的复发。大部分患者应用华法林,DOAC用于治疗的剂量高于预防剂量，且价格昂贵，因此临床应用有限；肿瘤患者应用LMWH治疗PE的有效性和安全性均优于华法林；大部分患者需抗凝治疗至少3个月，研究证据表明更长时间的抗凝治疗（6个月或12个月）与治疗3个月相比，VTE复发率无显著差异；对于再次发生的不明原因的PE患者建议长期抗凝治疗。

（二）溶栓治疗

急性PE的溶栓治疗可迅速溶解血栓，恢复肺血流灌注，改善右心室功能，降低病死率和复发率。溶栓治疗的药学监护包括溶栓适应证和禁忌证、溶栓时间窗的把握、溶栓方案及监测指标等。

1. 溶栓适应证及禁忌证

（1）溶栓适应证：根据患者是否出现休克或持续性低血压，将急性PE分为高危组、中危组和低危组。对于血流动力学不稳定的高危患者，推荐迅速启动溶栓治疗；中危组的溶栓治疗是否能进一步降低患者的病死率和VTE的复发率，目前存在较大争议，普遍认为伴有右心功能不全的患者应建议溶栓治疗；低危组单纯抗凝治疗，不主张溶栓治疗。

（2）溶栓禁忌证：

1）绝对禁忌证：结构性颅内疾病；出血性脑卒中病史；3个月内缺血性脑卒中；活动性出血；近期脑或脊髓手术；近期头部骨折性外伤或头部损伤；出血倾向（自发性出血）。

2）相对禁忌证：SBP>180 mmHg；DBP>110 mmHg；近期非颅内出血；近期侵入性操作；近期手术；3个月以上缺血性脑卒中；口服抗凝治疗（如华法林）；创伤性心肺复苏；心包炎或心包积液；糖尿病视网膜病变；妊娠；年龄>75岁。对于致命性高危PE，绝对禁忌证被视为相对禁忌证。

2. 溶栓时间窗　一般定为14 d以内，但鉴于可能存在血栓的动态形成过程,对溶栓的时间窗不作严格规定。

3. 溶栓治疗药物及监测指标

(1)溶栓治疗药物:目前常用的溶栓药物有链激酶、尿激酶、阿替普酶(t-PA)和瑞替普酶(r-PA)。

1)链激酶:25万IU负荷剂量,给药时间30 min,继以10万IU/h维持12 ~ 24 h;快速给药300万IU静脉滴注2 h。

2)尿激酶:2万IU/kg,持续静脉滴注2 h。

3)阿替普酶:50 ~ 100 mg持续静脉滴注2 h,或0.6 mg治疗15 min(最大剂量50 mg),体重<65 kg的患者总剂量不超过1.5 mg/kg。尿激酶和t-PA溶栓12 h疗效相当,但t-PA能更快溶解血栓,改善血流动力学,降低早期死亡率,故可作为首选。

4)瑞替普酶:国内唯一的第3代特异性溶栓药。18 mg(10 MU)溶于生理盐水,静脉注射>2min,30 min后重复注射18 mg;或18 mg溶于50 mL0.9%氯化钠注射液静脉泵入2 h。

(2)溶栓注意事项及监测指标:

1)溶栓前行常规检查,作为溶栓后对比判断溶栓疗效的资料,包括血常规、血型、APTT、肝肾功能、动脉血气、超声心动图、胸片、心电图等。

2)使用尿激酶:不可与UFH同时使用,用药期间密切观察生命体征和出血倾向,至少每4 h记录1次。出现过敏或出血立即停药,按出血情况补充新鲜全血纤维蛋白原<100 mg/dL,伴出血倾向者补充新鲜冰冻血浆或冷沉淀物,不宜用右旋糖酐和羟乙基淀粉。

3)使用阿替普酶:是否停用肝素无特殊要求;溶栓结束后,当APTT值低于正常上限两倍时,给予(或再次给予)肝素。

4)溶栓治疗结束后,应每2 ~ 4 h测定1次APTT,当其水平<正常值的2倍,即应重新开始规范的抗凝治疗。

5)考虑到溶栓相关的出血风险,溶栓治疗结束后,可先应用UFH抗凝,再切换到LMWH、磺达肝癸钠或利伐沙班等,更为安全。

二、常见用药错误归纳与要点

1. 抗凝治疗不规范

（1）抗凝药物选择不合理：抗凝药物分为肠道外抗凝剂和口服抗凝剂。对于高中度可疑 PE 的患者应及时开始应用肠道外抗凝剂，并尽早给予口服抗凝药，如 VKA、DOAC 中的达比加群酯和依度沙班，而利伐沙班和阿哌沙班可单独口服用于 PE，无须联合肠道外抗凝剂。针对特殊人群，抗凝药物则应根据具体情况来选择，如妊娠患者应根据孕周选择对胎儿影响较小的抗凝药物、妊娠患者不宜使用 DOAC、严重肾功能不全患者不宜应用 LMWH 及 DOAC 等。

（2）用法用量不合理：一部分肠道外抗凝剂，如 LMWH、UFH 应根据体重及肾功能调整剂量，不能根据用药经验随意确定给药剂量；华法林推荐初始剂量为 3～5 mg，>75 岁和出血高危患者应从 2.5～3.0 mg 起始；PE 急性期应用利伐沙班、阿哌沙班时需在前 3 周（利伐沙班）或前 7 d（阿哌沙班）增加给药剂量，之后给予维持剂量。

（3）抗凝治疗疗程不合理：目前对于 PE 的疗程推荐为至少 3 个月，6 个月或 12 个月的抗凝治疗并不能降低 PE 的复发率，且长期抗凝有增加大出血的风险。对于无明确诱发因素的急性 PE，在抗凝治疗 3 个月后应根据复发和出血风险决定是否继续抗凝治疗。

2. 溶栓治疗不规范

（1）溶栓无适应证：血流动力学不稳定的高危患者应迅速启动溶栓治疗，伴有右心功能不全的中危组患者建议溶栓治疗；低危组患者抗凝治疗即可。妊娠患者除非情况危急，否则不推荐溶栓治疗。

（2）溶栓药物剂量不合理：链激酶和尿激酶需根据体重调整

给药剂量,避免给药剂量不足使溶栓不充分或给药过量引起出血。

3. 抗菌药物与抗凝药物的相互作用未重视　　大部分抗菌药物由于其能够抑制肠道菌群,影响维生素K的合成,阻碍凝血因子的活化,从而对凝血功能有一定的影响,易引起出血。因此在应用对凝血功能影响较大的抗菌药物,尤其是联合应用抗凝药物时,须监测患者的凝血酶原时间,及时调整给药剂量,必要时补充维生素K,避免严重出血的发生。

4. 预防应激性溃疡用药不规范　　根据《2015应激性溃疡防治专家建议》,具有以下一项高危情况的患者应使用预防药物:机械通气超过48 h;凝血机制障碍(INR > 1.5, PLT < 50×10⁹/L 或 APTT > 正常值2倍);原有消化道溃疡或出血病史;严重颅脑、颈脊髓外伤;严重烧伤(烧伤面积 > 30%);严重创伤、多发伤;各种困难、复杂的手术;急性肾衰竭或急性肝衰竭;ARDS;休克或持续低血压;脓毒症;心脑血管意外;严重心理应激,如精神创伤、过度紧张等。部分病例无指征预防用药,用药适宜性问题须加以重视,避免PPI的滥用。

第五节　规范化药学监护路径

　　急性PE通常症状隐匿且缺乏特异性，临床症状多种多样，近年来尽管其病死率呈下降趋势，但误诊率、漏诊率仍较高。因此需要结合临床表现及辅助检查进行快速准确的诊断，并尽早进行规范化抗凝和（或）溶栓治疗（表5-4）。

表 5-4　急性肺栓塞药学监护路径

适用对象：诊断为急性PE的患者

患者姓名：_____　性别：_____　年龄：_____　门诊号：_____　住院号：_____

住院日期：___年___月___日　　出院日期：___年___月___日

标准住院日：7～9 d

时间	住院第1天	住院第2天	住院第3天	住院第4～8天	住院第9天（出院日）
主要诊疗工作	□药学问诊（附录1） □抗栓方案选择及确定 □用药重整	□药学评估（附录2） □药历书写（附录3）	□抗栓方案分析 □完善药学评估 □制订监护计划 □抗栓及其他药物宣教	□医嘱审核 □疗效评价 □不良反应监测 □用药注意事项 □依从性评价 □生活方式教育	□药学查房 □完成药历书写 □出院用药教育

第五章 肺栓塞

时间	住院第1天	住院第2天	住院第3天	住院第4～8天	住院第9天（出院日）
重点监护内容	□一般患者信息 □出血风险评估 □药物相互作用审查 □其他药物治疗相关问题	□基本情况评估 □既往病史评估 □用药依从性评估 **抗栓风险和矛盾** □缺血风险 □抗栓出血 **风险** □肝肾功能 □胃肠功能 □皮肤改变 □神经功能 **损伤** □过敏体质 □其他	**抗凝方案** □溶栓方案 □辅助用药	**病情观察** □参加医生查房，注意病情变化 □药学独立查房，观察患者药物反应，检查药物治疗相关问题 □查看检查、检验报告指标变化 □检查患者用药情况 □药师记录 **监测指标** □症状 □注意观察体温、血压、体重、心率等 □凝血常规 □肝肾功能 □电解质	**治疗评估** □血栓栓塞症状 □出血症状 □凝血指标 □其他并发症 □既往疾病 **出院教育** □正确用药 □生活方式教育 □患者自我管理 □定期门诊随访 □监测凝血常规、肝肾功能、电解质
病情变异记录	□无 □有， 原因： 1. 2.	□无 □有， 原因： 1. 2.	□无 □有， 原因： 1. 2.	□无 □有， 原因： 1. 2.	□无 □有， 原因： 1. 2.
药师签名					

吴　思

第六章

深静脉血栓

第一节 疾病基础知识

【病因和发病机制】

深静脉血栓形成（deep venous thrombosis, DVT）是指血液在深静脉内不正常凝结，阻塞静脉腔，导致静脉回流障碍。多见于下肢。急性期血栓脱落可引起肺动脉栓塞（pulmonary embolism, PE），后期则因血栓形成后综合征（post-thrombotic syndrome, PTS），严重者显著影响生活质量甚至导致患者死亡。

1. 病因　DVT的病因主要是患者存在某些特定的危险因素。危险因素包括原发性因素和继发性因素。

（1）原发性因素：抗凝血酶缺乏、蛋白C缺乏、先天性异常纤维蛋白原血症、F V莱顿突变（活化蛋白C抵抗）、高同型半胱氨酸血症、纤溶酶原缺乏、抗心磷脂抗体阳性、异常纤溶酶原血症、纤溶酶原激活物抑制剂过多、蛋白S缺乏、凝血酶原 *20210A* 基因突变、F XII缺乏及F VII、F IX、F XI增高。

（2）继发性因素：髂静脉压迫综合征、血小板异常、损伤或骨折、手术与制动、脑卒中、瘫痪或长期卧床、长期使用雌激素、高龄、恶性肿瘤、化疗患者、中心静脉留置导管、肥胖、下肢静脉功能不全、心肺功能衰竭、吸烟、长时间乘坐交通工具、妊娠/产后、口服避孕药、克罗恩病、狼疮抗凝物、肾病综合征、人工血管或血管腔内移植物、血管高凝状态（红细胞增多症、瓦氏巨球蛋白血症、骨髓增生异常综合征）、VTE病史、重症感染。

2. 发病机制　DVT的发病机制主要是三方面，分别是静脉壁损伤、血流缓慢和血液高凝状态。

（1）静脉壁损伤：可造成血管内皮脱落及内膜下层胶原裸露，引起多种具有生物活性的物质释放，启动内源性凝血系统，同时伴有静脉壁电荷改变，导致血小板的聚集和黏附，最终形成血栓。

（2）血流缓慢：见于长期卧床、术中、术后肢体制动，久坐不动等。此时因静脉血流缓慢，在瓣窦内形成涡流，促成血栓形成。

（3）血液高凝状态：见于妊娠、产后、晚期肿瘤、大手术或创伤后、长期服用避孕药、有明显家族史的患者等。多伴随凝血因子含量增加、抗凝血因子活性降低，导致血管内异常凝结形成血栓。

【诊断要点】

1. 临床表现　DVT主要表现为患肢的突然肿胀、疼痛、软组织张力增高；活动后加重，抬高患肢可减轻，静脉血栓部位常有压痛。发病1～2周后，患肢可出现浅静脉显露或扩张。血栓位于小腿肌肉静脉丛时，Homans征和Neuhof征呈阳性（患肢伸直，足突然背屈时，引起小腿深部肌肉疼痛，为Homans征阳性；压迫小腿后方，引起局部疼痛，为Neuhof征阳性）。

严重的下肢DVT患者可出现股白肿甚至股青肿。股白肿为全下肢明显肿胀、剧痛，股三角区、腘窝、小腿后方均有压痛，皮肤苍白，伴体温升高和心率加快。股青肿是下肢DVT最严重的情况，由于髂股静脉及其侧支全部被血栓堵塞，静脉回流严重受阻，组织张力极高，导致下肢动脉痉挛，肢体缺血；临床表现为患肢剧痛，皮肤发亮呈青紫色、皮温低伴有水疱，足背动脉搏动消失，全身反应强烈，体温升高；如不及时处理，可发生休克和静脉性坏疽。

静脉血栓一旦脱落，可随血流进入并堵塞肺动脉，引起PE的临床表现。

DVT慢性期可发生血栓形成后综合征，主要症状是下肢肿胀、疼痛（严重程度随时间的延长而变化），体征包括下肢水肿、色素沉着、湿疹、静脉曲张，严重者出现足靴区的脂性硬皮病和溃疡。

2. 实验室检查及其他辅助检查

（1）实验室检查：血浆 D-dimer 测定。D-dimer 是纤维蛋白复合物溶解时产生的降解产物，敏感性较高，特异性差，可用于急性 VTE 的筛查、特殊情况下 DVT 的诊断、疗效评估、VTE 复发的危险程度评估。

（2）其他辅助检查：

1）彩色多普勒超声检查：临床应用广泛，是 DVT 诊断的首选方法，敏感度、准确性均较高，适用于对患者的筛查和监测。在超声检查前，按照 DVT 诊断的临床特征评分，可将患有 DVT 的临床可能性分为高度、中度、低度。如连续两次超声检查均为阴性，对于低度可能的患者可以排除诊断，对于中高度可能的患者，建议行血管造影等影像学检查。

2）CT 静脉成像：主要用于下肢主干静脉或下腔静脉血栓的诊断，准确性较高，联合应用 CT 双下肢静脉成像（CTV）及 CT 肺动脉造影检查，可增加 VTE 的确诊率。

3）MRI 静脉成像：能准确显示髂静脉、股静脉、腘静脉血栓，但不能满意地显示小腿静脉血栓。无须使用造影剂。尤其适用于孕妇，注意有固定金属植入物及心脏起搏器植入者不可实施此项检查。

4）静脉造影：上行性静脉造影是诊断深静脉血栓形成的经典金标准，其能提供静脉系统的客观解剖学和血流动力学评估。下行性静脉造影可用于评估静脉瓣膜关闭不全。然而，静脉造影费用较高且有创，同时造影也可能有较小的概率诱发深静脉血栓形成和其他造影剂相关并发症，目前，临床上已逐步用超声检查来部分代替静脉造影。

【治疗原则与方法】

1. 治疗原则

（1）症状性 DVT：位于腘静脉、股静脉或髂静脉的近端下肢血栓，若无抗凝的禁忌证，则无论是否存在症状，都需要抗凝治疗。

大多数症状性孤立性远端DVT患者，一般情况下如果出血风险较低，则需要抗凝。

（2）无症状DVT：对于近端DVT患者，没有症状，即偶然发现的DVT也需要进行抗凝治疗；对于远端DVT无症状患者，在监测期间，证实DVT蔓延至近端静脉或向近端静脉蔓延的患者或有蔓延至近端静脉风险的患者支持抗凝治疗。

2. 治疗方法

（1）早期DVT的治疗：

1）抗凝治疗：抗凝是DVT的基本治疗，可抑制血栓蔓延、有利于血栓自溶和管腔再通，从而减轻症状、降低PE发生率和病死率。但是单纯抗凝不能有效消除血栓、降低PTS发生率。药物包括普通肝素、低分子量肝素、维生素K拮抗剂、直接FⅡa抑制剂、FXa抑制剂等。

早期DVT非肿瘤患者，建议直接使用新型口服抗凝药物（如利伐沙班），或使用低分子量肝素联合维生素K拮抗剂，在INR达标且稳定24 h后，停低分子量肝素。早期DVT肿瘤患者，建议首选低分子量肝素抗凝，也可以使用维生素K拮抗剂或新型口服抗凝药物。高度怀疑DVT者，如无禁忌，在等待检查结果期间，可先抗凝治疗，然后根据确诊结果决定是否继续抗凝。有肾功能不全的患者建议使用普通肝素、直接FXa抑制剂。

2）溶栓治疗：药物溶栓包括溶栓药物（如尿激酶、瑞替普酶、替奈普酶等）和降纤药物（常用巴曲酶）。

A. 溶栓治疗的适应证：急性近端DVT（髂静脉、股静脉、腘静脉）；全身状况好；预期生命 > 1年和低出血并发症的危险。

B. 溶栓治疗的禁忌证：①溶栓药物过敏；②近期（2～4周）有活动性出血，包括严重的颅内、胃肠、泌尿道出血；③近期接受过大手术、活检、心肺复苏、不能实施压迫的穿刺；④近期有严重的外伤；⑤严重难以控制的高血压（血压 > 160/110 mmHg）；⑥严重的肝肾功能不全；⑦细菌性心内膜炎；⑧出血性或缺血性脑卒中病史者；⑨动脉瘤、主动脉夹层、动静脉畸形患者；⑩年龄＞75岁和妊娠者慎用。

3）手术取栓：清除血栓的有效治疗方法，可迅速解除静脉梗阻。

4）机械血栓清除术：经皮机械性血栓清除术（PMT）主要是采用旋转涡轮或流体动力的原理打碎或抽吸血栓，从而达到迅速清除或减少血栓负荷、解除静脉阻塞的目的。

5）合并髂静脉狭窄或闭塞的处理：髂静脉狭窄或闭塞在DVT的发病中起重要作用，在经导管动脉内溶栓（CDT）或手术取栓后，对髂静脉狭窄可以采用球囊扩张、支架置入等方法予以解除，以利于减少血栓复发、提高中远期通畅率、减少PTS的发生。对于非髂-下腔静脉交界处的狭窄或闭塞，支架的置入建议以病变部位为中心，近端不进入下腔静脉。对于髂-下腔静脉交界处的病变，控制支架进入下腔静脉的长度（1 cm以内）。

6）下腔静脉滤器：可以预防和减少PE的发生，由于滤器长期置入可导致下腔静脉阻塞和较高的深静脉血栓复发率等并发症，为减少这些远期并发症，建议首选可回收或临时滤器，待发生PE的风险解除后取出滤器。

对单纯抗凝治疗的DVT患者，不推荐常规应用下腔静脉滤器，对于抗凝治疗有禁忌或有并发症，或在充分抗凝治疗的情况下仍发生PE者，建议置入下腔静脉滤器。对于下列情况可以考虑置入下腔静脉滤器：①髂静脉、股静脉或下腔静脉内有漂浮血栓；②急性DVT，拟行CDT、PMT或手术取栓等血栓清除术者；③具有急性DVT、PE高危因素的行腹部、盆腔或下肢手术的患者。

7）压力治疗：血栓清除后，患肢可使用间歇加压充气治疗或弹力袜，以预防血栓复发。

（2）DVT的长期治疗：DVT患者需长期行抗凝等治疗以防止血栓蔓延和（或）血栓复发。

1）抗凝治疗：根据DVT发生的原因、部位、有无肿瘤等情况，DVT的长期抗凝时间不同。《深静脉血栓形成的诊断和治疗指南

（第三版）》推荐一：对于不伴有肿瘤的下肢DVT或PE，继发于手术或一过性危险因素的初发DVT患者，抗凝治疗3个月；无诱因的首次近端DVT或PE、复发的VTE患者抗凝3个月后，建议延长抗凝治疗。推荐二：伴有肿瘤的下肢DVT或PE，推荐低分子量肝素治疗，抗凝3个月后，建议延长抗凝治疗。

抗凝治疗的强度及药物选择：维生素K拮抗剂（如华法林）、FXa抑制剂、直接凝血酶抑制剂等对预防DVT复发有效。不伴有肿瘤的下肢DVT或PE患者，前3个月的抗凝治疗推荐新型口服抗凝药物（如利伐沙班等）或维生素K拮抗剂。伴有肿瘤的下肢DVT或PE，前3个月的抗凝治疗，推荐低分子量肝素。3个月以后，需要延长抗凝治疗的下肢DVT或PE，无须更换抗凝药物。

2）其他治疗：静脉活性药包括黄酮类、七叶皂苷类等。黄酮类（如地奥司明）具有抗炎、促进静脉血液回流、减轻患肢肿胀和疼痛的作用，从而改善症状。七叶皂苷类（如马栗种子提取物）具有抗炎、减少渗出、增加静脉血管张力、改善血液循环、保护血管壁等作用。

类肝素抗栓药物，如舒洛地特，有硫酸艾杜黏多糖和硫酸皮肤素两个主要成分，有较强的抗血栓作用，同时具有保护内皮、抗血小板和抗炎作用。

3）物理治疗：间歇气压治疗（又称循环驱动治疗），可促进静脉回流，减轻淤血和水肿，是预防深静脉血栓形成和复发的重要措施。弹力袜治疗在预防PTS发生率、静脉血栓复发率等方面的作用有待进一步验证。

对于慢性期患者，建议服用静脉活性药物，有条件者可使用肢体循环驱动治疗。

第二节 经典案例

案例一

(一)案例回顾

【主诉】

左下肢肿胀20年,加重半年。

【现病史】

患者,女性,40岁,身高160 cm,体重81 kg。患者20年前外伤后出现左小腿肿胀不适,此后症状持续,时重时轻,久站久走后肿胀加重,伴沉重、酸胀感,无其他伴随症状。患者曾于外院多次就诊,行药物治疗(具体自述不详),3年前行左锁骨下静脉手术治疗,效果不佳。半年前自觉患肢肿胀加重,1个月前出现左小腿外侧疼痛不适,外院行下肢静脉超声示左下肢股总静脉近段闭塞。现为进一步治疗收入我院。自发病来,患者精神进食可,二便无异常。体重无明显变化。

【既往史】

3年前行左侧锁骨下静脉手术治疗,否认高血压、糖尿病等。

【社会史、家族史、过敏史】

无。

【体格检查】

T 36.4 ℃,P 60次/分,R 20次/分,BP 120/80 mmHg。

四肢活动自如,无畸形,无下肢静脉曲张、杵状指(趾),关节正常,下肢水肿,左下肢明显肿胀,未见皮疹、溃疡,触诊左侧肢体皮温稍高,左下肢轻度压痛;左侧足背动脉减弱,右侧正常。双侧股动脉搏动正常。左侧深静脉通畅试验阳性。

【实验室检查及其他辅助检查】

1. 实验室检查

(1)血常规:WBC 6.96×10^9/L,NEUT% 55.1%,RBC 4.33×10^{12}/L,HGB 132 g/L,PLT 292×10^9/L。

(2)凝血常规:PT 12.6 s,APTT 30.4 s,INR 0.95,TT 16 s,FIB 2.01 g/L,D-dimer 0.41 mg/L。

(3)生化常规:ALT 24 U/L,AST 16 U/L,ALP 49.00 U/L,GGT 26 U/L,UA 547.00 μmol/L(↑),CRE 52.4 μmol/L,Na 134 mmol/L(↓)。

(4)尿常规:RBC 170.6 μL(↑),BACT 1747.1 μL(↑),BD 66/μL(↑)。

2. 其他辅助检查 下肢血管彩超:左下肢股总静脉近端闭塞。

【诊断】

下肢深静脉血栓形成。

【用药记录】

1. 活血 注射用血栓通(冻干)450 mg + 0.9%氯化钠注射液 250 mL iv.gtt q.d.(d1—15);银杏叶提取物注射液20 mL + 0.9%氯化钠注射液250 mL iv.gtt q.d.(d1—15)。

2. 抗血小板 阿司匹林肠溶片 100 mg p.o. q.d.(d1—15)。

3. 抗凝 依诺肝素钠注射液6 000 IU i.h. q12h.(d6—15);华法林钠片3 mg p.o. q.n.(d8—10)、4.5 mg p.o. q.n.(d11—15)。

【药师记录】

入院第1天:详细询问患者病史,患者外院下肢血管彩超提示左下肢股总静脉近端闭塞。目前考虑患者左下肢深静脉血栓形成后遗症,给予活血药物注射用血栓通、银杏叶提取物注射液,抗血小板药物阿司匹林肠溶片,完善相关辅助检查,择期行左下肢静脉造影。

入院第5天:患者今日局麻下行下肢静脉造影术。术中见左侧髂静脉内管腔狭窄,行瓦氏试验见股静脉重度反流至膝关节水平,术中经过顺利。

入院第6天:患者今日局麻下行左侧髂骨静脉球囊扩张支架植入术,在髂静脉置入VENA支架(14~140 mm),远端置入WALLSTENE(12~90 mm),应用12 mm球囊行充分扩张后,造影见髂静脉管腔通畅,加压包扎后安返病房,予依诺肝素钠抗凝、阿司匹林抗血小板治疗。

入院第7天:术后第1天,患者一般情况可,穿刺点敷料清洁固定,左下肢肿胀较前无明显变化,皮温正常,左侧股动脉及足背动脉搏动可,肌力及肌张力正常。

入院第8天:术后第2天,患者一般情况可,穿刺点少量渗血,左下肢肿胀较前无明显变化,皮温正常,左侧股动脉及足背动脉搏动可,肌力及肌张力正常。鼓励患者多下床活动,今日抗凝治疗依诺肝素钠基础上重叠应用华法林钠片3 mg p.o. q.n.。

入院第11天:术后第4天,患者一般情况可,穿刺点无渗血,复查凝血常规PT 14.8 s,APTT 35.4 s,INR 1.17,TT 15 s,FIB 3.8 g/L,D-dimer 0.39 mg/L,今晚华法林钠片剂量加至4.5 mg。

入院第15天:术后第8天,患者术后恢复较好,复查凝血常规PT 20 s(↑),INR 1.72(↑),目前患者无明显不适,可以出院继续口服华法林治疗,3 d后复查凝血常规。

出院带药:阿司匹林肠溶片100 mg p.o. q.d.;华法林钠片4.5 mg p.o. q.n.。

(二)案例分析

【抗血小板治疗】

患者择期进行血管造影,围术期应用阿司匹林抗血小板治疗。

临床药师观点:患者20年前外伤后出现小腿肿胀不适,期间间断发作,半年来自觉肿胀加剧,2017年5月5日下肢血管彩超示左下肢股总静脉近端闭塞。患者病程较长,目前不能判断患者血栓新鲜或陈旧,而静脉造影准确率高,可以有效判断有无血栓、血

233

栓部位、范围、形成时间和侧支循环情况。患者择期进行静脉造影。患者围术期和手术后应用阿司匹林抗血小板治疗,减少金属支架上血小板的附着,术后长期抗凝,加用抗血小板药物可增强抗凝效果。但患者术前尿中红细胞增多,术后依诺肝素和华法林重叠治疗期间联用阿司匹林增加出血倾向,临床药师建议,可暂停阿司匹林肠溶片给药,停用依诺肝素后再加用阿司匹林肠溶片。

【抗凝治疗】

评估患者术后穿刺点出血量,术后第1天应用依诺肝素钠抗凝,术后第2天重叠华法林钠片3 mg抗凝治疗,3 d后复查凝血常规INR 1.17,华法林钠片加量至4.5 mg,3 d后复查凝血常规,INR升至1.72,此时重叠时间已经超过5 d,停用依诺肝素钠,患者出院带药为4.5 mg华法林钠片并嘱3 d后复查凝血常规。

临床药师观点:根据《深静脉血栓形成的诊断和治疗指南(第三版)》,DVT患者需长期抗凝等治疗以防止血栓蔓延和(或)血栓复发,维生素K拮抗剂(如华法林)对预防DVT的复发有效,中等强度(INR 2.0 ~ 3.0)的抗凝治疗是目前临床采用的标准。髂静脉支架成形术通常将髂静脉扩张到12 ~ 14 mm。附着于支架的少量血小板并不足以闭塞管腔,而其后衍生的主要由纤维蛋白和红细胞组成的"红色"血栓或混合血栓会使髂静脉完全闭塞。因此在髂静脉支架成形术后,抑制纤维蛋白网形成的香豆素类口服抗凝药物仍然应作为术后长期口服抗凝治疗的主要药物。根据《华法林抗凝治疗的中国专家共识》2013版,若需要快速抗凝,先用普通肝素或低分子量肝素治疗。之后,开始华法林钠及同时延续普通肝素或低分子量肝素治疗最少5 ~ 7 d直至INR在目标范围内2 d以上,停用普通肝素或低分子量肝素。建议可通过基因多态性监测来帮助进行华法林钠片初始剂量的选择和后续剂量的调整。患者术前尿中红细胞、细菌增多,应用抗凝药物之前应鉴别患者尿中红细胞超出正常值的原因。华法林钠、依诺肝素钠合并使用影响血小板药物阿司匹林可能导致药效学相互作用和严重出血并发症。应用抗凝药物后应复查患者尿常规,需评估抗凝与出血之间的获益与风险。

【增加血管活性治疗】

患者围术期和术后应用增加静脉血管活性药物银杏叶提取物注射液和注射用血栓通(冻干)。

临床药师观点:黄酮类(银杏叶提取物注射液)具有抗炎、促进静脉血液回流、减轻患肢肿胀和疼痛的作用,从而改善症状,七叶皂苷类[注射用血栓通(冻干)]具有抗炎、减少渗出、增加静脉血管张力、改善血液循环、保护血管壁等作用。其中注射用血栓通(冻干)说明书中明确规定连续给药不得超过15 d,患者应用术前术后共应用15 d后停药,给药合理。

(三)药学监护要点

(1)注意监测血常规、肝肾功能和凝血功能。

(2)记录患者双腿腿围变化情况。

(3)密切监测患者尿常规中红细胞、血、细菌数目变化情况。

(4)密切观察有无皮下淤血、胃肠道出血、黑便等症状的发生。

案例二

(一)案例回顾

【主诉】

左下肢肿胀疼痛4 d。

【现病史】

患者,女性,28岁,身高158 cm,体重62 kg。14 d前因"剖宫产"术后下地活动减少,长期卧床。自4 d前出现左侧大腿凹陷性肿胀伴疼痛,当时未明确诊治。近日肿胀逐渐加重,范围扩大,累及左侧小腿和左足,行走时有明显疼痛,自觉左侧大腿皮温稍低。超声示左下肢深静脉(股总静脉、股浅静脉、腘静脉)血栓形成,现为进一步治疗收入院。自发病来,无发热、胸闷、气短、咳嗽、咯血,患者精神进食可,二便无异常。体重无明显变化。

【既往史】

否认高血压、糖尿病史,否认心脏病、脑血管疾病史,否认神经精神疾病史,否认肝炎史、结核史、疟疾史,预防接种史不详,2004年在当地医院曾做阑尾切除术,2010年、2017年在当地医院行剖宫产术,否认外伤史、输血史,无食物过敏史。

【社会史、家族史、过敏史】

适龄结婚,育有2女,配偶子女健康状况良好。月经初潮13岁,月经周期不规则,月经量中等,颜色正常。无血块、无痛经,现处于产褥期。家族史:父母患冠心病,一般状况尚可,未发现血栓家族性遗传病史。曾有头孢类药物皮试过敏史(具体药物不详)。

【体格检查】

T 37.0 ℃,HR 80次/分,R 20次/分,BP 120/80 mmHg。

下肢静脉曲张:左侧无,右侧无。肿胀:左下肢明显肿胀,测量双下肢周径,膝下10 cm左侧较右侧周径长4 cm,踝上左侧较右侧长2 cm。皮疹无。溃疡无。皮温:左侧肢体皮温正常;右侧肢体皮温正常。压痛:左下肢轻度压痛。足背动脉搏动:左侧减弱;右侧正常。股动脉搏动:左侧足背动脉搏动明显减弱,右侧正常。

【实验室检查及其他辅助检查】

1.实验室检查

(1)血常规:WBC 10.61×10^9/L(↑),NEUT% 82%(↑),LYM% 13.3%(↓),HGB 95 g/L(↓)。

(2)凝血八项:FDP 95.11 μg/mL(↑),FIB 1.86 g/L(↓)。

(3)尿常规:WBC、RBC高,BACT 417.9/μL(↑)。

2.其他辅助检查 超声示左下肢深静脉(股总静脉、股浅静脉、腘静脉)血栓形成。

【诊断】

(1)下肢深静脉血栓形成。

(2)剖宫产术后。

【用药记录】

1. 抗凝 患者入院后应用依诺肝素钠注射液 6 000 IU i.h. q12h.(d1—12)。

2. 活血 注射用七叶皂苷钠 10 mg i.v. q.d.(d1—12),银杏达莫注射液 30 mL i.v. q.d.(d1—12),出院给予利伐沙班片 15 mg p.o. b.i.d. 和马栗种子提取物 800 mg p.o. b.i.d.。

3. 补铁 给予琥珀酸亚铁片 200 mg p.o. b.i.d.(d3—12)。

【药师记录】

入院第 1 天:使用依诺肝素 6 000 IU q12h.抗凝,银杏达莫注射液、七叶皂苷钠改善静脉循环。

入院第 3 天:加用弹力袜(患者入院时 HGB 95 g/L,入院第 3 天查 HGB 90 g/L,考虑产后缺铁性贫血,给予琥珀酸亚铁 200 mg p.o. b.i.d.治疗)。

入院第 8 天:患者下肢肿胀程度减轻,饮食、睡眠可,未诉其他不适。继续使用依诺肝素抗凝,银杏达莫注射液、七叶皂苷钠改善静脉,嘱休息时抬高患肢。

入院第 12 天:患者恢复良好,办理出院。

出院带药:利伐沙班片 15 mg p.o. b.i.d.;马栗种子提取物 800 mg p.o. b.i.d.。

(二)案例分析

【抗凝治疗】

本例患者住院期间应用低分子量肝素 6 000 IU i.h. q12 h.,不需常规根据 APTT 调整剂量,出血不良反应少,HIT 发生率低于普通肝素。临床按体重给药,100 U/kg i.h. q12 h.,患者 62 kg,给予 6 000 IU q12h.抗凝剂量合理。

出院选用新型口服抗凝药利伐沙班治疗下肢深静脉血栓,符合抗凝治疗的适应证,方案选择合理,用法用量正确;说明书建议治疗 DVT,降低急性 DVT 复发和 PE 的风险:急性 DVT 的初始治疗推荐剂量是前 3 周 15 mg b.i.d.,之后维持治疗及降低 DVT 复发和PE风险的剂量是20 mg q.d.。

临床药师观点：根据《深静脉血栓形成的诊断和治疗指南（第三版）》，对于早期深静脉血栓，抗凝是基本治疗方法，有效的抗凝可抑制血栓蔓延、有利于血栓自溶和管腔再通，从而减轻症状、降低PE发生率和病死率。本例患者青年女性，患者有剖宫产术后长期卧床史，4 d前急性起病，出现左侧下肢肿胀伴疼痛，且逐渐加重，无法正常行走，专科检查见左下肢凹陷性肿胀，有轻压痛，左侧足背动脉搏动明显减弱，下肢血管彩色超声检查提示下肢深静脉（股总静脉、股浅静脉、腘静脉）血栓形成。根据患者症状、体征、检查可诊断为下肢深静脉血栓。指南推荐药物包括普通肝素、低分子量肝素、维生素K拮抗剂、直接F Ⅹa抑制剂、F Ⅱa抑制剂等。

【增加血管活性治疗】

银杏达莫注射液：为复方制剂，其组分为每支含银杏总黄酮4.5～5.5 mg、双嘧达莫1.8～2.2 mg。适用于预防和治疗冠心病、血栓栓塞性疾病。银杏黄酮属于银杏叶提取物，它能够增加脑血管血液流量，改善脑血管血液循环功能，保护脑细胞，扩张冠状动脉，预防心绞痛及心肌梗死，预防血栓形成。双嘧达莫属于磷酸二酯酶抑制剂，主要用于抗血小板聚集，用于预防血栓形成。

注射用七叶皂苷钠：是从七叶树科植物天师栗的干燥成熟种子中提取的一种含酯键的三萜皂苷，主要用于脑水肿、创伤或手术所致肿胀，也用于静脉回流障碍性疾病。

临床药师观点：患者应用低分子量肝素的同时应用了两种血管活性药物（银杏达莫注射液、注射用七叶皂苷钠），需要密切关注患者的出凝血情况，及时复查凝血指标。

（三）药学监护要点

（1）患者剖宫产术后合并深静脉血栓，有血栓脱落发生肺栓塞的风险，注意监测患者血压、氧合、心电图、体征等变化，注意观察静脉血栓的情况,特别是下肢深静脉血栓相关的症状和体征。

(2)出凝血的监测:密切监测患者凝血指标,提醒患者注意有无血肿、注射部位瘀斑、鼻出血、牙龈出血、黑便等情况。

(3)长期用药须监测肝肾功能。

案例三

(一)案例回顾

【主诉】

左小腿局部红肿1周余。

【现病史】

患者,男性,87岁,身高170 cm,体重60 kg。患者2周前以肺部感染入中医肺病科住院治疗,1周前患者左下肢输液处可见皮肤色红6 cm×2 cm,摸之皮温不高,予多磺酸黏多糖乳膏外敷、马栗种子提取物口服。下肢静脉超声示双下肢深静脉血流通畅,左小腿局部大隐静脉增宽、内充满稍高回声,有血栓可能。下肢动脉超声示双下肢动脉粥样硬化伴右侧股总动脉斑块形成。经心外科会诊后,诊断为"左下肢静脉血栓形成"。现为进一步治疗收入院。自发病来,患者精神进食可,二便无异常。体重无明显变化。

【既往史】

脑梗死9年,目前遗留右侧偏身不利、言语不利症状。高血压病40余年,最高达170/80 mmHg,目前口服盐酸咪达普利1片q.d.,血压控制在(120 ~ 130)/(70 ~ 80)mmHg。冠心病病史40余年,房颤15年,目前口服单硝酸异山梨酯缓释片60 mg q.d.,盐酸曲美他嗪20 mg t.i.d.,匹伐他汀2 mg q.n.。心脏起搏器植入术后,口服利伐沙班抗凝。否认糖尿病史,否认神经精神疾病史,否认肝炎史、结核史、疟疾史,预防接种史不详,否认外伤史、输血史,无食物或药物过敏史。

【社会史、家族史、过敏史】

适龄结婚,育有4女。女儿体健。父母已故,家族有心脑血管疾病,无药物过敏史。

【体格检查】

T 36.6 ℃,HR 81次/分,R 20次/分,BP 140/78 mmHg。

下肢静脉曲张:左侧无,右侧无。肿胀:左下肢明显肿胀。皮疹:无。溃疡:无。皮温:左侧肢体皮温正常,右侧肢体皮温正常。压痛:左下肢轻度压痛。足背动脉搏动:左侧正常,右侧正常。股动脉搏动:左侧正常,右侧正常。深静脉通畅试验(Perthes试验):左侧正常,右侧正常。交通静脉瓣膜功能试验(Pratt试验):左侧正常,右侧正常。

【实验室检查及其他辅助检查】

1. 实验室检查　WBC 6.25×10^9/L,NEUT 3.45×10^9/L,NEUT% 55.3%,RBC 4.63×10^{12}/L,HGB 143 g/L,PCT 0.32 ng/mL。

2. 其他辅助检查

(1)下肢静脉超声:双下肢深静脉血流通畅,左小腿局部大隐静脉增宽、内充满稍高回声,有血栓可能。

(2)下肢动脉超声:双下肢动脉粥样硬化伴右侧股总动脉斑块形成。

【诊断】

(1)下肢深静脉血栓形成。

(2)高血压。

(3)陈旧性脑梗死。

(4)冠状动脉硬化性心脏病。

(5)心房颤动。

【用药记录】

1. 抗凝　患者入院给予利伐沙班15 mg p.o. b.i.d.(d1—16)。

2. 扩血管、营养心肌　单硝酸异山梨酯片20 mg p.o. q12h.(d1—16);盐酸曲美他嗪片20 mg p.o. t.i.d.(d1—16)。

3. 活血　给予注射用七叶皂苷钠10 mg i.v. q.d.(d3—11),银杏叶提取物注射液25 mL i.v. q.d.(d3—11)。

【药师记录】

入院第1天：使用利伐沙班15 mg p.o. b.i.d.抗凝。

入院第3天：加用银杏叶提取物注射液、注射用七叶皂苷钠改善静脉循环。

入院第7天：手术，左小腿下段静脉血栓切除术。

入院第12天：停用银杏叶提取物注射液、注射用七叶皂苷钠。

入院第16天：患者恢复良好，办理出院。

出院带药：利伐沙班片15 mg p.o. b.i.d.；单硝酸异山梨酯片20 mg p.o. q12h.；盐酸曲美他嗪片20 mg p.o. t.i.d.。

（二）案例分析

【抗凝治疗】

患者住院期间服用利伐沙班15 mg p.o. b.i.d.，利伐沙班是一种口服、具有生物利用度的F Xa抑制剂，其选择性地阻断F Xa的活性位点，且不需要辅因子（如抗凝血酶Ⅲ）以发挥活性。其通过内源性及外源性途径活化F X为F Xa，在凝血级联反应中发挥重要作用。治疗DVT，降低急性DVT复发和PE的风险：急性DVT的初始治疗推荐剂量是前3周15 mg b.i.d.，之后维持治疗及降低DVT复发和PE风险的剂量是20 mg q.d.。方案选择合理，用法用量正确。

临床药师观点：根据《深静脉血栓形成的诊断和治疗指南（第三版）》建议：对于早期DVT非肿瘤患者，建议直接使用新型口服抗凝药（利伐沙班），或使用低分子量肝素联合维生素K拮抗剂，在INR达标且稳定24 h后，停低分子量肝素。对于不伴有肿瘤的DVT慢性治疗，使用新型口服抗凝药物或维生素K拮抗剂。

【增加血管活性治疗】

银杏叶提取物注射液：每支含有银杏叶提取物17.5 mg，其中含银杏黄酮苷4.2 mg，适用于改善血流循环障碍。

注射用七叶皂苷钠：是从七叶树科植物天师栗的干燥成熟种

子中提取的一种含酯键的三萜皂苷,主要用于脑水肿、创伤或手术所致肿胀,也用于静脉回流障碍性疾病。

临床药师观点:根据指南推荐,血管活性药物可以促进周围血液循环,应用合理。

(三)药学监护要点

(1)围术期抗凝的问题,患者本身有房颤,围术期一直在用利伐沙班,持续关注患者出凝血情况。术后查房患者左下肢绷带包扎完好,无血性液体渗出。

(2)患者诊断中有高血压、陈旧性脑梗死、冠状动脉硬化性心脏病,出院随访关注患者抗血小板药物的启动时间和剂量,以及利伐沙班用药剂量和疗程。

案例四

(一)案例回顾

【主诉】

咳嗽、喘息、胸痛、右下肢水肿1月余。

【现病史】

患者,女性,54岁,身高160 cm,体重65 kg。患者1月余前无明显诱因出现干咳、胸痛,于当地医院给予抗感染治疗,输液过程中逐渐出现喘息、右下肢水肿,程度较轻未予重视。24 d前患者自觉咳嗽、喘息加重,并再次出现胸痛,程度较重,入院后查血常规示白细胞升高,下肢静脉彩超示右下肢静脉血栓形成;肺CT提示右肺炎性病变。给予抗感染、低分子量肝素皮下注射等治疗,12 d后症状明显减轻后出院。3 d前患者因再次出现胸痛,喘息加重于当地医院行CTPA检查提示肺栓塞,现为进一步治疗收入我院。自发病来,患者精神进食可,二便无异常。体重无明显变化。

【既往史】

高血压病史3年,血压最高170/100 mmHg,平时口服阿司匹林肠溶片 75 mg、复方利血平片治疗,未规律监测血压,血压控制情况不详。否认糖尿病、心脏病、脑血管病等。

【社会史、家族史、过敏史】

无。

【体格检查】

T 37.0 ℃,P 60 次/分,R 20 次/分,BP 120/80 mmHg。

左肺听诊呼吸音低,未闻及明显干湿啰音。右下肢压凹性水肿。

【实验室检查及其他辅助检查】

1. 实验室检查

(1)血常规: WBC 11.88×10^9/L(↑),NEUT 76.1×10^9/L(↑),LYM% 17.9%(↓),RBC 5.78×10^{12}/L(↑),HGB 127 g/L,PLT 230×10^9/L。

(2)凝血常规: PT 14.3 s,APTT 36.4 s,INR 0.95,TT 16 s,FIB 2.01 g/L,D-dimer 2.13 mg/L(↑)。

(3)生化常规: ALT 10 IU/L,AST 26 IU/L,TBIL 31.95 μmol/L,ALB 39 g/L,CRE 87.6 μmol/L,GLU 6.61 mmol/L(↑),K^+ 4.2 mmol/L,Na^+ 134 mmol/L,UA 505 μmol/L。

(4)心梗四项: cTnT 0.084 ng/mL,NT-proBNP 727 pg/mL(↑)。

2. 其他辅助检查 下肢血管彩超示右下肢静脉血栓形成;CTPA 提示肺栓塞。

【诊断】

(1)肺栓塞。

(2)下肢深静脉血栓形成。

(3)高血压 2 级(高危)。

【用药记录】

1. 抗感染 阿莫西林克拉维酸钾 1 g + 0.9%氯化钠注射液 100 mL iv.gtt q12h.(d5—10)。

2. 抗凝 肝素钠 5 000 IU 静脉注射,之后 18 IU/(kg·h)持续静脉泵入,根据 APTT 回报值调整泵速(d1—5);依诺肝素钠注射液 6 000 IU i.h. q.d.、8 000 IU i.h. q.n.(d5—9);利伐沙班片 15 mg p.o. b.i.d.(d10—15)。

3. 溶栓 阿替普酶 50 mg + 0.9%氯化钠注射液 50 mL 持续静脉泵入(d3)。

4. 降压 硝苯地平控释片 30 mg p.o. q.d.(d5—14)。

【药师记录】

入院第 1 天:患者 1 个月来反复出现咳嗽、喘息、胸闷,结合患者外院下肢血管彩超,诊断右下肢静脉血栓形成。后因患者抗凝疗程不足(询问病史后得知患者症状好转出院后抗凝治疗不足量),再次出现相关症状,根据外院 CTPA 诊断为肺栓塞,入院后给予患者肝素钠注射液 5 000 IU 静脉注射后 18 IU/(kg·h)持续泵入抗凝治疗,根据 APTT 值调节泵速,每 6～8 h 测量一次,APTT 值控制在正常值的 1.5～2.5 倍。

入院第 2 天:患者自诉昨日夜间出现胸痛,活动时疼痛加重,右小腿及足部疼痛。查体右下肢重度压凹性水肿,皮温高,皮肤张力高,有触痛。继续持续泵入肝素钠抗凝治疗,根据 APTT 值调节泵速。

入院第 3 天:患者诉右下肢疼痛,夜间睡眠差。查体见右下肢重度压凹性水肿,右下肢脚趾见青紫色瘀斑,皮温高,足背动脉搏动弱。给予患者注射用阿替普酶 50 mg 持续静脉泵入溶栓治疗。

入院第 4 天:患者精神明显好转。查体两下肺呼吸音低,可闻及湿啰音。右下肢重度压凹性水肿,皮温较左下肢皮温高,皮肤张力较昨日有所下降,足趾瘀斑明显减少,触痛减轻。

入院第 5 天:患者今日发热,查体两下肺呼吸音低,可闻及湿啰音。右下肢压凹性水肿明显减轻,小腿皮肤张力下降,下肢触痛明显减轻,足底及足趾无明显瘀斑。血常规提示白细胞、中性粒细胞百分比升高。抗凝方面:停止肝素钠静脉泵入,14:50 测 APTT 52.4,17:52 给予患者依诺肝素钠 6 000 IU 皮下注射治疗。抗感染方面:给予患者阿莫西林克拉维酸钾 1 g 静脉滴注,q12h. 治疗。

入院第10天：患者体温正常，自诉夜间睡眠质量较前明显好转。查体两下肺呼吸音低，两下肺可闻及湿啰音。右下肢压凹性水肿，皮温较左下肢皮温高，小腿皮肤张力明显减轻，大腿水肿较昨日减轻，足底及足趾无瘀斑，无明显触痛。血常规提示白细胞、中性粒细胞百分比明显下降。抗凝方面：停止依诺肝素钠皮下注射，换用利伐沙班15 mg p.o. b.i.d.治疗。抗感染方面：停用阿莫西林克拉维酸钾治疗。

入院第14天：患者一般状况较好，无明显不适主诉，予出院。嘱患者出院后规律口服利伐沙班抗凝治疗，15 mg b.i.d.，一周后调整为20 mg q.d.，门诊随诊。

出院带药：利伐沙班片15 mg p.o. b.i.d.。

（二）案例分析

【发热治疗】

患者入院第5天出现发热，给予阿莫西林克拉维酸钾感染治疗5 d后停药。

临床药师观点：患者入院第5天出现发热，血常规白细胞、中性粒细胞百分比较前明显升高，听诊两下肺呼吸音低，可闻及湿啰音，考虑肺部感染，积极留取病原学证据。患者右下肢肿胀，有触痛，结合白细胞升高，也不能排除皮肤感染。阿莫西林克拉维酸钾抗菌谱覆盖常见的革兰氏阳性菌和革兰氏阴性菌，对某些产β-内酰胺酶的肠杆菌属细菌、流感嗜血杆菌、卡他莫拉菌等也有较好的抗菌活性。因此，阿莫西林克拉维酸钾可以用于治疗敏感菌株引起的上、下呼吸道感染和皮肤软组织感染等。患者抗感染治疗5 d后体温恢复至正常值，血常规白细胞、中性粒细胞百分比下降至正常范围，停用阿莫西林克拉维酸钾合理。

【抗凝治疗】

患者入院后给予肝素钠持续静脉泵入抗凝治疗，第5天换用低分子量肝素皮下注射抗凝，第10天换用利伐沙班口服抗凝治疗，后病情稳定于入院后第14天出院，嘱患者出院后规律抗凝治疗，一周后调整利伐沙班应用剂量。

临床药师观点：根据《深静脉血栓形成的诊断和治疗指南（第三版）》，DVT早期治疗抗凝是基本，抗凝治疗可以抑制血栓蔓延、利于血栓自溶和管腔再通，降低肺栓塞的发生率和病死率。患者在诊断为下肢静脉血栓后不规范抗凝是引发肺栓塞的关键原因。根据美国胸科医师学会发布的第10版《静脉血栓栓塞抗栓治疗指南》（ACCP-10），对于抗凝过程中复发血栓的患者需要至少转化为肠外抗凝治疗。患者入院后给予普通肝素抗凝治疗，普通肝素具有半衰期较短（静脉注射平均1.5 h）、可获得拮抗剂（鱼精蛋白）等优势，而患者血栓负荷较重，选用普通肝素作为初始治疗有利于及时根据患者病情变化对下一步治疗方案进行调整。普通肝素应用个体差异较大，使用时必须监测凝血功能，一般静脉持续给药，每4～6 h根据APTT值调整泵速，使其延长至正常对照值的1.5～2.5倍。在应用普通肝素5 d后，患者病情趋于稳定，转化为低分子量肝素抗凝治疗。低分子量肝素出血、诱发肝素诱导的血小板减少等不良反应少，使用时大多数患者无须监测，按照体重给药，每次100 U/kg i.h. q12h.。患者体重66 kg，因药品规格限制，给予患者依诺肝素钠6 000 IU q.d.，8 000 IU q.n.，使用合理。考虑到患者出院后需要至少3～6个月规范抗凝治疗，入院第10天由低分子量肝素转化为利伐沙班口服抗凝治疗。利伐沙班被批准用于DVT的预防和治疗，急性期与标准治疗（低分子量肝素与华法林合用）疗效相当。推荐用法：前3周15 mg, b.i.d., 维持剂量为20 mg q.d.。患者在院已充分抗凝2周，因此院外嘱患者口服利伐沙班15 mg b.i.d.一周后改为20 mg q.d.，给药合理。

【溶栓治疗】

患者抗凝治疗2 d后，右下肢水肿没有明显好转，疼痛症状没有明显减轻，第3天查房时患者右下肢脚趾见青紫色瘀斑，足背动脉搏动弱，应用阿替普酶50 mg持续静脉泵入溶栓治疗后患者相关症状明显好转。

临床药师观点：根据《深静脉血栓形成的诊断和治疗指南（第三版）》，抗凝是VTE早期的基本治疗，但是单纯抗凝不能有效消除血栓、降低PTS。溶栓治疗的适应证是急性近端DVT（髂静脉、股静脉、腘静脉）、全身状况好、预期生命＞1年和低出血并发症的危险。患者入院时右下肢压凹性水肿；入院第2天，患者右下肢重度压凹性水肿；入院第3天，右下肢重度压凹性水肿，右下肢脚趾见青紫色瘀斑，皮温高，足背动脉搏动弱。患者出现股青肿是下肢DVT中最严重的情况，由于髂骨静脉及其属支血管阻塞，静脉回流严重受阻，导致下肢动脉受压痉挛，肢体缺血严重。临床表现为下肢极度肿胀、剧痛、皮肤发亮呈青紫色。患者血栓负荷加重给予溶栓治疗合理。溶栓方法包括导管接触性溶栓和系统溶栓，由于患者有下肢静脉血栓的同时还有肺栓塞，因此选择应用作用于全身的的系统溶栓合理。阿替普酶通过与纤维蛋白结合激活纤溶酶原，使之转变为纤溶酶，具有溶栓效果好、出血发生率低、可重复使用等优点。患者在第3天临时应用阿替普酶50 mg持续静脉泵入溶栓治疗，压凹性水肿较前减轻，触痛减低，皮肤张力下降。患者第5天足底及足趾无明显瘀斑。溶栓治疗合理有效。

【降压治疗】

患者自入院第5天给予口服硝苯地平控释片30 mg q.d.降压治疗。

临床药师观点：患者入院查体血压120/80 mmHg，后入院第5天血压（150～160）/（90～100）mmHg，结合患者自诉高血压病史3年，给予患者降压对症治疗合理。硝苯地平是二氢吡啶类钙通道阻滞药，可以通过舒张正常供血区和缺血区的冠状动脉；抑制心肌收缩，降低心肌代谢，减少心肌耗氧量；舒张外周血管，降低外周阻力，使收缩压和舒张压降低，控释片可在24 h内近似恒速地释放药物，应用30 mg q.d.合理。

（三）药学监护要点

（1）注意监测血常规、肝肾功能和凝血功能。

（2）记录患者双腿腿围变化情况。

（3）密切观察患者有无相关不良反应和药品相互作用。

（4）密切观察有无皮下淤血、胃肠道出血、黑便等症状的发生。

案例五

（一）案例回顾

【主诉】

发现左下肢静脉曲张40年，溃疡、渗液1个月。

【现病史】

患者，男性，67岁，身高166 cm，体重66 kg。患者自40多年前无明显诱因发现左侧小腿下段外侧浅表静脉迂曲、扩张，无其他不适伴随症状，患者未予以重视。此后病变缓慢发展，静脉曲张范围增大，扩展到小腿前内侧及后侧、大腿内侧，久走或久站后左下肢有酸胀、疼痛症状，休息可缓解，不伴其他症状，患者仍未治疗。10年前开始出现小腿及踝部色素沉着，伴瘙痒不适。1个月前小腿前侧、内侧及外侧开始出现多发破溃、渗液，溃疡不愈合。沿静脉曲张处有轻压痛。今为进一步治疗就诊我院。自发病来，患者精神睡眠可，饮食二便无异常，体重无明显变化。

【既往史】

糖尿病病史4年，否认高血压、心脏病等，无食物或药物过敏史。

【社会史、家族史、过敏史】

无特殊。

【体格检查】

T 36.5 ℃，P 60次/分，R 20次/分，BP 120/80 mmHg。

四肢活动自如，无畸形，无杵状指（趾），关节正常，下肢无水肿，左侧大腿内侧、小腿前内侧及外侧浅表静脉迂曲、扩张，无明显肿胀，左下腿及脚踝可见大片色素沉着，散在分布多发溃疡，无皮温升高或减低，静脉曲张处轻压痛。足背动脉搏动及股动脉搏动正常。

【实验室检查及其他辅助检查】

1. 实验室检查

（1）血常规：WBC 6.10×10^9/L，NEUT% 56.9%，RBC 3.73×10^{12}/L，HGB 110 g/L（↓），PLT 218×10^9/L。

（2）凝血常规：PT 14.6 s，APTT 39.1 s，INR 1.15，TT 16.1 s，FIB 4.01 g/L，D-dimer 0.41 mg/L。

（3）生化常规：ALT 16 U/L，AST 17 U/L，ALB 42 g/L，TBIL 4.43 μmol/L（↓），Glu 7.6 mmol/L（↑），UA 527 μmol/L（↑），CRE 81.6 μmol/L。

（4）尿常规：WBC 0.8/μL，RBC 0.8/μL，BACT 0/μL，U-Pro 0 g/L。

2. 其他辅助检查　无。

【诊断】

（1）左侧下肢静脉曲张伴溃疡。

（2）淤积性皮炎。

（3）髂静脉血栓形成。

【用药记录】

1. 抗感染　注射用头孢尼西钠2 g + 0.9%氯化钠注射液100 mL iv.gtt q.d.（d1—3）。

2. 活血　银杏叶提取物注射液20 mL + 0.9%氯化钠注射液250 mL iv.gtt q.d.（d1—11）。

3. 抗血小板　阿司匹林肠溶片100 mg p.o. q.d.（d3—11）。

4. 抗凝　依诺肝素钠注射液4 000 IU i.h. q12h.（d4—6）；利伐沙班片20 mg p.o. q.d.（d6—11）。

【药师记录】

入院第1天：详细询问患者病史，结合患者体征、专科检查，符合左下肢静脉曲张伴溃疡诊断，鉴别诊断下肢深静脉血栓形成后遗症，必要时可做下肢静脉造影检查。患者1个月前小腿前侧、内侧及外侧出现多发破溃、脓性渗液、溃疡不愈合，给予患者注射用头孢尼西钠抗感染治疗。给予活血药物银杏叶提取物注射液。完善术前相关检查。

入院第2天：患者今日局麻下行下肢静脉造影术。术中见左侧髂总静脉开口重度狭窄，髂内静脉可见粗大侧支血管至对侧髂静脉，瓦氏呼吸可见股静脉反流至大腿中段，大隐静脉反流至膝下，小腿静脉曲张。患者继续抗感染、改善血循环药物治疗。

入院第3天：患者今日在静脉全麻下行左侧大隐静脉主干结扎、硬化剂注射，左侧髂静脉球囊扩张支架植入术，手术经过顺利，术中患者生命体征平稳，加压包扎后安返病房，予阿司匹林抗血小板治疗。

入院第4天：术后第1天，患者一般情况可，自觉下肢轻度酸胀不适，无其他明显不适主诉。左下肢术后绷带包扎固定良好，表面无明显渗血、渗液。停用抗感染药物，加用依诺肝素钠抗凝治疗、继续抗血小板、活血药物治疗。嘱患者适量下地活动，避免久站、久走，休息时抬高患肢。

入院第5天：术后第2天，患者一般情况可，下地活动良好，未诉明显不适。左下肢术后绷带表面无明显渗血、渗液，足部皮温可，足背动脉搏动可扪及。继续相关药物治疗，嘱患者适量下地活动，促进患者功能。

入院第8天：术后第5天，患者一般情况可，伤口表面无明显渗血、渗液，复查凝血常规PT 13.9 s，APTT 42.7 s，INR 1.08，TT 16.9 s，患者病情平稳，准备切换口服抗凝药物，征询患者意愿是选择华法林还是新型药物。

入院第9天：术后第6天，停止依诺肝素抗凝，加用利伐沙班口服20 mg q.d.。

入院第11天：术后第8天，患者术后恢复较好，检查左下肢伤口并拆除绷带、换药，见伤口愈合理想，无明显红肿、渗液，足背动脉搏动可扪及。复查凝血常规PT 16.5 s，APTT 45.9 s，INR 1.34，TT 16.9 s，嘱患者出院继续口服利伐沙班治疗，3～4周复查肝肾功能。

出院带药：阿司匹林肠溶片100 mg p.o. q.d.；利伐沙班片20 mg p.o. q.d. 。

（二）案例分析

【抗感染治疗】

患者自入院至手术前应用3 d头孢尼西注射液抗感染治疗。

临床药师观点： 患者小腿前侧、内侧及外侧出现多发破溃、脓性渗液、溃疡不愈合，考虑皮肤感染，通常皮肤感染的主要致病菌是金黄色葡萄球菌等为主的革兰氏阳性菌，但患者既往有糖尿病病史，在没有病原学证据时选择抗菌药物还需要覆盖肺炎克雷伯菌等革兰氏阴性菌，头孢尼西是二代广谱抗生素，对革兰氏阳性菌、革兰氏阴性需氧菌和一部分革兰氏阳性厌氧菌敏感，选择药物合理。头孢尼西是时间依赖性抗生素，但半衰期较长，1 g药物可维持24 h对敏感菌达治疗浓度，给药合理。患者不发热，一般情况较好，药师建议可以考虑优先使用外用加口服抗生素。患者左侧大隐静脉主干结扎、硬化剂注射，左侧髂静脉球囊扩张支架植入术是一类清洁切口手术，术后患者左下肢绷带包扎固定良好，表面无明显渗血、渗液，停用抗感染药物合理。

【抗凝治疗】

评估患者术后伤口出血量，术后第2天应用依诺肝素钠抗凝，术后第5天患者病情平稳，准备切换口服抗凝药物，征询患者意见后，术后第6天停止依诺肝素抗凝，加用利伐沙班口服20 mg q.d.。

临床药师观点： 根据《深静脉血栓形成的诊断和治疗指南（第三版）》，DVT患者需长期抗凝等治疗以防止血栓蔓延和（或）血栓复发，不伴有肿瘤的下肢DVT或PE患者，前3个月的抗凝治疗，推荐新型口服抗凝药物（如利伐沙班等）或维生素K拮抗剂，3个月后如需要延长抗凝治疗，无须更换抗凝药物。髂静脉支架成形术中通常将髂静脉扩张到12 ~ 14 mm。附着于支架的少量血小板并不足以闭塞管腔，而其后衍生的主要由纤维蛋白和红细胞

251

组成的"红色"血栓或混合血栓会使髂静脉完全闭塞。因此在髂静脉支架成形术后，抑制纤维蛋白网形成的利伐沙班仍然应作为术后长期口服抗凝治疗的主要药物。根据利伐沙班药品说明书，对正在接受非口服抗凝剂的患者，非持续给药的（如皮下注射低分子量肝素），应在下一次预定给药时间前 $0 \sim 2\,h$ 开始服用利伐沙班。利伐沙班、依诺肝素钠合并使用影响血小板的药物——阿司匹林可能导致药效学相互作用和严重出血并发症。应用抗凝药物后应复查患者尿常规、便常规，需评估抗凝与出血之间的获益与风险。

【抗血小板治疗】

患者择期进行髂静脉球囊扩张支架植入术，围术期应用阿司匹林抗血小板治疗。

临床药师观点：患者左下肢静脉曲张40年，未规律诊治，糖尿病史4年，血糖控制不佳，1个月前小腿前侧、内侧及外侧开始出现多发破溃、渗液，溃疡不愈合。患者左下肢静脉曲张伴溃疡诊断明确，根据《美国下肢静脉曲张及慢性静脉疾病治疗指南》推荐对静脉曲张和较晚期慢性静脉疾病患者选择CT静脉成像（CTV），推荐对静脉曲张患者选择性进行血栓形成倾向评估。患者老年男性，静脉曲张病史40年，加重1个月，糖尿病病史4年，血栓形成风险较高。患者围术期和手术后应用阿司匹林抗血小板治疗，减少金属支架上血小板的附着，术后长期抗凝，加用抗血小板药物可增强抗凝效果。

【增加血管活性治疗】

患者围术期和术后应用增加静脉血管活性的药物银杏叶提取物注射液。

临床药师观点：黄酮类（银杏叶提取物注射液）具有抗炎、促进静脉血液回流、减轻患肢肿胀和疼痛的作用，从而改善症状，给药合理。银杏叶提取物注射液不影响糖分代谢，因此适用于糖尿病患者。

（三）药学监护要点

（1）注意监测血常规、肝肾功能和凝血功能。

（2）密切观察有无皮下淤血、胃肠道出血、血尿和黑便等症状的发生。

（3）注意监护患者的血糖波动情况。

第三节 主要治疗药物

一、常用治疗方案及疗程

深静脉血栓常用治疗方案及疗程见表6-1。

表6-1 深静脉血栓常用治疗方案及疗程

		DVT发生时期
早期DVT治疗	抗凝	非肿瘤患者	直接使用新型口服抗凝药(利伐沙班),或使用低分子量肝素联合维生素K拮抗剂,在INR达标且稳定24 h后,停用低分子量肝素
		肿瘤患者	首选低分子量肝素抗凝,也可以使用维生素K拮抗剂或新型口服抗凝药物
	溶栓		尿激酶、阿替普酶、瑞替普酶、替奈普酶、巴曲酶(降纤)等
DVT慢性期治疗	抗凝	非肿瘤患者	使用新型口服抗凝药物或维生素K拮抗剂;继发于手术或一过性危险因素的初发DVT患者,抗凝治疗3个月;无诱因的首次近端DVT或PE、复发的VTE患者抗凝3个月后,建议延长抗凝治疗
		肿瘤患者	推荐低分子量肝素抗凝治疗,抗凝3个月后,建议延长抗凝治疗。维生素K拮抗剂在整个治疗过程中应使INR维持在2.0 ~ 3.0,须定期监测
DVT慢性期	其他药物治疗		静脉活性药、类肝素抗栓药物等
	物理治疗		间歇气压治疗(肢体循环驱动治疗)

二、主要治疗药物

深静脉血栓主要抗凝治疗药物见表6-2,主要溶栓治疗药物见表6-3。

表6-2 深静脉血栓主要抗凝治疗药物

名称	适应证	用法用量	禁忌证	注意事项
肝素	防治血栓形成或栓塞性疾病(如心肌梗死、血栓性静脉炎、肺栓塞等);弥散性血管内凝血	(1)深部皮下注射:首次5 000~10 000 IU,以后每8 h 8 000~10 000 IU或每12 h 15 000~20 000 IU;或按每24 h总量30 000~40 000 IU (2)静脉注射:首次5 000~10 000 IU之后,或按体重每4 h 100 IU/kg,用氯化钠注射液稀释后应用 (3)静脉滴注:每日20 000~40 000 IU,加至氯化钠注射液1 000 mL中持续滴注。滴注前可先静脉注射5 000 IU作为初始剂量 (4)预防性治疗:术前2 h先给5 000 IU肝素皮下注射,术后可采用硬膜外麻醉,然后每隔8~12 h 5 000 IU,共约7 d	对肝素过敏,有自发出血倾向者,血液凝固迟缓者(如血友病、紫癜、血小板减少),溃疡病、创伤、产后出血者及严重肝功能不全者	用药期间应定期复查活化部分凝血酶原时间、血小板计数等;如应用后出现严重出血,可静脉滴注硫酸鱼精蛋白进行解救

名称	适应证	用法用量	禁忌证	注意事项
低分子量肝素	预防静脉血栓栓塞性疾病，治疗已形成的深静脉血栓	1 mL 低分子量肝素相当于 9 500 IU 抗 F Xa。实际使用剂量应根据患者体重进行调节。术前至术后第3天每日注射液量为 38 IU/kg，术后第 4 天起每日剂量调整为 57 IU/kg i.h.，q.d.	对低分子量肝素过敏者；有使用低分子量肝素发生血小板减少者；有异常活动性出血者，可能引起出血的器质性损伤者；出血性脑血管意外；急性感染性心内膜炎	（1）不可肌内注射 （2）避免联用乙酰水杨酸类、非甾体抗炎药、右旋糖酐及噻氯吡啶等 （3）监测血小板计数，血钾、肾功能
磺达肝癸钠	预防深静脉血栓	磺达肝癸钠的推荐剂量为 2.5 mg，q.d.，手术后 6 h（已止血状态）皮下注射给药，治疗应持续直至静脉血栓栓塞的风险已减少，通常直至患者起床走动，至少术后 5～9 d	已知对磺达肝癸钠或本品中任何赋形剂成分过敏；具有临床意义的活动性出血；急性细菌性心内膜炎；肌酐清除率 <20 mL/min 的严重肾脏损害	（1）不可肌内注射 （2）避免联用增加出血风险的药物 （3）给药前需检查本注射液是否有颗粒样物质和变色的情况

（续表）

名称	适应证	用法用量	禁忌证	注意事项
华法林钠片	适用于需长期持续抗凝的患者	口服，成人常用量：口服第1~3天，3~4 mg（年老体弱及糖尿病患者适当减量），3 d后可给维持量2.5~5 mg/d（调整剂量使INR值达2~3）	肝肾功能损害、严重高血压、凝血功能障碍伴有出血倾向，活动性溃疡，外伤，先兆流产，近期手术者禁用；妊娠期禁用	（1）老年人或月经期应慎用（2）定期监测INR，依据PTNR值调整用量，并严密观察病情，观察口腔黏膜、鼻腔、皮下出血及大便隐血、血尿等（3）用药期间应避免不必要的手术操作，选择手术者应停药7 d，急诊手术者须纠正PTINR值≤1.6，避免过度劳累和易致损伤的活动（4）严重出血可静脉注射维生素K10~20 mg，必要时输全血、血浆或凝血酶原复合物

非处方药物目录——常见皮肤疾病治疗药物

（续表）

名称	适应证	用法用量	禁忌证	注意事项
利伐沙班	预防静脉血栓形成；治疗成人深静脉血栓形成，降低血栓形成复发和肺栓塞的风险；降低非瓣膜性房颤患者卒中和全身性栓塞的风险	治疗DVT，降低急性DVT复发和PE的风险；急性DVT的初始治疗推荐剂量是前3周15 mg b.i.d.，之后继持治疗及降低DVT复发PE风险的剂量是20 mg q.d.	(1) 对利伐沙班或其片剂中任何辅料过敏的患者 (2) 有临床明显活动性出血的患者 (3) 具有大出血显著风险的病灶或病情 (4) 禁用任何其他抗凝剂的伴随治疗 (5) 伴有凝血异常和临床相关出血风险的肝病患者 (6) 孕妇及哺乳期妇女	(1) 可与食物同服，也可以单独服用。如果发生漏服，患者应立即服用利伐沙班，并于次日继续每日服药一次 (2) 密切观察患者有无出血，牙眼，胃肠道，泌尿生殖道出血，贫血等 (3) 定期复查血红蛋白或血细胞比容 (4) 避免联用吡咯类抗真菌药或HIV蛋白酶抑制剂

（续表）

名称	适应证	用法用量	禁忌证	注意事项
阿哌沙班	用于髋关节或膝关节择期置换术的成年患者，预防VTE。	推荐剂量为2.5 mg p.o. b.i.d.，以水送服，不受进餐影响	（1）对活性成分或药片剂和任何辅料过敏（2）有临床明显活动性出血（3）伴有凝血异常和临床相关出血风险的肝病	（1）严密监测出血征象（2）轻中度肾损害患者无须调整剂量，不推荐肌酐清除率 < 15 mL/min的患者或透析患者服用阿哌沙班（3）服用强效CYP3A4及P-gp抑制剂进行全身性治疗的患者不推荐服用阿哌沙班（4）本品中含有乳糖。有罕见的遗传性半乳糖不耐受，Lapp乳糖酶缺乏症或葡萄糖-半乳糖吸收不良的患者不能服用

注：PT INR，凝血酶原时间国际标准化比值。

表 6-3　深静脉血栓主要抗栓治疗药物

名称	适应证	用法用量	禁忌证	注意事项
尿激酶	用于血栓栓塞性疾病的溶栓治疗（包括急性广泛性肺栓塞，胸痛6～12 h内的冠状动脉栓塞和心肌梗死，症状短于3～6 h的急性期脑血管栓塞，视网膜动脉栓塞和其他周围动脉血栓栓塞，严重的髂-股静脉血栓形成者；人工心瓣膜手术后预防血栓形成；保持血管插管和胸腔引流管的通畅	本品临用前应以灭菌注射用水或0.9%性氯化钠注射液或5%葡萄糖溶液配制。肺栓塞初次剂量4400 IU/kg体重，以生理盐水或5%葡萄糖溶液配制，静脉滴注形式或动脉给予，以90 mL/h速度在10 min内滴完；其后以4400 IU/h的静脉滴注速度，连续静脉滴注2 h或12 h。肺栓塞时，心肺复苏术后，也可按每kg体重15 000 IU 0.9%的外伤，肺动脉内注入；必要时，可根据情况调整剂量，间隔24 h重复1次，最多使用3次	急性内脏出血，急性颅内出血，陈旧及严重胃肠道出血者；近2个月内进行过颅内或脊椎内外科手术，颅内肿瘤、动静脉畸形或动脉瘤、血液凝固异常，严重难控制的高血压患者，主动脉夹层，感染性心内膜炎。相对禁忌证包括延长的心肺复苏术，严重高血压，近4周内的外伤，分娩后10 d，活动性溃疡病，重症肝肾疾患	(1) 下列情况权衡利弊后使用：近10 d内分娩，进行过组织活检，静脉穿刺，大手术的患者及严重胃肠道出血患者；极有可能出现左心血栓者（如二尖瓣狭窄伴心房颤动）；亚急性感染性心内膜炎患者；继发于肝肾疾病而有出血倾向或凝血障碍者；妊娠期及哺乳期妇女 (2) 溶栓治疗应慎用肝素类抗凝剂 (3) 应用本品前，应对患者进行血细胞比容、血小板计数、TT、PT、APTT及优球蛋白溶解时间(ELT)的测定。TT和APTT应小于2倍延长的范围 (4) 用药期间应密切观察患者反应，如脉率、体温、呼吸频率和血压，出血倾向等，至少每4 h记录1次 (5) 静脉给药时，要求穿刺一次成功，以避免局部出血或血肿形成 (6) 动脉穿刺给药结束应在穿刺局部加压至少30 min，并用无菌绷带和敷料加压包扎，以免出血

名称	适应证	用法用量	禁忌证	注意事项
阿替普酶	用于急性心肌梗死的溶栓治疗，血流不稳定的急性大面积的肺栓塞的溶栓治疗，急性缺血性脑卒中的溶栓治疗	静脉注射：使用注射用水配制成浓度为1 mg/mL 或2 mg/mL 的溶液。配制溶液可用氯化钠注射液稀释至0.2 mg/mL 的最小浓度。肺栓塞：剂量为100 mg，2 h滴完。常用方法为10 mg在1～2 min内静脉注射，90 mg在2 h内静脉滴注。体重低于65 kg者，总剂量不超过1.5 mg/kg	见尿激酶	见尿激酶

261

（续表）

名称	适应证	用法用量	禁忌证	注意事项
瑞替普酶	适用于成人由冠状动脉梗死的急性心肌梗死的溶栓，引起死的急性心肌梗死的溶栓，能够改善的心室功能，降低心室梗死后的心室功能。本药应在症状发生后12 h内，尽可能早期使用。发病后6 h内比发病后7～12 h使用治疗效果更好	只能静脉使用。应该达10 MU+10 MU分两次静脉注射。每次取本品10 MU溶于10 mL注射用水中，缓慢推注2 min以上，两次间隔为30 min。注射时应该使用单独的静脉通路，不能与其他药物混合后给药，也不能与其他药物使用共同的静脉通路。没有多于两次给药的重复用药经验	(1) 活动性内出血。 (2) 6个月内的缺血性脑卒中病史。 (3) 新近（2个月内）颅脑或脊柱的手术及外伤史。 (4) 颅内肿瘤、动静脉畸形或动脉瘤。 (5) 已知的出血体质。 (6) 严重的未控制的高血压	(1) 用溶栓治疗的患者等有阻用醇栓要素的报道，确切的发生率尚不清楚。最严重的情况也可能是致死的 (2) 溶栓治疗可能引起再灌注性心律失常，建议在给药时合并使用抗心动过缓和（或）室性心律失常的药物 (3) 其余见尿激酶

（续表）

名称	适应证	用法用量	禁忌证	注意事项
巴曲酶	急性脑梗死；改善各种闭塞性血管病（如血栓闭塞性脉管炎、深部静脉炎、肺栓塞等）引起的缺血性症状；改善末梢及微循环障碍（如突发性耳聋、振动病）	成人首次剂量通常为10BU，维持量可视患者情况血管情况酌情给予，一般为5BU，隔日一次。药液使用前用100mL以上的0.9%氯化钠的注射液稀释，静脉滴注1h以上	(1) 有出血患者（凝血障碍性疾病，血管障碍所致出血倾向，活动性消化道溃疡，疑有颅内出血者，减少性紫癜，血友病，月经期，手术时，尿路出血，咯血，伴有性器官出血的早产、流产和产褥期妇女等） (2) 新近手术患者 (3) 有出血可能的患者（内脏肿瘤，消化道憩室炎，大肠炎，亚急性细菌性心内膜炎，重症糖尿病，高血压，重症糖尿病等）	(1) 治疗前及治疗期间应对患者进行血纤维蛋白原和血小板聚集情况的检查，并密切观察临床症状。首次用药后第一次血纤维蛋白原低于100mg/dL者，给药治疗期间出现出血或可疑出血时，应停止给药，并采取输血或其他措施 (2) 如患者有动脉瘤、深部静脉损伤时，该药有可能引起出血。因此，使用本制剂后，动脉或深部静脉穿刺部位有止血延缓现象发生时，应采用压迫止血法 (3) 手术或拔牙时，使用本制剂前应讨论 (4) 到其他医院或部门诊治时，应将使用本制剂的情况告知医生 (5) 用药期间应避免从事可能造成创伤的工作 (6) 有药物过敏史者，有消化道溃疡史者，脑血管病后遗症者慎用

（续表）

名称	适应证	用法用量	禁忌证	注意事项
			（4）正在使用具有抗凝作用及抑制血小板功能药物（如阿司匹林）者和正在使用抗纤溶性制剂者 （5）用药前血浆纤维蛋白原浓度低于100 mg/dL者 （6）重度肝肾功能障碍及其他如乳头、肌断裂、心源性间隔穿孔，心源性休克，多脏器功能衰竭症者 （7）对本制剂有过敏史者	

第四节 案 例 评 述

一、临床药学监护要点

（一）抗凝治疗

根据《深静脉血栓形成的诊断和治疗指南（第三版）》，对于早期深静脉血栓，抗凝是基本治疗方法，有效的抗凝可抑制血栓蔓延、有利于血栓自溶和管腔再通，从而减轻症状、降低PE发生率和病死率。指南推荐：对于早期DVT非肿瘤患者，建议直接使用新型口服抗凝药（利伐沙班），或使用低分子量肝素联合维生素K拮抗剂，在INR达标且稳定24 h后，停低分子量肝素。对于不伴有肿瘤的DVT慢性治疗，使用新型口服抗凝药物或维生素K拮抗剂。

治疗DVT，降低急性DVT复发和PE的风险：急性DVT的初始治疗推荐剂量是前3周15 mg b.i.d.，之后维持治疗及降低DVT复发和PE风险的剂量是20 mg q.d.。

根据《华法林抗凝治疗的中国专家共识》2013版，若需要快速抗凝，先用普通肝素或低分子量肝素治疗。之后，开始华法林钠及同时延续普通肝素或低分子量肝素治疗最少5～7 d直至INR在目标范围内2 d以上，停用普通肝素或低分子量肝素。

在这个过程中，药学监护的工作包括深静脉血栓抗凝治疗药物的选择及剂量、疗程的把握。用抗凝药期间严密观察病情，观察口腔黏膜、鼻腔、皮下出血及大便隐血、血尿等。定期复查血红蛋白或血细胞比容。如患者应用低分子量肝素皮下注射,应对患者进行较为详细的用药教育,尤其是皮下注射的位置、按压时间等注意事项。如果患者服用华法林,应定期监测INR,依据PT INR值调整用量。用药期间应避免不必要的手术操作,避免过度劳累和易致损伤的活动。每天测量患者的小腿围。定期监测D-dimer水平,如继发呼吸困难、胸闷、憋气等需警惕肺栓塞的发生。

通过医生与药师的沟通协调,制订合理的个体化的抗凝治疗方案。

(二)抗血小板治疗

《深静脉血栓形成的诊断和治疗指南(第三版)》中关于抗血小板治疗的有效性尚存争议,深静脉血栓行髂静脉球囊扩张支架植入术的患者抗血小板合并抗凝治疗目前国际上尚无指南推荐,仅个别国内文献中报道,围术期和手术后应用阿司匹林抗血小板治疗可减少金属支架上血小板的附着,术后长期抗凝期加用抗血小板药物可增强抗凝效果。但术后抗血小板联合抗凝药物治疗会大大增加出血倾向,临床药师不主张使用阿司匹林肠溶片,建议单用抗凝药。

(三)出血并发症的早期识别及处理

出现下列一种或以上情况为主要出血事件:血红蛋白下降至少20 g/L;为纠正失血需要输血至少2 U(红细胞悬液或全血);腹膜后出血、颅内出血、椎管内出血、心包内出血或眼底出血;导致严重或致命临床后果(如脏器衰竭、休克或死亡);需内科抢救或外科止血。

有关出血并发症的处理:明确出血原因与部位及患者出凝血状态;延迟抗凝药给药时间或中止药物治疗;应用相应的拮抗药物,如鱼精蛋白、维生素K;一般止血药物;输注新鲜血浆、凝血酶原浓缩物或进行血浆置换;局部加压包扎或外科干预。

二、常见用药错误归纳与要点

(一)抗血小板药使用不合理

《深静脉血栓形成的诊断和治疗指南(第三版)》中关于抗血小板治疗的有效性尚存争议,深静脉血栓行髂静脉球囊扩张支架植入术的患者抗血小板合并抗凝治疗目前国际上尚无指南推荐,仅个别国内文献中报道,围术期和手术后应用阿司匹林抗血小板治疗,可减少金属支架上血小板的附着,术后长期抗凝期加用抗血小板药物可增强抗凝效果。但术后抗血小板联合抗凝药物治疗会大大增加出血倾向,临床药师不主张使用阿司匹林肠溶片,建议单用抗凝药。

(二)新型口服抗凝药使用不合理

治疗DVT,降低急性DVT复发和PE的风险:急性DVT的初始治疗推荐剂量是前3周15 mg b.i.d.,之后维持治疗及降低DVT复发和PE风险的剂量是20 mg q.d.。医生用药往往比较保守,起始剂量习惯给予20 mg q.d.,而未加负荷剂量。

第五节 规范化药学监护路径

对于DVT患者的抗栓治疗药物,主要可以分为抗凝药物、溶栓药物及抗凝溶栓辅助用药。DVT患者往往在出院后还需要接受较长时间的抗凝治疗。目前,华法林作为一线抗凝药物作用尚不可替代,须对使用华法林的患者做好用药教育,对出院的患者记录在案,以便进行远程用药监护。随着新型口服抗凝药应用的逐渐普及,对使用新型口服抗凝药的患者,也须做好相应用药教育,并进行长期的用药随访。

现建立DVT药学监护路径(表6-4),以动态评价DVT患者的血栓和出血风险,引导临床药师为患者提供个体化的药学服务,提高抗凝有效率,降低不良反应发生率。

表 6-4 DVT 药学监护路径

适用对象:诊断为DVT的患者

患者姓名:_____ 性别:_____ 年龄:_____ 门诊号:_____ 住院号:_____

住院日期:____年____月____日 出院日期:____年____月____日

标准住院日:7～9 d

时间	住院第1天	住院第2天	住院第3～4天	住院第5～8天	住院第9天(出院日)
主要诊疗工作	□药学问诊(附录1) □用药重整	□药学评估(附录2) □药历书写(附录3)	□术前(溶栓前)抗栓治疗评估 □抗栓方案分析 □完善药学评估	□术后(溶栓后)抗栓治疗评估 □医嘱审核 □疗效评价	□药学查房 □完成药历书写 □出院用药教育

时间	住院第1天	住院第2天	住院第3～4天	住院第5～8天	住院第9天（出院日）
主要诊疗工作			□制订监护计划 □抗凝宣教	□不良反应监测 □用药注意事项	
重点监护内容	□一般患者信息 □药物相互作用审查 □其他药物治疗相关问题	□基本情况评估 □VTE风险评估 □既往病史评估 □用药依从性评估 **抗栓风险和矛盾** □血栓栓塞 □抗栓出血 □止血相关栓塞 □肝肾功能 □胃肠功能 □皮肤改变 □骨密度改变 □神经功能损伤 □过敏体质 □其他	□抗凝方案 □抗血小板方案 □溶栓方案 □辅助用药	**病情观察** □参加医生查房，注意病情变化 □药学独立查房，观察患者药物反应，检查药物治疗相关问题 □查看检查、检验报告指标变化 □检查患者服药情况 □药师记录 **监测指标** □症状 □注意观察体温、血压、体重、心率等 □凝血常规 □肝肾功能 □电解质	**治疗评估** □血栓栓塞症状 □出血症状 □凝血指标 □其他并发症 □既往疾病 **出院教育** □正确用药 □患者自我管理 □定期门诊随访 □监测凝血常规、肝肾功能、电解质
病情变异记录	□无 □有，原因： 1. 2.	□无 □有，原因： 1. 2.	□无 □有，原因： 1. 2.	□无 □有，原因： 1. 2.	□无 □有，原因： 1. 2.
药师签名					

赵　莉　赵　琳　陆　璐

第七章

心脏瓣膜病

第九章

小批量制备

第一节 疾病基础知识

【病因和发病机制】

心脏瓣膜病(valvular heart disease, VHD)是由于先天性发育畸形或各种获得性病变(如风湿性、退行性、感染等)引起心脏瓣膜(瓣叶、腱索及乳头肌)和(或)周围组织发生解剖结构或功能上的异常,造成单个或多个瓣膜急性或慢性狭窄和(或)关闭不全,导致心脏血流动力学显著变化,从而出现的一系列临床表现。

1. 病因 引起VHD的主要原因包括风湿热、黏液变性、退行性改变、先天性畸形、缺血性坏死、感染和创伤等,可以引起单个瓣膜病变,也可以引起多个瓣膜病变。瓣膜病变的类型通常是狭窄或者关闭不全。一旦出现狭窄和或关闭不全,便会妨碍正常的血液流动,增加心脏负担,从而引起心脏功能损害,导致心力衰竭。

2. 瓣膜置换术后血栓形成的发病机制 人造瓣膜表面无内皮细胞覆盖,血液与非正常心血管内膜表面接触,易激活凝血机制,导致纤维蛋白网与血小板凝块的形成,从而导致形成血栓。

【诊断要点】

1. 临床表现 不同类型心脏瓣膜疾病表现不完全相同,多数表现为劳力性呼吸困难、活动耐力显著下降、疲乏等,可有胸痛、头晕或晕厥、发绀等症状,部分患者以心房颤动和血栓栓塞症状起病。晚期可出现右心室衰竭、急性左心衰竭或肺水肿、心源性休克、心肌缺血表现,甚至猝死。

2. 实验室检查及其他辅助检查

(1)实验室检查:VHD常见并发症主要是血栓及出血事件,实验室检查主要包括凝血常规(APTT、PT、TT、FIB、INR、D-dimer)、血常规(WBC、RBC、PLT)及BNP。

(2)其他辅助检查:心脏瓣膜病的诊断主要依靠临床评价和心脏超声,心脏听诊发现杂音往往是诊断瓣膜病的第一步。其他辅助检查包括X线检查、心电图、心导管检查、放射性核素心室造影、左心室造影、磁共振显像、主动脉造影。

【治疗】

1. 治疗原则

(1)所有机械瓣的患者均应终生接受抗凝治疗,生物瓣术后前3个月应进行抗凝,如果合并血栓危险因素则应持续抗凝。抗凝强度应考虑人工瓣膜类型、位置、易患因素等。推荐我国患者机械主动脉瓣控制INR在1.8～2.5;机械二尖瓣、合并血栓危险因素、生物瓣术后3个月内,INR值控制在2.5～3.0。

(2)妊娠期妇女妊娠开始的3个月应避免使用华法林,改用肝素或低分子量肝素;妊娠3个月至36周可口服华法林;妊娠36周后改为肝素过渡至分娩后4～6 h。

2. 治疗方法

(1)随访:无症状的重度患者应6～12个月临床随访和心脏超声检查;中度患者每1～2年随访心脏超声;轻度患者每3～5年随访心脏超声。

(2)药物治疗:限盐利尿,控制心衰或心绞痛;合并房颤时,控制心室率及华法林抗凝治疗。

(3)其他治疗:避免过度的体力劳动和剧烈运动;外科手术治疗和经皮腔内球囊二尖瓣扩张术。

第二节 经典案例

案例一

(一)案例回顾

【主诉】

反复活动后胸闷、气促2月余。

【现病史】

患者,男性,81岁,身高170 cm,体重63 kg。患者活动或重力劳动后出现胸闷、气促2月余,程度不重,休息后可缓解,活动后加重,无胸痛,无晕厥,无头晕,无腹痛腹泻,无尿频尿急。2个月来,患者活动耐量下降,爬一层楼或快速行走后胸闷症状明显,充分休息后缓解,静息状态或少量活动后无不适。患者为明确病因至当地医院就诊,行造影检查示"冠心病,二支病变(LAD+RCA)",考虑"冠心病,多支病变",保守治疗后症状缓解,现为行进一步诊治至我院就诊,拟上述诊断收住入院。

【既往史】

高血压病史20余年,血压最高180/90 mmHg,目前口服苯磺酸氨氯地平片5 mg q.d.,缬沙坦胶囊80 mg q.d.控制血压,自诉血压控制可,未定期检测。

【社会史、家族史、过敏史】

无特殊。

【体格检查】

T 36.9 ℃,P 80次/分,R 24次/分,BP 130/70 mmHg。

心前区无隆起，未及震颤，心界无明显扩大，HR 80次/分，律齐，闻及心尖部收缩期明显杂音；腹平坦，腹壁软，全腹无压痛，无肌紧张及反跳痛，肝脾肋下未触及，肝肾脏无叩击痛，肠鸣音5次/分。

【实验室检查及其他辅助检查】

1. 实验室检查

（1）血常规：WBC 3.32×10^9/L（↓），RBC 4.39×10^{12}/L，NEUT% 45.50%（↓），HGB 126.00 g/L，CRP 116.4 mg/L（↑）。

（2）生化常规：TP 65.8 g/L，ALB 38.6 g/L，ALT 23.7 U/L，TBIL 17.5 μmol/L（↑），GGT 175.6 U/L（↑），CRE 83 μmol/L，K^+ 4.30 mmol/L，eGFR（MDRD）82mL/（min · 1.73m²），LDL-C 2.16 mmol/L，HDL-C 1.18 mmol/L，TG 0.98 mmol/L。

（3）凝血常规：PT 13.40 s（↑），INR 1.12，APTT 31.80 s。

（4）心功能：CK-MB 15.50 U/L，CK 24.3 U/L（↓）。

（5）心肌损伤标志物：cTn I 0.03 ng/mL，MYO 29.8 ng/mL。

（6）贫血常规：叶酸 3.07 ng/mL（↓），维生素B_{12} 336 pg/mL，Fe 13.5 μmol/L。

2. 其他辅助检查

（1）外院冠脉造影：冠心病，二支病变（LAD+RCA）。

（2）心脏超声：双房增大；主动脉窦部及升主动脉增宽；中度二尖瓣反流；中度三尖瓣反流。

【诊断】

（1）冠状动脉粥样硬化性心脏病。

（2）心房颤动。

（3）二尖瓣关闭不全。

（4）慢性心功能不全：心功能Ⅲ级。

（5）高血压3级（极高危）。

（6）慢性支气管炎。

（7）轻度贫血。

（8）贲门糜烂伴水肿。

(9) 前列腺轻度增生伴钙化。

(10) 双肺颈动脉硬化。

(11) 双侧下肢动脉硬化伴斑块形成。

【用药记录】

1. 抗凝　那曲肝素钙0.4 mL i.h. b.i.d.(d1—8，d11—16)，0.4 mL i.h. q.d.(d8—9)；华法林钠片2.5 mg p.o. q.d.(d11—17)。

2. 利尿　氢氯噻嗪片50 mg p.o. q.d.(d1—9，d10—17)；螺内酯片20 mg p.o. b.i.d.(d1—9，d10—17)。

3. 抗心绞痛　单硝酸异山梨酯缓释片40 mg p.o. q.d.(d1—8，d10—17)。

4. 降压　苯磺酸氨氯地平片5 mg p.o. q.d.(d1—8)；缬沙坦胶囊80 mg p.o. q.d.(d1—8)。

5. 护胃　泮托拉唑肠溶片40 mg p.o. b.i.d.(d1—8)，40 mg p.o. q.n.(d12—17)；注射用泮托拉唑钠80 mg iv.gtt b.i.d.(d9—12)。

6. 抗感染　注射用头孢呋辛钠1.5 g iv.gtt q8h.(d9—16)。

7. 降脂　阿托伐他汀钙片20 mg p.o. q.n.(d10—12)。

8. 抗血小板　阿司匹林肠溶片100 mg p.o. q.d.(d11—17)。

9. 抗贫血　蔗糖铁注射液100 mg iv.gtt q.d.(d1—7)，300 mg iv.gtt q.d.(d9—12)；重组人促红素注射液10 000 IU i.h. q.d.(d1—8，d9—16)。

10. 气道管理　异丙托溴铵20 mL雾化吸入 stat.(d11)；硫酸特布他林雾化液50 mg 雾化吸入 stat.(d11)。

【药师记录】

入院第1天：外院造影检查示"冠心病，二支病变(LAD+RCA)"入院后那曲肝素钙抗凝，单硝酸异山梨酯缓释片抗心绞痛，苯磺酸氨氯地平片、缬沙坦胶囊降压，泮托拉唑肠溶片护胃。

入院第6天：术前检查已完善，排除手术禁忌，择期行手术治疗。

入院第10天：全麻下行冠状动脉搭桥+二尖瓣生物瓣膜置换术，围术期予以头孢呋辛预防手术部位感染，予以注射用泮托拉唑钠预防应激性溃疡,单硝酸异山梨酯缓释片抗心绞痛,阿托伐他汀钙降脂稳定斑块。

入院第11天:术后第1天,予以阿司匹林抗血小板治疗,那曲肝素钙+华法林抗凝治疗。

入院第12天:将注射用泮托拉唑钠改为口服剂型治疗贲门性糜烂伴水肿。

入院第16天:INR值为2.1,停用那曲肝素钙。

入院第17天:术后未出现明显并发症,术后恢复好,伤口愈合可,办理出院。

出院带药:华法林钠片2.5 mg p.o. q.d.;阿司匹林肠溶片100 mg p.o. q.d.;单硝酸异山梨酯缓释片40 mg p.o. q.d.;螺内酯片20 mg p.o. b.i.d.;氢氯噻嗪片50 mg p.o. q.d.。

（二）案例分析

【抗凝治疗】

患者拟行冠状动脉搭桥+二尖瓣生物瓣膜置换术,术前予以那曲肝素钙桥接抗凝治疗,术后第1天予以那曲肝素钙+华法林抗凝治疗。

临床药师观点:《2016年欧洲心脏病学会心房颤动管理指南》推荐CHA_2DS_2-VASc评分系统评估冠心病合并非瓣膜性心房颤动的血栓风险,推荐HAS-BLED评分系统评估出血风险。该患者CHA_2DS_2-VASc评分为4分(高血压、血管病变各1分,年龄≥75岁为2分),HAS-BLED评分为3分(高血压、贫血、高龄各1分),属于高出血风险和高血栓风险人群。《冠状动脉旁路移植术围术期抗血小板治疗专家共识》推荐对于高出血风险患者可停用阿司匹林,停药期间使用低分子量肝素桥接。该患者入院拟行手术治疗,术前应用那曲肝素钙桥接抗凝是合理的。《华法林抗凝治疗的中国专家共识》推荐对于拟行外科手术治疗的中度血栓栓塞风险患者,术前应用低剂量普通肝素5 000 U皮下注射或预防剂量的低分子量肝素皮下注射。根据患者体重及肾功能情况,术前应每日给予预防剂量那曲肝素钙0.3 mL皮下注射，实际给药剂量偏大且给药过于频繁，建议每日给药一次。

根据美国心脏病学会（ACC）发布的《非瓣膜性房颤患者围术期抗凝治疗的决策路径》推荐术前至少24 h停用低分子量肝素，可以通过测定其特异性抗F Xa来了解残余抗凝效应，抗F Xa活性最佳抗凝值为0.5 ~ 1.0 IU/mL。该患者术前一天停用那曲肝素钙是合理的。

入院后患者行冠状动脉搭桥＋二尖瓣生物瓣膜置换术，术后需要服用华法林抗凝治疗3个月。根据《中国普通外科围手术期血栓预防和管理指南》，若患者术后血流动力学稳定，应12 ~ 24 h开始华法林治疗（常用剂量，一般在手术当晚或第2天）。同时2015年不列颠哥伦比亚省临床实践指南中心（BC）发布的指南《华法林治疗的患者接受侵入性检查和手术期间的管理》也指出在保证止血的前提下开始华法林治疗。根据ACC发布的临床决策共识，大多数情况下，可以在术后24 h内给予治疗剂量的维生素K拮抗剂（VKA）。对中危或高危脑卒中或血栓栓塞风险患者，可以考虑术后胃肠外桥接抗凝。当重启VKA治疗时，要求在桥接期间仔细监测INR，以降低出血风险。术后患者血流动力学稳定，应在12 ~ 24 h恢复华法林治疗。患者入院后行CABG＋瓣膜置换术，于术后第1天予以那曲肝素钙＋华法林钠片抗凝治疗是合理的。根据患者体重及肾功能情况，术后1 ~ 3 d应每日每次予以那曲肝素钙0.3 mL皮下注射，术后第4天起每日每次予以那曲肝素钙0.4 mL。实际那曲肝素钙给药剂量偏大，给药频率过于频繁，建议减少给药频率并减量。中国专家共识建议中国人华法林初始剂量为1 ~ 3 mg，某些患者如老年、肝功能受损、充血性心力衰竭和出血高风险患者，初始剂量可适当降低。该患者华法林钠片初始剂量为2.5 mg是合理的，建议口服华法林钠片2 ~ 3 d后开始每日监测INR值，直到INR值达到治疗目标并维持至少2 d。血栓风险高危的75岁以上老年人口服华法林钠片，建议INR维持在1.8～2.5。指南推荐中度血栓栓塞风险患者术后开始低剂量普通肝素或低分子量肝素与华法林重叠，当INR值达标后，停用普通肝素或低分子量肝素。患者术后第6天，INR值为2.1，停用那曲肝素钙是合理的。

【抗血小板治疗】

患者行冠状动脉搭桥＋二尖瓣置换术后，术后1 d予以阿司匹林肠溶片抗血小板治疗。

临床药师观点：《冠状动脉旁路移植术围术期抗血小板治疗专家共识》推荐对于拟行CABG的患者应在术前每日口服阿司匹林100 mg，原则上术前不需要停药。但对于高出血风险患者可考虑停用阿司匹林，停药时间不能超过10 d，停药期间使用低分子量肝素。该患者高龄、贫血、复杂手术（非单纯CABG，合并瓣膜手术）及慢性病（慢性支气管炎等），属于高出血风险患者，因此入院后皮下注射那曲肝素钙，未予以阿司匹林口服是合理的。

《冠状动脉旁路移植术后二级预防科学声明》推荐CABG术后6 h内应服用阿司匹林81～325 mg/d；其后应继续服用阿司匹林，以减少移植物堵塞和不良心脏事件。非体外循环CABG术后，双联抗血小板治疗1年，阿司匹林81～162 mg/d联合氯吡格雷75 mg/d。《冠状动脉旁路移植术围术期抗血小板治疗专家共识》同样推荐术后6 h内给予阿司匹林100 mg/d，可经胃管给药。对于合并瓣膜置换或房颤的CABG患者，推荐生物瓣及瓣膜成形环置入术前后3个月应予以华法林抗凝，同时联用阿司匹林，必要时可考虑双联抗血小板治疗，但三联治疗时间不应超过3个月，同时应加用质子泵抑制剂或H_2受体拮抗剂，维持INR于相对较低水平（1.8～2.5），密切注意出血表现。对于高出血风险的患者不推荐使用三联治疗。综合评估该患者的出血风险与血栓风险，该患者高龄、贫血、复杂手术（非单纯CABG，合并瓣膜手术）及慢性病（慢性支气管炎等），属于高出血风险患者，该患者术后予以阿司匹林联合华法林抗栓治疗是合理的。

【降压治疗】

患者合并有高血压，服用苯磺酸氨氯地平、缬沙坦控制血压。

临床药师观点：治疗冠心病合并高血压的用药原则为在生活方式干预的基础上，既要控制血压以减少心脏负担，又要扩张冠状动脉以改善心肌血液供应，即"降压又护心"。根据2017年《加拿大高血压教育计划高血压指南》对于大多数合并冠心病的高血压患者，推荐使用血管紧张素转化酶抑制剂（ACEI）或血管紧张素Ⅱ受体阻滞剂（ARB）。对于高危高血压患者，当需要联合用药时，应选择个体化降压药物。在特定的高血压患者中，ACEI和二氢吡啶类钙离子拮抗剂（CCB）联用优于ACEI和噻嗪类利尿剂联用。《美国成人高血压治疗指南》（JNC8）对于冠心病合并高血压的降压治疗推荐β受体阻滞剂和ACEI/ARB作为首选，降压同时可降低心肌耗氧量，改善心肌重构。CCB具有较好的抗动脉粥样硬化作用，推荐使用具有明确临床研究证据的长效CCB用于冠心病合并高血压的治疗。《血管紧张素转换酶抑制剂在冠心病患者中应用中国专家共识》同样推荐对合并高血压的冠心病患者，无禁忌证时应立即启动并长期给予ACEI类药物治疗，可降低死亡率，改善预后。患者同时合并有慢性支气管炎，考虑ACEI最常见不良反应为持续性干咳，因此患者服用苯磺酸氨氯地平和缬沙坦控制血压是合理的。建议该患者目标血压控制在 < 140/85 mmHg。

【血脂管理治疗】

患者术后予以阿托伐他汀钙降脂治疗。

临床药师观点：他汀类药物治疗有延缓斑块进展、稳定斑块和抗炎等作用。根据AHA《冠状动脉旁路移植术后二级预防科学声明》推荐：若无禁忌证，所有CABG患者术前和术后早期（重新启动）均应接受他汀类药物治疗，＞75岁老年人或不能耐受高强度他汀类治疗的患者CABG术后应进行中等强度的他汀治疗。除非患者有不良反应，否则不建议术前或术后停用他汀类。美国心脏病学会基金会/心脏协会（ACCF/AHA）《冠状动脉旁路移植术指南（2011版）》提出，冠心病患者通过药物和改变生活方式对其高脂血症进行控制能减少心肌梗死和死亡的发生。如无禁忌，所有接受CABG治疗的患者均应接受他汀类药物治疗，并将低密度脂蛋白胆固醇（LDL-C）水平降低至 < 1.8 mmol/L（70 mg/dL）；非高密度脂蛋白胆固醇水平降至 < 2.60 mmol/L（100 mg/dL）。建议患者入院后即可开始口服他汀类药物。

临床常用他汀类药物由它们的油水分配系数或辛醇/水分配系数分为脂溶性他汀和水溶性他汀，而油水分配系数与他汀类的吸收、分布、代谢及排泄相关，理想的分配系数应该是中性的，他汀类亲脂性顺序依次是辛伐他汀＞洛伐他汀＞氟伐他汀＞阿托伐他汀＞瑞舒伐他汀＞普伐他汀。除阿托伐他汀、瑞舒伐他汀半衰期较长，可在一天任意时间给药，其他他汀半衰期较短，需要晚上睡前服用。所有他汀类药物治疗均可引起肝酶升高，转氨酶 < 3 × ULN 的升高不是他汀类药物治疗的禁忌。不同他汀类药物肌肉不良事件发生率存在差别，从高到低依次为瑞舒伐他汀＞氟伐他汀＞阿托伐他汀＞辛伐他汀＞普伐他汀＞洛伐他汀。在肾功能安全性方面存在异质性，eGFR < 30 mL/(min · 1.73m^2) 禁用瑞舒伐他汀，严重肾功能不全禁用氟伐他汀，阿托伐他汀无须调整剂量，其余均须调整剂量。该患者为81岁高龄患者，尽管入院时肝肾功能水平正常，但仍应考虑老年人肝肾功能减退，建议选用无须根据肾功能调整剂量的阿托伐他汀。阿托伐他汀属于中性他汀类药物，被CFDA批准直接用于冠心病的治疗，具有较长的半衰期及较好的降脂疗效，可在一天内任意时间服用，且不受食物影响。该患者入院LDL-C 2.16 mmol/L，HDL-C 1.18 mmol/L，TG 0.98 mmol/L，为控制目标范围内，仅需中等强度他汀类治疗，即给予阿托伐他汀20 mg p.o. q.d.是合理的。

【预防应激性溃疡治疗】

患者术后予以泮托拉唑钠80 mg b.i.d.预防应激性溃疡。

临床药师观点：患者原有贲门糜烂伴水肿，属于预防应激性溃疡的高危因素，根据《应激性溃疡防治专家建议（2015版）》，应于手术前开始应用质子泵抑制剂（PPI）或H_2受体拮抗剂（H_2RA）以提高胃内pH。PPI是预防应激性溃疡的首选药物，推荐标准剂量PPI静脉滴注，每12 h一次，至少连续3 d，当患者病情稳定可耐受肠内营养或已进食、临床症状开始好转或转入普通病房后可改为口服给药或逐渐停药。患者出院后需要服用至少3个月阿司匹林和华法林，而消化道出血是冠心病患者抗栓治疗最常见的不良反应之一。根据《抗栓治疗消化道损伤防治中国专家建议（2016·北京）》推荐高危患者可在抗血小板治疗的前6个月联合使用PPI，6个月后改为H_2RA或间断服用PPI。该患者有贲门糜烂伴水肿，为消化道出血的高危因素，建议患者出院应继续服用泮托拉唑钠肠溶片预防消化道出血。

【围术期气道管理治疗】

患者术后予以硫酸特布他林雾化液、异丙托溴铵吸入液雾化吸入。

临床药师观点：围术期进行气道管理可提高肺功能、扩大手术人群、缩短住院时间。雾化吸入使用方便，对患者协同性无要求，可同时辅助供氧，是围术期患者气道管理的首选给药方式。临床上常用的围术期雾化吸入药物主要包括糖皮质激素、支气管舒张剂和祛痰剂。特布他林为短效 β_2 受体激动剂，起效迅速、维持时间短，对 β_2 受体选择性及对肥大细胞膜稳定作用强于沙丁胺醇。异丙托溴铵为非选择性胆碱M受体拮抗剂，通过阻断突触前膜上M_2受体促进神经末梢释放乙酰胆碱，部分削弱阻断M_3受体的支气管舒张作用，其舒张支气管的作用比 β_2 受体激动剂弱，起效也较慢，但持续时间更为长久。《雾化吸入疗法在呼吸疾病中的应用专家共识》推荐糖皮质激素联合支气管舒张剂雾化治疗。大量研究证实糖皮质激素可有效缓解哮喘症状，提高生活质量，改善肺功能，控制气道炎症，减少急性发作次数及降低死亡率。特布他林、异丙托溴铵均为支气管扩张剂,建议选择其中一种,联合应用糖皮质激素,如布地奈德雾化吸入。

【抗贫血治疗】

患者入院后每日予以蔗糖铁、重组人促红素注射液抗贫血治疗。

临床药师观点:患者入院后拟行手术治疗,患者本身有轻度贫血史,为减轻术中及术后贫血,减少对异体输血的需求,加快术后贫血倾向的恢复,予以重组人促红素注射液动员红细胞,推荐使用剂量为150 IU/kg,每周3次,皮下注射,于术前10 d至术后4 d应用。按患者体重,予以重组人促红素注射液10 000 IU是合理的,但是给药过于频繁,疗程过长。重组人促红素注射液用药期间为防止缺铁,同时予以蔗糖铁注射液补铁。老年人应用蔗糖铁推荐剂量为每次5～10 mL(100～200 mg铁),给药频率应不超过每周3次。该患者每日给药过于频繁,给药剂量偏大。

(三)药学监护要点

(1)使用肝素类药物应密切观察出血并发症和严重出血危险,一旦发生,除立即停用外,可静脉注射硫酸鱼精蛋白纠正凝血功能障碍。同时由于那曲肝素可诱发血小板减少症(HIT),应用期间注意每2～3 d监测血小板计数,警惕HIT的发生。如血小板计数下降50%以上,并排除其他因素引起的血小板计数下降,应立即停用肝素类药物。

(2)应用他汀类药物时,应严密监测转氨酶及肌酸激酶等生化指标,及时发现药物可能引起的肝脏损害和肌病,并控制LDL-C降至 <1.8 mmol/L(70 mg/dL),非HDL-C降 至 <2.60 mmol/L(100 mg/dL)。

(3)CABG+瓣膜置换术后,需预防心肌缺血及出血,术后阿司匹林联合华法林口服3个月,停用华法林,终身单用阿司匹林抗栓治疗。服用阿司匹林、华法林期间应注意是否有牙龈出血、小便颜色变深、解黑色粪便、皮下淤血等情况。

（4）口服华法林应定期监测INR。住院患者口服华法林2～3 d后开始每日或隔日监测INR，直到INR达到治疗目标并维持至少2 d，此后，根据INR结果的稳定性数天至1周监测1次，根据情况可延长，出院后可每4周监测一次。患者二尖瓣生物瓣膜置换合并房颤，华法林需要服用3个月，INR值应维持在1.8～2.5。

（5）患者目标血压控制在＜140/85 mmHg。

案例二

（一）案例回顾

【主诉】

体检发现凝血功能异常半天。

【现病史】

患者，女性，84岁，身高152 cm，体重49 kg。患者半天前因右膝关节疼痛，行走后疼痛加剧至外院就诊，患者因二尖瓣置换术后、心房颤动，口服华法林钠片抗凝，外院查凝血功能PT、INR测不出，建议转院就诊。患者下午至我院急诊就诊，急诊拟"二尖瓣置换术后，凝血功能异常"收入院。自发病以来，神清，食欲睡眠可，大小便正常，体力体重无明显改变。

【既往史】

长期高血压病史，口服非洛地平片缓释片5 mg q.d.，控制可；二尖瓣术后病史，口服华法林钠片2.5 mg q.d.。

【社会史、家族史、过敏史】

无特殊。

【体格检查】

T 37 ℃，P 80次/分，R 18次/分，BP 120/80 mmHg。

心前区无隆起，心前区未及震颤，心界无明显扩大，HR 80次/分，律齐，未闻及明显杂音。躯干和四肢多处皮下瘀斑。腹平坦，腹壁软，全腹无压痛，无肌紧张及反跳痛，肝脾肋下未触及，肝肾无叩击痛,肠鸣音4次/分。

【实验室检查及其他辅助检查】

1. 实验室检查

(1)凝血常规: PT 153.30 s(↑), APTT 113.20 s(↑), FIB 3.053 g/L, INR 12.78(↑), TT 17.70 s。

(2)血常规: WBC 6.82 × 10^9/L, RBC 3.40 × 10^{12}/L(↓), NEUT% 61.50%, HGB 99.00 g/L(↓), HCT 30.5%(↓), NEUT 4.20 × 10^9/L, PLT 128.00 × 10^9/L, CRP 2.5 mg/L。

(3)生化常规: GA 14.4%, K$^+$ 4.40 mmol/L, Na$^+$ 142.00 mmol/L, GLU 5.10 mmol/L, ALB 41.8 g/L, TBIL 11.7 μmol/L, DBIL 4.1 μmol/L, ALT 9.7 U/L, AST 20.6 U/L, CRE 233 μmol/L(↑), URIC 767 μmol/L(↑), BUN 26.3 mmol/L(↑), TG 3.07 mmol/L(↑), HDL-C 0.72 mmol/L(↓), LDL-C 1.05 mmol/L(↓), ApoB 0.47 g/L(↓), CK 112.0 U/L, CK-MB 16.70 U/L(↑), eGFR(MDRD)18 mL/(min · 1.73m^2)。

(4)贫血常规: SF 183.5 μg/L, Fe 11.0 μmol/L, 维生素B$_{12}$ 718.00 pg/mL, 叶酸 3.63 ng/mL(↓), 血清铁饱和度 19.2%。

(5)隐血常规: 隐血(免疫学法)阳性异常,隐血(化学法)阳性异常。

2. 其他辅助检查

(1)电脑多导联心电图: 心房颤动; ST-T段改变。

(2)心脏冠状动脉CTA: 冠状动脉粥样硬化; 左前降支中远段浅表型心肌桥。

【诊断】

(1)二尖瓣置换术后。

(2)凝血时间延长。

(3)肾功能不全。

(4)腔隙性脑梗死。

(5)慢性心功能不全: 心功能Ⅱ～Ⅲ级。

(6)心房颤动。

【用药记录】

1.止血 维生素K_1注射液10 mg i.m. q.d.(d1—2)。

2.降压 非洛地片缓释片5 mg p.o. q.d.(d1—10)。

3.抗贫血 叶酸片5 mg p.o. t.i.d.(d2—10)。

4.护胃 泮托拉唑40 mg iv.gtt q.d.(d2—3),40 mg p.o. q.d.(d3—10)。

【药师记录】

入院第1天:外院查PT、INR测不出,躯干和四肢见多处皮下瘀斑,予以维生素K_1注射液10 mg肌内注射。查PT 153.30 s(↑),INR 12.78(↑)。

入院第2天:药师追问病史,患者自诉平日服用保健品,辅酶Q_{10}天然维生素E软胶囊、葛根黄酮软胶囊。查PT、INR测不出。追加维生素K_1注射液10 mg肌内注射。

入院第4天:皮下瘀斑较前好转。查PT 21.00 s(↑),INR 1.75(↑),停用注射用泮托拉唑钠,改为口服制剂。

入院第10天:患者病情平稳,PT 17.10 s(↑),INR 1.43(↑),予以出院。

出院带药:华法林钠片2.5 mg p.o. q.d.。

(二)案例分析

【华法林逆转治疗】

患者入院后,予以维生素K_1注射液10 mg肌内注射,拮抗华法林。

临床药师观点:出血是华法林最常见并发症,与INR值有关,该患者PT高达153.30 s,INR 12.78,考虑为华法林的不良反应。维生素K_1是华法林过量有效的拮抗剂,对于华法林过量出血患者,首先应立即停用华法林,予以维生素K_1静脉注射5～10 mg。2013年澳大利亚血栓与止血学会(ASTH)共识指南《华法林逆转》推荐对于INR>10无出血但出血风险高可考虑输注新鲜冰冻血浆(FFP)、凝血酶原复合物(PCC)纠正华法林导致的F Ⅱ、F Ⅶ、F Ⅸ、F Ⅹ减少,推荐PCC 40～50 IU/kg,12～24 h后复查INR值。

《华法林抗凝治疗的中国专家共识》同样推荐INR≥10.0（无出血并发症）停用华法林，肌内注射维生素K_1（5 mg），6～12 h后复查INR，INR＜3后重新以小剂量华法林开始治疗。可考虑输注新鲜冰冻血浆、凝血酶原复合物或重组F Ⅶ a。该患者根据HAS-BLED出血风险评分表进行出血风险评分，得分为5分（高血压、肾功能不全、出血、INR值不稳定、高龄），属于高危出血风险，建议在给予维生素K_1的情况下，输注新鲜冰冻血浆、凝血酶原复合物或重组F Ⅶ a。

【华法林相互作用治疗】

患者服用华法林的同时服用保健品：辅酶Q_{10}天然维生素E软胶囊、葛根黄酮软胶囊。

临床药师观点：辅酶Q_{10}天然维生素E软胶囊主要成分是辅酶Q_{10}、维生素E。辅酶Q_{10}与维生素K_2在结构上有相似之处，均有前凝血作用，据报道，患者服用辅酶Q_{10}后对华法林反应性降低，停用辅酶Q_{10}，华法林的抗凝作用又可得到适当恢复。维生素E能抑制维生素K的氧化作用，而维生素K依赖性凝血因子的羧化必须依靠维生素K的氧化作用。据报道，患者同时服用华法林和维生素E，可出现瘀斑和血尿，PT增加，停用维生素E一周后，临床状况和血液学指标稳定。

文献报道葛根素能抑制CYP3A、CYP1A2；华法林含2种异构体，其中S-华法林主要经CYP2C9代谢，R-华法林可被CYP3A4、CYP1A2、CYP2C19代谢。S-华法林异构体比R-华法林异构体抗凝效率高5倍，临床上抑制S-华法林异构体的代谢尤为重要。与白种人比较，中国人对华法林耐受剂量明显降低，目前已发现数个基因多态性与华法林剂量相关，主要是$CYP2C9$和$VKORC1$。有文献报道葛根素能抑制大鼠体内华法林的代谢，但并不改变华法林的凝血作用。推测药动学和药效学不一致的原因为华法林在体内药物血药浓度增加部分可能R-华法林占主要，而R-对映体的药理活性较弱，仅为S-对映体的1/5，其AUC改变水平没有达到改变药效学的水平。

华法林几乎完全通过肝脏代谢清除，代谢产物具有微弱的抗凝作用；主要通过肾脏排泄，很少进入胆汁，只有极少量华法林以原药形式从尿排出。该患者合并有肾功能不全，可能导致华法林在体内蓄积，导致INR值偏高。

患者此次INR值异常考虑可能由维生素E引起，建议患者停用辅酶Q_{10}天然维生素E软胶囊；也不排除是患者肾功能不全导致华法林在体内蓄积，注意密切监测INR值，根据INR值调整华法林给药剂量。

【预防应激性溃疡治疗】

患者入院第2天予以泮托拉唑40 mg iv.gtt q.d.；第3天改为口服。

临床药师观点：根据《应激性溃疡防治专家建议（2015版）》，患者凝血功能障碍（INR > 1.5且APTT大于正常值2倍）属于应激性溃疡的高危因素，应使用预防药物，临床常用的预防药物包括PPI、H_2RA、抗酸药、胃黏膜保护剂等。其中PPI是预防应激性溃疡的首选药，推荐标准剂量PPI静脉滴注，每12 h一次，至少连续3 d，当患者病情稳定可耐受肠内营养或已进食、临床症状开始好转或转入普通病房后可改为口服给药或逐渐停药。建议患者泮托拉唑40 mg iv.gtt q12h.。

（三）药学监护要点

1. 口服华法林需定期复查INR　国内指南推荐血栓风险高危的75岁以上老年人口服华法林，建议INR维持在1.8 ～ 2.5。一旦INR稳定在患者的目标范围内，建议每周监测。若INR保持稳定，并且在治疗范围内，间隔可以逐渐增加到每4周一次。若连续12周监测INR无明显变化，则可至少每3个月监测一次INR值。

2. 患者用药教育

（1）患者为二尖瓣机械瓣膜置换术后，需要终生服用华法林预防血栓形成。

（2）注意华法林与其他药物、中草药和食物之间的潜在相互作用。

（3）如有不适，请至医院就诊，并告知医生正在服用华法林，请勿自行购买药品服用，以免发生不良相互作用。

（4）患者合并有肾功能不全，可能导致华法林在体内蓄积，导致抗凝作用增加，各种不良反应发生率也明显增加。服药过程中，应注意是否有牙龈出血、小便颜色变深、解黑色粪便、皮下淤血、伤口出血经久不愈等情况。

案例三

（一）案例回顾

【主诉】

保留主动脉瓣的主动脉根部替换术（David手术）后7月余，反复发热2周。

【现病史】

患者，男性，63岁，身高183 cm，体重75 kg。患者7个多月前于我院行David手术，手术顺利，术后予出院，患者2周余前补牙后出现发热情况，最高体温40 ℃，伴寒战，全身症状明显，无胸闷气促，无明显头晕、心悸，无咳嗽、咳痰、晕厥、休克，无明显进食困难，至当地医院就诊，考虑尿路感染，予抗感染治疗，期间患者高热反复，未见好转，今为求进一步治疗，来我院就诊，拟"感染性心内膜炎"收治入院。患者发病以来，神志清楚，食欲睡眠可，小便正常，体重无明显改变。

【既往史】

30年前患病毒性心肌炎、心律失常，内科治疗后痊愈。

【社会史、家族史、过敏史】

无特殊。

【体格检查】

T 39 ℃，P 85次/分，R 18次/分，BP 113/57 mmHg。

心前区无隆起，心尖冲动位置正常、强度与范围正常。心尖位于左侧锁骨中线第五肋间，未及心前区震颤，未及心包摩擦感。心界不大。心律齐,HR85次/分,心尖部可闻及收缩期2/6级杂音,各瓣膜区未及明显杂音。腹平坦,腹壁软,全腹无压痛,无肌紧张及反跳痛,肝脾肋下未触及,肝肾无叩击痛,肠鸣音4次/分。

【实验室检查及其他辅助检查】

1. 实验室检查

(1)血常规:WBC 15.62 × 10^9/L(↑),RBC 3.57 × 10^{12}/L(↓),NEUT% 85.70%(↑),HGB 98.00 g/L(↓),NEUT 13.39 × 10^9/L(↑),PLT 132.00 × 10^9/L,MID 0.69 × 10^9/L。

(2)凝血常规:PT 13.90 s(↑),APTT 37.00 s,FIB 3.370 g/L,INR 1.17,TT 17.20 s。

(3)生化常规:K^+ 3.80 mmol/L,Na^+ 134.00 mmol/L(↓),TP 47.2 g/L(↓),ALB 27.4 g/L(↓),GLO 19.8 g/L(↓),PAB 46.1 mg/L(↓),TBIL 14.5 μmol/L,DBIL 8.4 μmol/L(↑),ALT 35.9 U/L,AST 32.6 U/L,CRE 71 μmol/L,eGFR(MDRD)104 mL/(min · 1.73m²)。

2. 其他辅助检查　心脏超声:二尖瓣前叶赘生物形成伴中重度反流。

【诊断】

(1)感染性心内膜炎(IE)。

(2)David 手术后。

(3)慢性心功能不全:心功能Ⅲ级。

【用药记录】

1. 抗感染　头孢哌酮钠舒巴坦钠注射液 3 g iv.gtt q8h.(d1—4),3 g iv.gtt q6h.(d4—45);盐酸万古霉素注射液 1 g iv.gtt q12h.(d1—4);阿米卡星注射液 800 mg iv.gtt q.d.(d4—45)。

2. 祛痰　盐酸氨溴索注射液 30 mg iv.gtt b.i.d.(d1—14);盐酸氨溴索片 30 mg p.o. t.i.d.(d14—45)。

3. 护胃　奥美拉唑注射液 40 mg i.v. q.d.(d1—7);奥美拉唑肠溶胶囊 20 mg p.o. q.n.(d7—45)。

4. 降心率　酒石酸美托洛尔片 25 mg p.o. b.i.d. (d1—6)，12.5 mg p.o. b.i.d. (d19—45)。

5. 利尿　呋塞米片 20 mg p.o. b.i.d. (d1—6，d10—45)；螺内酯片 20 mg p.o. b.i.d. (d1—6，d10—45)；托拉塞米注射液 10 mg iv.gtt b.i.d. (d8—10)。

6. 抗凝　华法林钠片 1.25 mg p.o. q.d. (d9—45)。

【药师记录】

入院第 1 天：头孢哌酮钠舒巴坦钠注射液 3 g iv.gtt q8h.+万古霉素 1 g iv.gtt q12h. 抗感染治疗，等待血培养结果。

入院第 4 天：外院血培养为鲍曼不动杆菌，根据药敏试验改为头孢哌酮钠舒巴坦钠注射液 3 g iv.gtt q6h.+阿米卡星注射液 800 mg iv.gtt q.d. 抗感染治疗。

入院第 6 天：本院血培养回报鲍曼不动杆菌，对复方新诺明、环丙沙星、左氧氟沙星、亚胺培南、美罗培南、米诺环素、哌拉西林、哌拉西林钠他唑巴坦钠、头孢曲松、氨苄西林钠舒巴坦钠、头孢吡肟及头孢他啶等耐药，对庆大霉素、妥布霉素及头孢哌酮钠舒巴坦钠敏感。今日在全麻下行二尖瓣机械瓣膜置换术+二尖瓣成形术+心脏临时性起搏器植入术。

入院第 7 天：床边胸片示左肺炎症，左侧胸腔积液，予以呋塞米片和螺内酯片利尿。

入院第 9 天：华法林钠片 1.25 mg 抗凝治疗，每日监测 PT 及 INR。

入院第 13 天：血培养未培养出病原菌，复查 PT 26.50 s，INR 2.28，维持华法林抗凝治疗。

入院第 27 天：PT 28.9 s，INR 2.49，予以维生素 K_1 10 mg，肌内注射拮抗华法林。

入院第 45 天：抗感染治疗疗程已足够，今日出院。

出院带药：氢氯噻嗪片 50 mg p.o. q.d.；螺内酯片 20 mg p.o. b.i.d.；华法林钠片 1.25 mg p.o. q.d.；酒石酸美托洛尔片 12.5 mg p.o. b.i.d.；奥美拉唑肠溶胶囊 20 mg p.o. q.n.。

（二）案例分析

【抗凝治疗】

患者术后第 3 天开始华法林抗凝治疗，INR 维持在 1.8 ～ 2.3。

<u>临床药师观点</u>：美国胸科医师学会（ACCP）2012 年发布的《抗栓治疗和血栓预防临床实践指南（第 9 版）》不推荐对 IE 患者常规进行抗凝治疗，除非患者有其他抗凝治疗指征。该患者因补牙后出现高热症状，诊断为 IE 入院，无抗凝治疗指征，术前不进行抗凝治疗是合理的。

患者入院后行二尖瓣机械瓣膜置换术，术后需要终生服用华法林抗凝治疗。根据《中国普通外科围手术期血栓预防和管理指南》，若患者术后血流动力学稳定，应 12 ～ 24 h 开始华法林治疗（常用剂量，一般在手术当晚或第 2 天），该患者术后第 2 天胸片示左肺炎症、左侧胸腔积液，予以利尿治疗，术后第 3 天 HR 72 次/分，BP 115/60 mmHg，予以华法林治疗，华法林治疗启动时间合理。

2015 年 BC 指南《华法林治疗管理》推荐二尖瓣机械瓣膜置换术目标 INR 值为 3.0（2.5 ～ 3.5）。研究发现亚洲组患者华法林抗凝出血发生率较高，NOAC 的 III 期临床研究数据显示亚洲患者出血发生率（0.75% ～ 1.33%）高于非亚洲患者（0.32% ～ 0.41%）；出血性脑卒中的发生率（1.10% ～ 2.46%）也高于非亚洲患者（0.63% ～ 0.47%）。因此国内指南推荐低强度抗凝，二尖瓣机械瓣膜置换术后建议 INR 维持在 1.8 ～ 2.5。该患者 INR 值达到标准范围。

【抗感染治疗】

患者 IE 入院，经验予以头孢哌酮钠舒巴坦钠注射液 3 g iv.gtt q8h.+万古霉素 1 g iv.gtt q12h.抗感染治疗；入院查血培养为鲍曼不动杆菌，对庆大霉素、头孢哌酮钠舒巴坦钠、妥布霉素敏感，改为头孢哌酮钠舒巴坦钠注射液 3 g iv.gtt q6h. +阿米卡星注射液 800 mg iv.gtt q.d.抗感染治疗 6 周。

临床药师观点：该患者经验抗感染治疗方案不妥。IE是指病原微生物所致的心脏瓣膜、心内膜炎症，也包括动脉内膜炎，其中以细菌性心内膜炎最为常见，在IE的致病菌中，草绿色链球菌、金黄色葡萄球菌和肠球菌等阳性球菌最常见，急性IE以金黄色葡萄球菌多见，亚急性IE以草绿色链球菌多见。确诊IE且在血培养获得阳性结果之前，应采取相应的经验治疗方案。《成人感染性心内膜炎预防、诊断和治疗专家共识》推荐在全身感染症状较为明显且没有肠杆菌科细菌、铜绿假单胞菌属感染危险因素时，经验治疗可选万古霉素（15～20 mg/kg iv.gtt q8h.或q12h.）联合庆大霉素（1 mg/kg iv.gtt q12h.），当存在多重耐药肠杆菌科细菌、铜绿假单胞菌属感染危险因素时，推荐万古霉素（15～20 mg/kg iv.gtt q8h.或q12h.）联合美罗培南（1 g iv.gtt q8h.）作经验治疗。该患者为自体瓣膜心内膜炎，一年内有心脏手术史，入院时最高体温40 ℃，伴寒战，全身感染症状较为明显，在当地医院抗感染治疗后，反复高热，考虑多重耐药菌感染可能性大，经验治疗建议予以万古霉素1 g iv.gtt q8h.联合美罗培南1 g iv.gtt q8h.。

血培养是诊断IE的最直接可靠证据，药敏试验可以指导临床抗菌药物的选择，提高IE的治愈率。该患者血培养为鲍曼不动杆菌，根据药敏试验其为多重耐药菌。鲍曼不动杆菌属需氧型革兰氏阴性杆菌，对于需氧革兰氏阴性杆菌感染的心内膜炎，《成人感染性心内膜炎预防、诊断和治疗专家共识》建议应选用具有抗假单胞菌活性的青霉素类或头孢菌素类联合抗假单胞菌氨基糖苷类药物。针对多重耐药鲍曼不动杆菌，《中国鲍曼不动杆菌感染诊治与防控专家共识》推荐根据药敏选用头孢哌酮钠舒巴坦钠、氨苄西林钠舒巴坦钠或碳青霉烯类抗菌药物，可联合应用氨基糖苷类或氟喹诺酮类抗菌药物。头孢哌酮钠舒巴坦钠常用剂量3.0 g（头孢哌酮2.0 g＋舒巴坦1.0 g）iv.gtt q8h.或q6h.。常用于抗鲍曼不动杆菌的氨基糖苷类推荐阿米卡星0.6 g iv.gtt q.d.，对于严重感染且肾功能正常者，可加量至0.8 g iv.gtt q.d.。根据药敏试验，该患者予以头孢哌酮钠舒巴坦钠注射液 3 g iv.gtt q6h.联合阿米卡星注射液 800 mg iv.gtt q.d.方案抗感染治疗方案合理。

《成人感染性心内膜炎预防、诊断和治疗专家共识》认为革兰氏阴性杆菌对抗菌药物的敏感性在菌株间差异甚大，宜根据药敏结果选择用药，疗程至少6周，常需 6～8 周或更长。ECS《感染性心内膜炎管理指南》同样推荐自体瓣膜IE疗程为 2～6 周。《中国鲍曼不动杆菌感染诊治与防控专家共识》推荐鲍曼不动杆菌引起的IE治疗疗程需达到 4～6 周。该患者抗感染疗程6周是合理的。

【感染性心内膜炎的预防治疗】

患者于David手术后7个月，患者2周余前因补牙后出现发热情况。

临床药师观点：发生IE的主要原因是IE高危易感人群预防不当，高危易感人群主要是指器质性心脏病患者，这些易感人群日常生活中需保持口腔、牙齿和皮肤的卫生，防止皮肤黏膜损伤后的继发性感染，尽可能避免有创医疗检查和操作，如必须进行，要严格遵守无菌操作规范，对于高危人群如各种心脏瓣膜病、先天性心脏病、梗阻性肥厚型心肌病、风湿免疫性疾病而长期服用糖皮质激素治疗者，以及注射毒品的吸毒者，在做有创医疗检查和操作时需预防应用抗菌药物。有研究发现口腔科操作菌血症的发生率为 10%～100%，故操作前30 min需预防性应用抗生素；对于青霉素不过敏者，推荐预防应用阿莫西林或氨苄西林，对于青霉素过敏者，推荐预防应用克林霉素。对于非牙科操作不推荐系统性应用抗菌药物预防感染，只有发生感染时进行侵入性操作才需要给予抗菌药物治疗。

【预防应激性溃疡治疗】

患者入院后予以奥美拉唑注射液40 mg i.v. q.d.，第7天改为口服剂型。

临床药师观点：根据《应激性溃疡防治专家建议（2015年版）》，该患者术前术后均不具备预防应激性溃疡的危险因素；

而且奥美拉唑会导致华法林抗凝作用增加。华法林含2种异构体，其中S-华法林主要经CYP2C9代谢；R-华法林可被CYP3A4、CYP1A2、CYP2C19代谢，奥美拉唑主要通过CYP2C19和CYP3A4代谢。奥美拉唑竞争性抑制CYP2C19，从而抑制R-华法林的代谢和清除，使华法林在体内聚集，半衰期延长，血药浓度增高，致PT和INR值升高，抗凝活性增强。因此，临床药师建议，瓣膜置换术后需要预防应激性溃疡，应选用与CYP450酶结合力较弱的泮托拉唑或主要经非酶途径代谢的雷贝拉唑，尽可能减少药物相互作用。

（三）药学监护要点

（1）注意监测血常规、肝肾功能和凝血功能；监测患者体温、内毒素、血沉等炎性指标。应用抗菌药物之前及时行血培养，并根据血培养结果调整抗菌药物。

（2）密切观察有无皮下淤血、胃肠道出血、血尿和黑便等症状的发生。

（3）阿米卡星在内耳淋巴液中蓄积所导致的耳毒性与高谷浓度显著相关，而其临床疗效与血药峰浓度有关。因此需要严密监测血药谷浓度（$0 \sim 10$ μg/mL）和峰浓度（$20 \sim 30$ μg/mL）来调整给药方案，使疗效最佳、毒性最低。

案例四

（一）案例回顾

【主诉】

发热7 d，突发言语不清半天。

【现病史】

患者，男性，33岁，身高186 cm，体重85 kg。患者一周前无明显诱因下发热，最高达39.9 ℃，无咳嗽咳痰，无胸闷胸疼，无气促，无恶心呕吐，无腹痛腹泻，无尿急频频，无皮肤破损。自服感冒药，疗效不佳。5 d前来我院急诊就诊。查血常规：WBC 7.43×10^9/L，NEUT%

83.8%，CRP 0.2 mg/L；生化未见异常；电解质：Na^+ 128 mmol/L，淀粉酶阴性；胸部CT未见异常；腹部CT：胰腺脂肪替代。给予"左氧氟沙星"抗感染及补液对症支持治疗，无好转。今日上午突发言语不清，四肢无力，口角歪斜。体格检查：神清，双眼向右凝视，口齿不清，左侧鼻唇沟浅，左上肢肌力Ⅲ级，左下肢肌力Ⅴ级，右手指端栓塞。急行头颅CT检查：双顶叶梗死灶（内伴少量出血）。考虑患者病情危重，遂转入我院ICU进一步治疗。患者发病以来，神清，精神欠佳，小便少，大便少，近期体重无明显下降。

【既往史】

平素体健，否认高血压、糖尿病、冠心病史等。

【社会史、家族史、过敏史】

确认吸毒史；确认吸烟史，吸烟十年余；长期服用美沙酮口服治疗。

自诉青霉素、头孢菌素、庆大霉素过敏。

【体格检查】

T 37.8 ℃，P 100次/分，R 21次/分，BP 112/63 mmHg。

胸廓对称无畸形，胸骨无压痛；双肺呼吸音清晰，未闻及干湿啰音。HR 100次/分，律齐；腹平坦，腹壁软，全腹无压痛，无肌紧张及反跳痛，肝脾肋下未触及，肝肾脏无叩击痛，肠鸣音3～5次/分。肛门及外生殖器未见异常，脊柱、四肢无畸形，关节无红肿，无杵状指（趾），双下肢无水肿。左上肢肌力Ⅲ级，左下肢肌力Ⅴ级，肌张力正常，生理反射正常，病理反射未引出。

【实验室检查及其他辅助检查】

1. 实验室检查

（1）血常规：WBC 6.13×10^9/L，RBC 3.54×10^{12}/L（↓），NEUT% 74.60%（↑），HGB 97.00 g/L（↓），LYM 15.7%（↓），HCT 30.0%（↓），MCH 27.4 pg（↓），PLT 66.00×10^9/L（↓），PCT 0.07%（↓），CRP 186.1 mg/L（↑）。

（2）生化常规：AST 169.8 U/L（↑），LDH 384 U/L（↑），GGT

209.0 U/L（↑），ALP 178 U/L（↑），TBIL 18.8 μmol/L（↑），DBIL 15.2 μmol/L（↑），TBA 12.6 μmol/L（↑），PAB40.0 mg/L（↓），CRE 98 μmol/L，BUN 5.4 mmol/L，URIC 192 μmol/L，GLU 6.89 mmol/L（↑），TG 2.32 mmol/L（↑），TP 50.6 g/L（↓），ALB 23.1 g/L（↓），K^+ 3.29 mmol/L（↓），Na^+ 135.80 mmol/L（↓），LDL-C 0.59 mmol/L（↓），HDL-C 0.18 mmol/L（↓），ALT 111.1 U/L（↑），IBIL 3.6 μmol/L（↓），Ca^{2+} 1.79 mmol/L（↓），eGFR（MDRD）81 mL/（min·1.73m²）。

（3）凝血常规：PT 13.50 s（↑），APTT 32.80 s，FIB 3.350 g/L，INR 1.13，TT 16.60 s，D-dimer 2.73 mg/L（↑）。

（4）尿常规：U-Pro 1+，U-BiL（−），URO 2+，尿隐血 2+，尿颜色淡黄，尿透明度清，尿白细胞脂酶 +/−（↑），人工镜检红细胞 +/HP，人工镜检白细胞 5～6/HP。

（5）心肌损伤标志物：CK-MB 3.20 ng/mL，MYO 83.1 ng/mL（↑），cTnI 0.19 ng/mL（↑）。

2. 其他辅助检查

（1）一、二维超声+彩色多普勒：①左房增大，余腔室大小正常。心室壁不增厚，静息状态下室壁收缩活动未见异常。②二尖瓣未见增厚，开放未见受限，彩色多普勒未探及二尖瓣反流，二尖瓣血流图示单峰。三尖瓣未见增厚，开放未见受限。③主动脉未见增宽；主动脉瓣左冠瓣及右冠瓣上（心室面）均可见棒状附着物，开放未见受限，彩色多普勒探及轻度主动脉瓣反流。肺动脉未见增宽，肺动脉瓣启闭良好。④房、室间隔回声连续性完整。

（2）左心功能测定：左室收缩功能，EF 62%（正常55%～75%），FS 34%（正常29%～45%）。

（3）组织多普勒显像（TDI）：二尖瓣环脉冲多普勒速度图示单峰。检查结论：主动脉瓣赘生物形成伴轻度反流。

【诊断】

（1）感染性心内膜炎性赘生物。

（2）脑梗死。

【用药记录】

1. 抗感染　万古霉素注射液 1 g iv.gtt q12h.（d1—8），1 g iv.gtt q8h.（d9—15）；左氧氟沙星注射液 0.5 g iv.gtt q.d.（d1—4）；美罗培南注射液 1 g iv.gtt q12h.（d4—15）；磷霉素注射液 8 g iv.gtt q12h.（d16—18）；达托霉素注射液 0.5 g iv.gtt q.d.（d16—18, d26—50）；替考拉宁注射液 400 mg iv.gtt q12h.（d23—24）。

2. 利尿　托拉塞米注射液 10 mg i.v. q.d.（d4—6, d9—17）；呋塞米片 20 mg p.o. b.i.d.（d6—7）；螺内酯片 20 mg p.o. b.i.d.（d6—7）。

3. 补液　人血白蛋白 20 g iv.gtt q.o.d.（d4—8）。

4. 护胃　奥美拉唑注射液 40 mg i.v. q.d.（d6—8）；奥美拉唑肠溶胶囊 20 mg p.o. q.n.（d9—36）。

5. 祛痰　盐酸氨溴索注射液 60 mg i.v. b.i.d.（d7—17）。

6. 补血　重组人促红素注射液 10 000 U i.h. q.d.（d7—12）。

7. 抗凝　华法林钠片 2.5 mg p.o. q.d.（d10—50）。

8. 抗过敏　异丙嗪注射液 25 mg i.m. q.d.（d20—21）；氯雷他定片 10 mg p.o. q.d.（d21—29）。

【药师记录】

入院第 1 天：患者有感染征象，查体见指/趾末端散在皮下暗红色瘀斑，IE 不能除外，予完善心超检查；血培养并予万古霉素 1 g iv.gtt q12h. + 左氧氟沙星 0.5 g iv.gtt q.d. 经验性抗感染及补液对症支持治疗。

入院第 4 天：停用左氧氟沙星氯化钠注射液，改为美罗培南 1 g iv.gtt q12h. 抗感染治疗。

入院第 6 天：患者自诉昨夜头痛加剧，视物模糊。查体未见阳性神经体征。

入院第 7 天：今日在全麻下行主动脉瓣机械瓣膜置换术。

入院第 8 天：血培养示金黄色葡萄球菌（敏感，苯唑西林、万古霉素、红霉素、庆大霉素；耐药，左氧氟沙星，环丙沙星；中介，莫西沙星）。万古霉素谷浓度 9.38 mg/L，调整万古霉素 1 g iv.gtt q8h.。

入院第10天：胃纳饮食稍差。今日加用华法林钠片2.5 mg p.o. q.d.，INR 1.07，注意监测INR值。

入院第13天：今日INR 1.49。

入院第16天：赘生物培养示金黄色葡萄球菌（耐药，左氧氟沙星，环丙沙星；中介，莫西沙星）。患者白细胞2.86×10⁹/L（↓），考虑万古霉素应用致骨髓抑制，予以重组人粒细胞集落刺激因子注射液升白细胞，并调整抗菌药物为达托霉素0.5 g iv.gtt q.d.+磷霉素8 g iv.gtt q12h.抗感染治疗。今日INR 3.01，停用1 d华法林。

入院第19天：患者背部、胸口出现大面积红色斑疹，自诉疼痛瘙痒。考虑为抗菌药物引起的过敏反应，停用所有抗菌药物，加用氯雷他定片10 mg p.o. q.d.，异丙嗪注射液25 mg i.m. q.d.抗过敏治疗。INR 2.05。

入院第23天：红色斑疹基本消退，停用氯雷他定、异丙嗪。抗菌药物改为替考拉宁400 mg iv.gtt q12h.，连用3次，接着400 mg iv.gtt q.d.。INR 1.24。

入院第26天：患者手臂、胸部再发红色斑疹，考虑为替考拉宁引起的不良反应，抗菌药物更改为达托霉素500 mg iv.gtt q.d.。INR 2.64。

入院第50天：患者抗感染疗程4周，现生命体征平稳，予以出院。

出院带药：华法林钠片2.5 mg p.o. q.d.；呋塞米片20 mg p.o. q.d.；螺内酯片20 mg p.o. q.d.；酒石酸美托洛尔片25 mg p.o. q.d.。

（二）案例分析

【抗凝治疗】

患者术前未行抗凝治疗，主动脉瓣机械瓣膜置换术后第3天开始华法林钠片2.5 mg q.d.抗凝治疗，通过监测INR值调节华法林用量，最后INR值维持在1.8～2.5。

临床药师观点：患者因"脑梗死"入院，根据2007年《短暂性脑缺血发作的中国专家共识》建议持续性或阵发性心房颤动的TIA患者（心源性栓塞性TIA）长期口服华法林抗凝治疗（IE患者除外），其目标INR为2.5（2.0～3.0）。考虑该患者合并IE，文献报道抗凝和抗血小板治疗在IE患者中具有潜在危险。IE患者常常会出现脑微出血，即使没有接受抗凝治疗，患者同样可能出现颅内出血。一般来说，没有证据支持对IE所致缺血性脑卒中患者使用抗凝或抗血小板药物，除非有其他令人信服的使用指征，否则应避免在急性期使用抗凝或抗血小板药物。对于具有强烈抗凝指征的患者，合理的做法是延迟2周开始抗凝。对于具有颅内出血风险的IE患者，当务之急是瓣膜功能的评估和寻找细菌性动脉瘤，这些情况更适于介入治疗，而非早期抗凝。该患者术前不进行抗凝治疗是合理的。

入院后行主动脉机械瓣膜置换术，术后需要终生服用华法林抗凝治疗。根据《中国普通外科围手术期血栓预防和管理指南》，若患者术后血流动力学稳定，应12～24 h开始华法林治疗（常用剂量，一般在手术当晚或第2天）。同时2015年不列颠哥伦比亚省临床实践指南中心发布的指南：《华法林治疗的患者接受侵入性检查和手术期间的管理》也指出在保证止血的前提下开始华法林治疗。该患者为主动脉瓣置换术，术前发生脑梗死，术后第3天予以华法林治疗，临床药师认为给予华法林的时间是合理的。

《华法林临床应用中国专家共识（2015年版）》推荐主动脉瓣机械瓣膜置换术目标INR值为2.0～3.0，出血的高危患者目标INR值可以调低至1.8～2.5。根据CRUSADE评分，该患者评分为33分（血细胞比容30%：9分；肌酐清除率113.9 mL/min：7分；HR 100次/分：6分；脑卒中史：6分；收缩压112 mmHg：5分），为出血的中危患者，该患者INR值维持在1.8～2.5是合理的。

【溶栓治疗】

患者因"脑梗死"入院未行溶栓治疗。

临床药师观点：目前静脉使用重组组织型纤溶酶原激活剂（rt-PA）是治疗急性缺血性脑卒中的有效方法，但治疗时间窗窄，仅为 4.5 h。且对于大血管闭塞及心源性栓塞所致的脑卒中，静脉溶栓的血管再通率较低，治疗效果欠佳。而且根据《急性缺血性脑卒中血管内治疗中国专家共识》，IE 为血管内治疗（动脉溶栓、机械取栓和急诊血管成形术）的禁忌证。IE 相关脑卒中患者静脉溶栓带来的风险可能大于获益，这些患者更可能出现梗死灶的出血性转化、动脉瘤破裂及动脉炎相关血管的破裂。该患者未行溶栓治疗是正确的。

【抗感染治疗】

患者入院后予以万古霉素 1 g iv.gtt q12h. +左氧氟沙星 0.5 g iv.gtt q.d.经验性抗感染治疗，效果不佳，改为万古霉素 1 g iv.gtt q8h.联合美罗培南 1 g iv.gtt q12h.抗感染治疗。根据药敏试验结果调整抗菌药物后，出现皮疹、白细胞下降等不良反应，后予以达托霉素 500 mg iv.gtt q.d. 单药抗感染治疗 4 周。

临床药师观点：IE 治愈的关键在于清除赘生物中的病原微生物。抗感染治疗基本要求是：①应用杀菌剂；②联合应用 2 种具有协同作用的抗菌药物；③大剂量，使感染部位达到有效浓度；④静脉给药；⑤长疗程，一般为 4 ~ 6 周。根据《成人感染性心内膜炎预防、诊断和治疗专家共识》推荐，在全身感染症状较为明显且没有肠杆菌科细菌、铜绿假单胞菌属感染危险因素时，经验治疗可选万古霉素（15 ~ 20 mg/kg iv.gtt q8h.或 q12h.）联合庆大霉素（1 mg/kg iv.gtt q12h.），当有多重耐药肠杆菌科细菌、铜绿假单胞菌属感染危险因素时，推荐万古霉素（15 ~ 20 mg/kg iv.gtt q8h.或 q12h.）联合美罗培南（1 g iv.gtt q8h.）做经验治疗。该患者为静脉药瘾者，且对青霉素、头孢菌素、庆大霉素过敏，选用万古霉素联合左氧氟沙星经验性抗感染治疗是合理的。患者应用万古霉素联合左氧氟沙星抗感染治疗 3 d，效果不佳，每日体温维持在 39.0 ℃以上，考虑有多重耐药肠杆菌科细菌、铜绿假单胞菌属感染危险因素，将抗菌药物升级为万古霉素联合美罗培南抗感染治疗。

对于肾功能正常的患者,建议第3天(首次给药48 h后)开始监测万古霉素血药谷浓度,对于一般成人患者,推荐万古霉素目标谷浓度维持在 $10 \sim 15$ mg/L;对于耐甲氧西林金黄色葡萄球菌(MRSA)严重感染的成人患者,建议万古霉素目标谷浓度维持在 $10 \sim 20$ mg/L。万古霉素谷浓度能够较好地预测疗效和肾毒性的发生。患者入院后即开始万古霉素治疗,且肾功能正常,建议入院后第3天监测万古霉素谷浓度。患者入院第8天测万古霉素谷浓度 9.38 mg/L,偏低,调整万古霉素剂量为 1 g iv.gtt q8h. 后未再监测万古霉素谷浓度,建议调整剂量后 3 d 继续监测谷浓度。

血培养是诊断IE的最直接可靠证据,药敏试验可以指导临床抗菌药物的选择,提高IE的治愈率。患者血培养及赘生物培养均为金黄色葡萄球菌,万古霉素联合美罗培南治疗后,患者体温逐渐平稳,考虑该抗感染方案有效。后因出现骨髓抑制、过敏等不良反应,改为达托霉素 500 mg iv.gtt q.d. 单药治疗4周。《成人感染性心内膜炎预防、诊断和治疗专家共识(2014年版)》推荐达托霉素 6 mg/(kg·d)静脉注射,每日一次,治疗 $4 \sim 6$ 周。该患者体重95 kg,应予以达托霉素 570 mg,考虑达托霉素规格(0.5 g/支)、价格,予以每日 500 mg 治疗4周合理。

【预防应激性溃疡治疗】

患者术前予以奥美拉唑针剂预防应激性溃疡,术后第3天改为口服剂型。

临床药师观点:患者脑梗死入院且拟行主动脉瓣机械瓣膜置换,属于预防应激性溃疡的高危因素,根据《应激性溃疡防治专家建议(2015版)》,应于手术前开始应用PPI或 H_2RA 以提高胃内pH。PPI是预防应激性溃疡的首选药物,推荐标准剂量PPI静脉滴注,每12 h一次,至少连续3 d,当患者病情稳定可耐受肠内营养或已进食、临床症状开始好转或转入普通病房后可改为口服给药或逐渐停药。该患者术前予以PPI针剂预防应激性溃疡,术后第3天改为口服剂型是合理的。但是患者为机械瓣膜置换术后,需要终生服用华法林,有文献报道,奥美拉唑与华法林合用会使华法林血药浓度增高,PT 和 INR 值升高,抗凝活性增强。奥美拉唑与华法林均经过 CYP2C19 在肝脏代谢,奥美拉唑竞争性抑制 CYP2C19,从而减少华法林的代谢和清除。由于目前关于奥美拉唑与华法林相互作用的临床研究存在回顾性单中心研究、样品量少、随访时间短等局限性问题,奥美拉唑与华法林的相互作用是否具有临床意义仍存在争议。临床药师推荐华法林治疗患者需预防应激性溃疡,建议尽量选用泮托拉唑或雷贝拉唑,以减少药品之间的相互作用。

(三)药学监护要点

(1)注意监测体温、血常规、肝肾功能和凝血功能。

(2)密切观察有无皮下淤血、胃肠道出血、血尿和黑便等症状的发生。

(3)进行万古霉素血药浓度监测,并维持输注速率在 10 ~ 15 mg/min,防止输注过快或剂量过大出现红人综合征等过敏反应。

(4)万古霉素治疗 IE 疗程一般需要 4 ~ 6 周,应警惕万古霉素所致白细胞减少的不良反应,建议每 3 ~ 5 d 监测血常规,以便及早发现及早处理。出现白细胞减少后,根据病原学结果,换用达托霉素联合磷霉素,根据患者白细胞水平,判断为 2 级不良反应,予以重组人粒细胞集落刺激因子注射液治疗。在此期间应嘱患者注意休息,避免劳累着凉,减少机会感染等发生。

(5)患者有青霉素、头孢菌素、庆大霉素等多种药物过敏史,用药期间应缓慢静脉滴注,警惕过敏性皮疹不良反应的发生。发生过敏性皮疹后,立即停止可疑药品,并予以氯雷他定、异丙嗪等抗组胺药物对症治疗。

案例五

(一)案例回顾

【主诉】

维持血透 3 年余,反复发热 1 周。

【现病史】

患者,女性,57岁,身高169 cm,体重70 kg。自上次出院后患者定期血液透析,一般情况可,1周前患者吹空调后出现发热,伴寒战及恶心呕吐,无咳嗽咳痰,无头晕头痛,自服对乙酰氨基酚缓释片及头孢菌素(具体不详)对症治疗后体温恢复正常,1个月来上述症状反复发作,为求进一步诊疗来我院急诊科查 PCT 30.240 μg/L,GLU 21.3 mmol/L,酮体阴性,K$^+$正常,WBC 14.83 × 10^9/L,NEUT% 94.1%,CRP 271.9 mg/L,体温高达40.1 ℃,为进一步治疗收住我科。患者自发病以来,神志清,精神尚可,睡眠可,大便可,近期体重无明显下降。

【既往史】

既往有糖尿病史15年余,重组人胰岛素注射液早餐前16 U、午餐前12 U、晚餐前16 U,睡前甘精胰岛素注射液16 U控制血糖,血糖控制尚可。

既往有高血压4年余,血压控制不佳,最高血压220/105 mmHg。现服用苯磺酸氨氯地平5 mg,每日2次降压治疗,目前血压控制可。

近3年患者反复出现胸闷、气促、下肢水肿,多次至我院心内科就诊,诊断为"高血压,心脏病,全心衰,心功能Ⅲ级"。血压控制不佳。

2011年8月曾患面神经麻痹,遗留面部瘫痪,嘴角歪向右侧。

2011年10月行左眼青光眼、白内障手术。

2015年3月左足第3趾截趾。

【社会史、家族史、过敏史】

无特殊。

【体格检查】

T 36.8 ℃,P 68次/分,R 19次/分,BP 130/80mmHg。

胸廓对称无畸形,胸骨无压痛;双肺呼吸音清晰,未闻及干湿啰音。HR 68次/分,律齐;腹平坦,腹壁软,全腹无压痛,无肌紧张及反跳痛,肝脾肋下未触及,肝肾无叩击痛,肠鸣音3次/分。肛门及外生殖器未见异常,脊柱左侧弯,关节无红肿,左足第3趾截趾。

【实验室检查及其他辅助检查】

1. 实验室检查

(1)血常规:WBC 11.41×10^9/L(↑),RBC 2.48×10^{12}/L(↓),HCT 22.2%(↓),NEUT% 90.00%(↑),HGB 71.00 g/L(↓),NEUT 10.27×10^9/L(↑),RDW 15.20%(↑),LYM 0.60×10^9/L(↓),PLT 161.00×10^9/L,EOS 0.01×10^9/L(↓),CRP 275.1 mg/L(↑)。

(2)生化常规:K^+ 4.60 mmol/L,Na^+ 130.00 mmol/L(↓),GLU 14.60 mmol/L(↑),ALB 35.1 g/L,TBIL 6.1 μmol/L,DBIL 2.4 μmol/L,ALT 8.7 U/L,AST 3.8 U/L(↓),CRE 936 μmol/L(↑),URIC 466 μmol/L(↑),BUN 30.8 mmol/L(↑),TC 4.61 mmol/L,TG 3.50 mmol/L(↑),HLD-C 0.84 mmol/L(↓),CK 18.0 U/L(↓),eGFR(MDRD)4 mL/(min·1.73m^2)。

(3)凝血常规:PT 12.70 s,FIB 5.290 g/L(↑),INR 1.06。

(4)心肌损伤标志物:cTnI 0.44 ng/mL(↑),MYO 88.2 ng/mL(↑)。

(5)贫血常规:SF 358.5 μg/L,TRF 1.79 g/L(↓),维生素B$_{12}$>2 000.00 pg/mL(↑),叶酸3.02 ng/mL(↓)。

2. 其他辅助检查 冠脉CTA检查:左前降支中远段、左旋支(LCX)近段及右冠中远段管壁毛糙,见多发软组织密度斑块影及钙化影,相应管腔狭窄50%～80%。

【诊断】

(1)亚急性感染性心内膜炎。

(2)急性冠脉综合征。

(3)慢性肾脏病5期。

(4)血液透析。

(5)2型糖尿病。

（6）2型糖尿病足。

【用药记录】

1. 降糖　重组人胰岛素注射液16 U i.h. a.j.（d1—20），12 U i.h. a.j.（d26—49）；重组人胰岛素注射液12 U i.h. a.p.（d1—20，d26—49）；重组人胰岛素注射液8 U i.h. a.c.（d11—20），12 U i.h. a.c.（d28—49）；甘精胰岛素注射液16 U i.h. a.d.（d1—20，d28—49）。

2. 抗感染　注射用美罗培南500 mg iv.gtt b.i.d.（d1—49）；注射用万古霉素500 mg iv.gtt q.o.d.（d6—49）；氟康唑胶囊0.2 g p.o. q.d.（d42—49）。

3. 降压　苯磺酸氨氯地平片5 mg p.o. b.i.d.（d1—20）；硝苯地平片10 mg p.o. t.i.d.（d28—49）。

4. 降脂　阿托伐他汀钙片20 mg p.o. q.n.（d1—20）。

5. 抗凝　那曲肝素钙注射液0.4 mL i.h. q.d.（d1—20，d23—37）；华法林钠片1.25 mg p.o. q.d.（d23—49）。

6. 抗血小板　氯吡格雷片75 mg p.o. q.d.（d1—13）；阿司匹林肠溶片100 mg p.o. q.d.（d22—49）。

7. 抗贫血　重组人促红素注射液10 000 U i.h. q.w.（d4—17，d30—49），10 000 U i.h. q.o.d.（d22—30）；蔗糖铁注射液200 mg iv.gtt q.d.（d21—26）。

8. 护胃　注射用雷贝拉唑20 mg iv.gtt q.d.（d21—26）；雷贝拉唑肠溶片10 mg p.o. q.n.（d26—49）。

【药师记录】

入院第1天：完善相关检查，给予美罗培南抗感染，重组人胰岛素注射液结合甘精胰岛素注射液控制血糖，苯磺酸氨氯地平片控制血压，阿托伐他汀片调节血脂，氯吡格雷片抗血小板聚集，那曲肝素钙抗凝治疗。

入院第2天：急诊血培养提示金黄色葡萄球菌，继续观察美罗培南抗感染有效性，并追加药敏试验。今日行血液透析2 000mL。

入院第4天：患者贫血给予重组人促红素注射液10 000 U i.h. q.w.对症治疗。今日行血液透析2 000 mL。

入院第6天：调整抗菌药物方案为美罗培南500 mg iv.gtt b.i.d.联合万古霉素500 mg iv.gtt q.o.d.，于血液透析结束后给药。

入院第7天：血培养未见阳性。今日行血液透析2 000 mL。

入院第9天：今日行血液透析2 000 mL。

入院第10天：患者晚餐后血糖控制不佳，晚餐前予以重组人胰岛素注射液8 U控制血糖。心脏彩超诊断为IE。

入院第11、12、14天：分别行血液透析2 000 mL、2 000 mL、2 500 mL。

入院第15天：患者行冠脉造影示左主干未见狭窄，前降支近段钙化50%狭窄，回旋支硬化30%狭窄，右冠状动脉主干钙化严重，80%狭窄，近段未见明显狭窄。患者拟行外科手术治疗，停用氯吡格雷片。测万古霉素谷浓度18.41 mg/L。今日行血液透析2 000 mL。

入院第16、18天：分别行血液透析2 000 mL、3 000 mL。

入院第20天：停用那曲肝素钙、重组人胰岛素注射液、苯磺酸氨氯地平片、阿托伐他汀钙平片。今日行血液透析2 000 mL。

入院第21天：今日行冠状动脉搭桥术+二尖瓣生物瓣膜置换术。术后予以重组人促红素注射液10 000 U、蔗糖铁200 mg改善贫血；予以雷贝拉唑20 mg iv.gtt q.d.预防应激性溃疡。

入院第22天：予以阿司匹林100 mg/d抗血小板聚集。今日行血液透析1 200 mL（无肝素化）。

入院第23天：今日开始那曲肝素钙0.4 mL i.h. q.d.和华法林钠片1.25 mg p.o. q.d.抗凝。今日行血液透析2 000 mL（无肝素化）。

入院第24、25天：分别行血液透析2 000 mL、1 500 mL。

入院第26天：继续予以重组人胰岛素注射液12 U i.h. a.j. & a.p.降血糖治疗；雷贝拉唑改为口服剂型10 mg p.o. q.n.。今日行血液透析1 900 mL。

入院第28天：今日行血液透析1 800 mL（无肝素化）。

入院第29天：今日行血液透析2 500 mL。给药前测万古霉素谷浓度12.69 mg/L。

入院第30天：重组人促红素注射液调整为10 000 U i.h. q.w.。

入院第31天：今日行血液透析1 600 mL。

入院第32～36天：每日行血液透析2 000 mL。

入院第37天：今日转入肾内科行规律透析治疗，继续美罗培南500 mg iv.gtt b.i.d.联合万古霉素500 mg iv.gtt q.o.d.抗感染治疗至足疗程。

入院第42天：真菌D-葡聚糖642.1 pg/mL（↑），考虑患者长期使用抗菌药物，存在真菌感染风险，加用氟康唑胶囊0.2 g p.o. q.d.，预防真菌感染风险。今日行血液透析2 000 mL。

入院第49天，患者抗感染6周，停用万古霉素、美罗培南、氟康唑胶囊，予以出院。

出院带药：华法林钠片1.25 mg p.o. q.d.。

（二）案例分析

【抗凝治疗】

患者入院后至术前一晚予以那曲肝素钙0.4 mL i.h. q.d.抗凝，术后第2天予以那曲肝素钙0.4 mL i.h. q.d.和华法林钠片1.25 mg p.o. q.d.抗凝。透析当天增加普通肝素充分抗凝。

临床药师观点：2015年ECS《非ST段抬高型急性冠脉综合征的管理》推荐诊断非ST段抬高型急性冠脉综合征（NSTE-ACS）期间，考虑到缺血或出血风险，建议使用肠道外抗凝药物，建议静脉注射UFH 70～100 U/kg，维持ACT 250～300 s；或皮下注射LMWH 2次/日。该患者CRUSADE出血风险评分为76分（HCT 22.2%：9分；肌酐清除率6.48 mL/min：39；女性：8分；充血性心力衰竭：7分；既往血管系统疾病：6分；糖尿病：6分；收缩压130 mmHg：1分），属于出血极高危人群，建议LMWH抗凝治疗。LMWH主要经肾小球滤过，肾功能不全会使其代谢延迟，导致出血风险增加。根据患者体重、肾功能情况，建议减少给药频次，予以那曲肝素钙 0.4 mL i.h. q.d.。患者为慢性肾脏病 5 期，每周定期 3 次连续肾脏替代治疗（CRRT）。CRRT 的实施绝大部分需要应用抗凝剂，一方面应充分抗凝，避免体外循环血液凝固和凝血激活的炎症反应；另一方面要避免过度抗凝诱发或加重出血事件的发生。UFH 是目前临床上血液透析中最常用的抗凝剂，其抗凝作用会增加出血的风险。多项临床研究提示 LMWH 生物利用度高，与抗凝血酶Ⅲ亲和力强，对凝血酶Ⅸ、Ⅺ抑制作用减弱，可减弱出血风险，且发生肝素诱导的血小板减少症的风险较肝素低。该患者透析治疗时建议选择 LMWH 抗凝。

根据《2013 年华法林临床应用中国专家共识》推荐术前至少 24 h 停用低分子量肝素，可以通过测定 LMWH 特异性抗 F Xa 来了解残余抗凝效应，抗 F Xa 活性最佳抗凝值为 0.5～1.0 IU/mL。该患者术前一天停用那曲肝素钙是合理的。

根据 ACC 发布的临床决策共识，在大多数情况下，可以在术后 24 h 内重启维生素 K 拮抗剂（VKA），采用常用治疗剂量。对中危或高危脑卒中或血栓栓塞风险患者，可以考虑术后胃肠外桥接抗凝。当重启 VKA 治疗时，要求在桥接期间密切监测 INR，以降低出血风险。2015 年不列颠哥伦比亚省临床实践指南中心指南《华法林治疗的患者接受侵入性检查和手术期间的管理》指出在保证止血的前提下开始华法林治疗。患者入院后行 CABG+瓣膜置换术，于术后第 2 天予以那曲肝素钙联合华法林片抗凝治疗是合理的。根据患者体重及肾功能情况，术后 1～3 d 应每日每次予以那曲肝素钙 0.4 mL 皮下注射，术后第 4 天每日每次予以那曲肝素钙 0.6 mL。术后那曲肝素钙给药剂量偏小。《2013 年华法林临床应用中国专家共识》建议中国人华法林初始剂量为 1～3 mg，某些患者如老年、肝功能受损、充血性心力衰竭和出血高风险患者，初始剂量可适当降低。该患者华法林钠片初始剂量为 1.25 mg 是合理的，肾功能不全患者华法林在肝脏的代谢延迟，需要密切监测INR，酌情调整剂量。对于正在接受血液透析的患者应用华法林要谨慎，以维持INR于1.5～2.5为宜。嘱咐患者根据INR结果的稳定性数天至1周监测1次，根据情况延长，出院后可每4周监测1次。

【抗血小板治疗】

患者入院后予以氯吡格雷片75 mg p.o. q.d.抗血小板治疗，术前第8天停用。术后第1天予以阿司匹林肠溶片100 mg p.o. q.d.抗血小板治疗。

临床药师观点：《冠状动脉旁路移植术围术期抗血小板治疗专家共识》推荐对于拟行CABG的患者应在术前每日口服给予阿司匹林100 mg，原则术前不必停用阿司匹林，特别是对于病情不稳定的患者不应停用；氯吡格雷在术前至少停服5 d以上，以减少出血风险，停药期间可配合使用低分子量肝素。该患者为女性、慢性肾脏病5期、糖尿病、急性冠脉综合征，是阿司匹林抵抗的危险因素，考虑阿司匹林抵抗对于终末期糖尿病肾病患者影响较大，术前予以氯吡格雷75 mg p.o. q.d.抗血小板聚集，术前第5天停用，停用期间予以那曲肝素钙桥接抗凝是合理的。

美国AHA《冠状动脉旁路移植术后二级预防科学声明》推荐CABG术后6 h内应服用阿司匹林81～325 mg/d，其后应继续服用阿司匹林，以减少移植物堵塞和不良心脏事件。非体外循环CABG术后，双联抗血小板治疗1年，阿司匹林81～162 mg/d联合氯吡格雷75 mg/d。根据《冠状动脉旁路移植术围术期抗血小板治疗专家共识》，对于合并瓣膜置换或房颤的CABG患者，推荐生物瓣及瓣膜成形环置入术后前3个月应予以华法林抗凝，同时联用阿司匹林，必要时可考虑双联抗血小板治疗，但三联治疗时间不应超过3个月。对于高出血风险的患者不推荐使用三联治疗。该患者基础疾病较多，拟行CABG+二尖瓣膜生物瓣膜置换术，且合并慢性肾脏病5期属于出血的高危因素。建议华法林钠片抗凝同时联合抗血小板药物。文献报道对于合并CRF的ACS患者服用阿司匹林可减少心肌梗死的发生率,且对出血并发症与疾病进展无影响;而服用氯吡格雷对心血管系统事件未见明显降低,但出血不良反应有所增加。因此术后予以华法林联合阿司匹林抗栓治疗是合理的。

【抗感染治疗】

入院后予以注射用美罗培南500 mg iv.gtt b.i.d.抗感染治疗;第6天调整为美罗培南500 mg iv.gtt b.i.d.联合注射用万古霉素500 mg iv.gtt q.o.d.抗感染治疗;第42天真菌D-葡聚糖642.1 pg/mL,加用氟康唑胶囊0.2 g p.o. q.d.,预防真菌感染风险。

临床药师观点:患者反复发热1个月,入院后经验予以美罗培南抗感染治疗6 d,体温无明显下降,抗感染效果欠佳。患者合并尿毒症,需要进行血液透析。血液透析可以滤过血液中各种大小分子物质,透析前后药物浓度可能会发生变化。美罗培南血浆蛋白结合率为2%,70%经肾脏排泄,半衰期为1 h,可以被血液透析清除。对于血液透析者,《中国医师药师临床用药指南》和有关文献均建议肾功能不全(Ccr < 50 mL/min)者应延长美罗培南给药间隔,透析患者应在每次透析后给药,每日1次,给予0.5 g。该患者应用美罗培南抗菌效果不佳,考虑:①美罗培南抗菌谱未覆盖到病原菌;②在透析前给药,导致血药浓度未达到有效抗菌浓度。

急诊血培养示金黄色葡萄球菌。在美罗培南抗感染不佳的情况下,将抗菌药物调整为美罗培南500 mg iv.gtt b.i.d.联合万古霉素500 mg iv.gtt q.o.d.,于血液透析结束后给药。文献推荐万古霉素用于透析患者,应于透析后给药0.5 g,间隔为48 ～ 72 h给药一次。万古霉素静脉给药后,80% ～ 90%由肾脏以原形排泄,少量随胆汁和乳汁排泄;在肾功能正常的成人体内的半衰期($t_{1/2}$)约为6 h,严重肾功能不全者$t_{1/2}$明显延长,可达7.5 d。万古霉素血药谷浓度是指导剂量调整最关键和最实用的方法,应在第5次给药前,测定万古霉素血药浓度。对于一般成人患者,推荐万古霉素目标谷浓度维持在10 ～ 15 mg/L;对于MRSA引起的复杂及重症感染（如血流感染、脑膜炎、重症肺炎及IE等），建议将万古霉素血药谷浓度维持在15～20 mg/L，万古霉素谷浓度能够较好地预测疗效和肾毒性的发生。参照《万古霉素临床应用中国专家共识》，根据患者透析时间和肾功能情况，万古霉素的负荷剂量应为1.0 g，每48～96 h给药1次。考虑到患者的疾病状态，建议首次给予负荷剂量0.5 g，随后于透析结束后给予维持剂量0.5 g，并测定患者体内万古霉素的血药浓度，使其维持在10 mg/L以上，推荐疗程不少于6周。该患者第5次给药测得体内万古霉素的血药浓度为18.41 mg/L；第13次给药前体内万古霉素的血药浓度为12.69 mg/L，均在有效血药浓度范围内，提示万古霉素给药剂量和间隔是合理的。

患者入院前长期应用多种抗菌药物，急诊血培养示金黄色葡萄球菌，入院后血培养结果均为阴性，结合影像学检查结果，最终确诊为IE。金黄色葡萄球菌是血液透析患者发生IE最常见的致病菌，因此经验性选择IE最佳治疗药物是万古霉素治疗。患者于入院第10天确诊为IE，根据《成人感染性心内膜炎预防、诊断和治疗专家共识》推荐，在全身感染症状较为明显且没有肠杆菌科细菌、铜绿假单胞菌属感染危险因素时，经验治疗可选万古霉素联合庆大霉素；当多重耐药肠杆菌科细菌、铜绿假单胞菌属感染危险因素时，推荐万古霉素联合美罗培南做经验治疗。考虑患者自身情况较差，有多重耐药菌感染危险，建议万古霉素联合美罗培南抗感染治疗。

真菌D-葡聚糖是真菌进入血液或深部组织后，被吞噬细胞吞噬、消化后释放出的物质，提示有无真菌侵袭性感染。该患者查真菌D-葡聚糖642.1 pg/mL偏高，且长期应用万古霉素联合美罗培南治疗IE，万古霉素、美罗培南均为高效广谱抗菌药物，两药长期联合应用，会导致继发菌感染明显增加，且疗程越长，感染率越高；合并糖尿病也会增加真菌感染风险。考虑该患者继发真菌感染风险高，予以氟康唑胶囊预防真菌感染，可通过检测真菌D-葡聚糖判断氟康唑治疗的有效性、敏感性。氟康唑约80%以原形从肾脏排出,肾功能不全情况下易发生蓄积,可被CRRT清除大部分,因此建议氟康唑胶囊在CRRT后给药。同时氟康唑为CYP2C9、CYP3A4的抑制剂,与华法林合用会延长凝血酶原时间,导致出血风险增加,应注意监测INR值,防止出血不良反应的发生。

【降压治疗】

患者入院第1天至术前予以苯磺酸氨氯地平片5 mg p.o. b.i.d.降压治疗;术后第7天予以硝苯地平片10 mg p.o. t.i.d.降压治疗。

临床药师观点:根据《加拿大高血压教育计划指南(2017年版)》,对于合并心血管疾病、肾脏病(包括微量白蛋白尿),或合并糖尿病和高血压以外的其他心血管疾病危险因素的患者,推荐ACEI或ARB作为初始治疗;对于上述建议中未包含的其他合并糖尿病和高血压的患者,合适的药物选择包括ACEI(A级)、ARB(B级)、二氢吡啶类CCB(A级)及噻嗪型或噻嗪样利尿剂(A级);对于正在考虑与ACEI联合用药时,ACEI和二氢吡啶类CCB联用优于ACEI和噻嗪类利尿剂联用。该患者合并肾功能不全(CKD5)为ACEI/ARB的禁忌证,因此该患者入院后予以苯磺酸氨氯地平片降压治疗是合理的。苯磺酸氨氯地平主要经肝脏代谢,仅10%以原形经肾脏排出,血浆蛋白结合率约为97.5%,不能被透析清除,因此患者不需要调整剂量。

患者术前诊断为急性冠脉综合征,《冠心病合理用药指南》推荐CCB为变异型心绞痛首选药物,但不推荐短效二氢吡啶类CCB,有研究显示,给予速效硝苯地平不能降低再梗死率和病死率,对部分患者甚至有害。术后予以该患者硝苯地平片不合理,建议继续予以苯磺酸氨氯地平片降压治疗。

【血脂管理治疗】

入院第1天至术前予以阿托伐他汀钙片20 mg p.o. q.n.控制血脂。

临床药师观点:《急性冠状动脉综合征患者强化他汀治疗专家共识》推荐所有ACS患者均应尽早(24 h)启动强化他汀治疗,无论基线胆固醇水平如何,维持大剂量他汀治疗,如阿托伐他汀40～80 mg等。考虑到患者合并肾功能不全(CKD5),根据2013年改善全球肾脏病预后组织(KDIGO)《慢性肾病血脂管理临床实践指南》接受透析治疗的CKD患者不推荐启动他汀治疗;开始透析时已用他汀类药物的可继续服用他汀类药物。指南推荐慢性肾脏病3a～5期(包括接受透析或肾脏移植的患者)阿托伐他汀用量为20 mg/d。该患者应用阿托伐他汀20 mg q.d.是合理的,评估患者临床疾患及危险因素,建议患者LDL-C目标值控制在＜1.8 mmol/L(70 mg/dL)。阿托伐他汀主要经肝脏和(或)肝外代谢后经胆汁清除,肾功能不全对阿托伐他汀及其活性代谢产物的血药浓度无任何影响,血液透析不能明显增加阿托伐他汀的清除。因此该患者应用阿托伐他汀无须调整剂量,于透析前后给药均不影响疗效。

根据美国AHA《冠状动脉旁路移植术后二级预防科学声明》推荐:若无禁忌证,所有CABG患者术前和术后早期(重新启动)均应接受他汀类药物治疗,除非患者有不良反应,否则不建议术前或术后停用他汀类。美国ACCF/AHA《冠状动脉旁路移植术指南(2011版)》提出,对于冠心病患者,通过药物和改变生活方式对其高脂血症进行控制能减少心肌梗死和死亡的发生。如无禁忌证,所有接受CABG治疗的患者均应接受他汀类药物治疗。建议患者术后继续口服他汀类药物。

【预防应激性溃疡治疗】

术后予以注射用雷贝拉唑20 mg iv.gtt q.d.预防应激性溃疡,术后第5天改为口服剂型。

临床药师观点:根据《应激性溃疡防治专家建议(2015版)》,患者基础疾病较多且手术较大,存在应激性溃疡的高危因素,应使用预防药物,临床常用的预防药物包括PPI、H_2RA、抗酸药、胃黏膜保护剂等。其中PPI是预防应激性溃疡的首选药,当患者病情稳定可耐受肠内营养或已进食、临床症状开始好转或转入普通病房后可改为口服给药或逐渐停药。患者术后静脉给予雷贝拉唑针剂,术后第5天改为口服剂型是合理的。透析方法不能清除蛋白结合率高的药物,雷贝拉唑钠的血浆蛋白结合率约为97%,因此不需要调整剂量。

患者为CABG+二尖瓣生物瓣膜置换术后,出院后需要服用至少3个月阿司匹林和华法林,而消化道出血是冠心病患者抗栓治疗最常见的不良反应。根据《抗栓治疗消化道损伤防治中国专家建议(2016·北京)》。推荐高危患者可在抗血小板治疗的前6个月联合使用PPI,6个月后改为H_2RA或间断服用PPI。该患者基础疾病多,建议患者出院后应继续服用雷贝拉唑肠溶片预防消化道出血。

(三)药学监护要点

(1)由于那曲肝素、肝素可能诱发血小板减少症,应用期间注意监测血小板计数。

(2)服用华法林期间应注意是否有牙龈出血、小便颜色变深、解黑色粪便、皮下淤血等情况,并定期监测INR。

(3)进行万古霉素血药浓度监测,并维持滴注速率在10～15 mg/min,防止滴注过快或剂量过大出现红人综合征等过敏反应。

(4)注意抗菌药物给药时机,应在透析结束后给药,以保证抗菌疗效。

(5)注意定期监测体温、血常规、肝肾功能和凝血功能。

第三节 主要治疗药物

一、常用抗凝方案

心脏瓣膜病常用抗凝方案见表7-1。

表 7-1 心脏瓣膜病常用抗凝方案

心脏瓣膜病抗凝指征	抗凝方案
所有置换机械瓣膜的患者	终生服用华法林
对于置换生物瓣膜而有其他抗凝指征的患者[a]	终生服用华法林
对于二尖瓣或三尖瓣生物瓣膜置换的患者	服用华法林3个月
植入生物瓣膜的患者	服用华法林+小剂量阿司匹林3个月
对于置换机械瓣膜同时合并动脉粥样硬化疾病的患者	华法林+小剂量阿司匹林
对于置换机械瓣膜患者发生血栓栓塞后	华法林+小剂量阿司匹林(即使INR值达标)

（续表）

心脏瓣膜病抗凝指征	抗凝方案
长期口服华法林患者行瓣膜置换术	术前5 d停用华法林 （1）血栓栓塞风险较低者，可不采用桥接 （2）中度血栓栓塞风险，术前应用低剂量普通肝素或预防剂量低分子量肝素皮下注射，术后再开始低剂量普通肝素或预防剂量低分子量肝素与华法林重叠 （3）高度血栓栓塞风险，当INR下降时（术前2 d），开始全剂量普通肝素或低分子量肝素治疗。术前持续静脉应用普通肝素，至术前6 h停药，或皮下注射普通肝素或低分子量肝素，术前24 h停用

注：a. 心房颤动、静脉血栓栓塞、高凝状态或证据水平低，严重的左室功能不全（EF < 35%）。

二、主要治疗药物

瓣膜病置换术后抗凝主要治疗药物见表7-2。

表7-2 瓣膜病置换术后抗凝主要治疗药物

名称	适应证	用法用量	禁忌证	注意事项
肝素	防治血栓形成或栓塞性疾病（如心肌梗死、血栓性静脉炎、肺栓塞等）；弥散性血管内凝血	(1) 深部皮下注射：首次5 000~10 000U，以后每8 h 8 000~10 000U或每12 h 15 000~20 000U；或每24 h总量为30 000~40 000U (2) 静脉注射：首次5 000~10 000U之后，或按体重每4 h 100 U/kg，用氯化钠注射液稀释后应用 (3) 静脉滴注：每日20 000~40 000U，加至氯化钠注射液1 000 mL中持续滴注。滴注前可先静脉注射5 000 U作为初始剂量 (4) 预防性治疗：术前2 h先给5 000 U肝素皮下注射，但麻醉方式应避免硬膜外麻醉，然后每隔8~12 h 5 000 U，共约7 d	对肝素过敏，有自发出血倾向者，血液凝固迟缓者（如血友病、紫癜、血小板减少），溃疡病，创伤，产后出血者及严重肝功能不全者	用药期间应定期复查活化部分凝血酶原时间，血小板计数等，如应用后出现严重出血，可静脉滴注硫酸鱼精蛋白进行解救

（续表）

名称	适应证	用法用量	禁忌证	注意事项
低分子肝素	预防静脉血栓栓塞性疾病，治疗已形成的深静脉血栓	1 mL低分子量肝素相当于9 500 IU抗F Xa，实际使用剂量应根据患者体重进行调节。术前至术后第3天每日注射液量为38 IU/kg，术后第4天起每日剂量调整为57 IU/kg，每日一次，皮下注射	对低分子量肝素过敏者：有使用低分子量肝素有发生低血小板减少者：有异常活动性出血者，可能引起出血的器质性损伤者：出血性脑血管意外：急性感染性心内膜炎	（1）不可肌内注射（2）避免联用乙酰水杨酸类、非甾体抗炎药、右旋糖酐及噻氯匹定等（3）监测血小板计数、血功能
华法林钠片	适用于需长期持续抗凝的患者	口服，成人常用量：避免冲击治疗，口服第1～3天3～4 mg（年老体弱及糖尿病患者半量即可），3d后可给维持量2.5～5 mg/d（调整剂量使INR值达2～3）	肝肾功能损害，严重高血压，凝血功能障碍伴有出血倾向，活动性溃疡，外伤，活动性出血，近期手术者禁用。妊娠期禁用	（1）老年人或月经期应慎用（2）定期监测INR，依据PT INR值调整用量，并严密观察病情，观察有无口腔黏膜、鼻腔、皮下出血及大便隐血、血尿等（3）用药期间应避免不必要的手术，择期手术者应停药7 d，急诊手术者需将PT INR值≤1.6，避免过度劳累和易致损伤的活动（4）严重出血可静脉注射维生素K10～20 mg，用以控制出血，必要时输全血、血浆或凝血酶原复合物

第四节 案例评述

一、临床药学监护要点

(一)抗凝治疗

VHD最常见的是钙化性主动脉瓣狭窄(AS)和二尖瓣反流(MR),常需要干预治疗。VHD诊断中第一步是临床评估,以及评价其严重程度。自体瓣膜VHD和任何类型心房颤动(AF)的患者均建议给予口服抗凝药物,将INR目标控制在2～3。对于二尖瓣狭窄(MS)的患者,INR的目标值应在上述范围的上限。

1. 人工瓣膜的选择

(1)如果没有长期抗凝的禁忌证,根据患者的意愿推荐机械瓣膜。

(2)对于存在瓣膜结构病变进展风险的患者,推荐机械瓣膜。

(3)对于已经置换过另一机械瓣膜并接受抗凝治疗的患者,推荐机械瓣膜。

(4)对于＜60岁行主动脉瓣置换和＜65岁行二尖瓣置换的患者,应考虑机械瓣膜。

(5)对于预期寿命较长,未来很可能再次行瓣膜手术的患者,应考虑机械瓣膜。

(6)对于因存在血栓栓塞高风险而已经长期抗凝治疗的患者,应考虑机械瓣膜。

（7）对于因机械瓣膜血栓形成需再次手术的患者，即使采用很好的长期抗凝治疗，仍推荐生物瓣膜。

（8）对于未来需要再次瓣膜手术手术风险低的患者，应考虑生物瓣膜。

（9）对于有妊娠计划的年轻女性应考虑生物瓣膜。

（10）对于＞65岁行主动脉瓣置换或＞70岁行二尖瓣置换的患者，或预期寿命小于生物瓣膜的预计使用时间的患者，应考虑机械生物瓣膜。

2. 抗凝治疗的合理性

（1）适应证与禁忌证：

1）适应证：瓣膜性心脏病行人工瓣膜置换后均应用华法林抗凝治疗，用药期间应定期监测INR，依据PTINR值调整用量。并严密观察病情，观察有无口腔黏膜、鼻腔、皮下出血及大便隐血、血尿等。

2）禁忌证：

A. 绝对禁忌证：近期有活动性出血及凝血功能障碍；骨-筋膜室综合征；严重头颅外伤或急性脊髓损伤；血小板计数＜$20 \times 10^9/L$；肝素诱发血小板减少症病史者，禁用肝素和低分子量肝素；华法林具有致畸性，孕妇禁用。

B. 相对禁忌证：近期颅内出血、胃肠道出血病史；急性颅内损害或肿物；血小板计数减少至$(20 \sim 100) \times 10^9/L$；类风湿视网膜病，有眼底出血风险者。

（2）INR目标及疗程：

1）植入人工生物瓣膜的患者，二尖瓣置换术后建议服用华法林3个月。

2）植入人工机械瓣膜的患者，根据不同类型的人工瓣膜及伴随血栓栓塞的危险来进行抗凝，需要终生服用华法林抗凝治疗。主动脉瓣置换术后INR值目标为2.0～3.0；二尖瓣置换术后建议INR值目标为2.5～3.5；植入两个瓣膜的患者，建议INR值目标为 2.5 ～ 3.5。

3) 合并瓣膜置换或房颤的 CABG 患者，推荐对生物瓣及瓣膜成形环置入术后前 3 个月应予以华法林抗凝，同时联用阿司匹林，必要时可考虑双联抗血小板治疗，但三联治疗时间不应超过 3 个月。对于高出血风险的患者不推荐使用三联治疗。

(3) 抗凝治疗的中断：非心脏手术术后的抗凝治疗需要根据人工瓣膜和与患者相关的促血栓因素进行危险评估，进行非常仔细的处理。完全停止抗凝治疗将使血栓形成风险增加。正在接受华法林治疗的患者在外科手术前需暂时停用华法林，并用肝素或低分子量肝素替代抗凝治疗。若非急诊手术，建议术前 5 d 停用华法林。对于大多数小的外科操作（包括拔牙）和出血容易控制的操作，建议不要中断口服抗凝药治疗。血栓风险较低的患者，可不采用桥接治疗，停药后术前 INR 可恢复至接近正常范围（INR < 1.5）；中度血栓栓塞风险的患者，术前应用较低剂量普通肝素 5 000 U 皮下注射或预防剂量低分子量肝素皮下注射，术后再开始低剂量普通肝素或低分子量肝素与华法林重叠；具有高度栓塞风险的患者，当 INR 下降时（术前 2 d），开始全剂量普通肝素或低分子量肝素治疗，术前持续静脉内普通肝素，至术前 6 h 停药，或皮下注射普通肝素或低分子量肝素，术前 24 h 停用。术后，根据手术出血情况，在术后 12 ～ 24 h 重新开始肝素抗凝治疗，出血风险高的手术，可延迟到术后 48 ～ 72 h 再重新开始抗凝治疗，并重新开始华法林治疗。

(二) 出血并发症的早期识别及处理

出现下列一种或以上情况为主要出血事件：血红蛋白下降至少 20 g/L；为纠正失血需要输血至少 2 U（红细胞悬液或全血）；腹膜后、颅内、椎管内、心包内或眼底出血；导致严重或致命临床后果（如脏器衰竭、休克或死亡）；需内科抢救或外科止血。

有关出血并发症的处理：明确出血原因与部位及患者出凝血

状态；延迟抗凝药给药时间或中止药物治疗；应用相应的拮抗药物，如鱼精蛋白、维生素K；应用一般止血药物；输注新鲜血浆、凝血酶原浓缩物或进行血浆置换；局部加压包扎或外科干预。

二、常见用药错误归纳与要点

（一）抗凝药物与PPI、保健品、中成药相互作用未受到重视

华法林容易与其他药物、食物产生相互作用的原因：①华法林通过CYP450酶系代谢，凡能影响CYP450活性的药物均能影响华法林的抗凝作用；②华法林与血浆蛋白结合率高，凡是与血浆蛋白结合率高的食物和药物，均能够抑制血浆蛋白与华法林结合，增加华法林游离，从而增强华法林的抗凝作用。与华法林存在相互作用的药物、中草药、食物见表7-3。

表7-3　与华法林相互作用的药物、中草药、食物

	药物分类	药物名称
增加华法林抗凝作用	抗微生物药物	磺胺类、阿奇霉素、克拉霉素、红霉素、氯霉素、多西环素、甲硝唑、酮康唑、氟康唑、伊曲康唑、伏立康唑、头孢替坦、头孢孟多、头孢哌酮、头孢唑林、阿莫西林克拉维酸钾、环丙沙星、左氧氟沙星、氧氟沙星、莫西沙星、四环素、沙奎那韦、阿扎那韦、异烟肼、左旋咪唑、奎宁、达托霉素
	心血管系统药物	吉非贝齐、氯贝丁酯、非诺贝特、辛伐他汀、氟伐他汀、胺碘酮、奎尼丁、普罗帕酮、阿司匹林、普萘洛尔、地尔硫䓬
	解热镇痛及非甾体抗炎药	阿司匹林、萘普生、舒林酸、双氯芬酸、依托度酸、对乙酰氨基酚、甲芬那酸、罗非昔布、塞来昔布、萘丁美酮、布洛芬、吲哚美辛、曲马多、保泰松、吡罗昔康、外用水杨酸

药物分类		药物名称
增加华法林抗凝作用	中枢神经系统药	水合氯醛、氯丙嗪、丙戊酸钠、帕罗西汀、阿米替林、氯米帕明、多塞平、氟西汀、西酞普兰、恩他卡朋、舍曲林
	消化系统药物	西咪替丁、雷尼替丁、奥美拉唑、奥利司他
	抗肿瘤药物	环磷酰胺、异环磷酰胺、甲氨蝶呤、氟尿嘧啶、多柔比星、氮芥、长春新碱、丙卡巴肼、吉西他滨、卡培他滨、紫杉醇、依托泊苷、曲妥珠单抗
	激素及内分泌调节药	他莫昔芬、丙磺舒、别嘌醇、达那唑、睾酮、甲睾酮、司坦唑醇、替勃龙、丙硫氧嘧啶、格列本脲、格列吡嗪、甲状腺素、阿卡波糖
	中草药	丹参、当归、银杏叶提取物、大蒜、番木瓜蛋白酶、黄连、黄柏、南非钩麻、枸杞、小茴香、阿魏、丁香、郁金香、姜、胡芦巴、龟苓膏、小白菊、甘草、紫苜蓿、茴芹、旱芹、母菊、川芎、红花、桃仁、益母草、莪术、水蛭、肉桂、乳香、延胡索、虎杖、荆三棱、鸡血藤、王不留行
	食物	葡萄柚、芒果、鱼油、芹菜、洋甘菊、菠萝、洋葱、核桃仁
	其他	大剂量维生素E、褪黑素、苯海拉明、鱼油
减弱华法林抗凝作用	抗微生物药物	利福平、灰黄霉素、奈芙西林、特比萘芬、双氯西林、利巴韦林
	心血管系统药物	考来烯胺、波生坦、替米沙坦
	中枢神经系统药	苯巴比妥、格鲁米特、卡马西平、氯氮䓬
	非甾体抗炎药	美沙拉秦、硫唑嘌呤、柳氮磺吡啶

（续表）

药物分类		药物名称
减弱华法林抗凝作用	激素	雌激素
	中草药	人参、西洋参、贯叶金丝桃、贯叶、连翘、地榆、蒲黄、血余炭、小蓟、侧柏叶、龙芽草、仙鹤草、棕榈、茜草、苎麻、白茅根、视角、刺儿菜
	食物	菠菜、油菜、生菜、包心菜、花菜、甘蓝、胡萝卜、蛋黄、猪肝、绿茶、鳄梨、豆奶、海藻、酸奶酪、苹果、桃、橘子
	其他	维生素K、硫糖铝、环孢素、辅酶Q_{10}、复合维生素制剂

（二）华法林逆转不够积极

对于使用华法林过量出血的患者，首先应立即停用华法林，予以维生素K_1静脉注射$5 \sim 10$ mg。指南推荐INR > 10无出血但出血风险高可考虑输注新鲜冰冻血浆（FFP）、凝血酶原复合物（PCC）纠正华法林导致的F Ⅱ、F Ⅶ、F Ⅸ、F Ⅹ减少，推荐PCC40 $\sim$ 50 IU/kg，12 $\sim$ 24 h后复查INR值。根据HAS-BLED出血风险评分表进行出血风险评分，高危出血风险患者建议在给予维生素K_1的情况下，输注新鲜冰冻血浆、凝血酶原复合物或重组F Ⅶ a。

（三）未重视IE的预防

发生IE的主要原因是IE高危易感人群预防不当，高危易感人群主要是指器质性心脏病患者，这些易感人群日常生活中需保持口腔、牙齿和皮肤的卫生，防止皮肤黏膜损伤后的继发性感染，尽可能避免有创医疗检查和操作，如必须进行，要严格遵守无菌操作规范，对于高危人群如各种心脏瓣膜病、先天性心脏病、梗阻性肥厚型心肌病、风湿免疫性疾病而长期服用糖皮质激素治疗者,以及注射毒品的吸毒者,在做有创医疗检查和操作时须预防应用抗菌药物。

(四)围术期质子泵抑制剂的滥用

应激性溃疡的关键在于预防,合并危险因素的危重症患者应作为预防的重点。具有一项高危因素(机械通气超过48 h,凝血机制障碍,原有消化道溃疡或出血史,严重颅脑外伤、颈脊髓外伤,严重烧伤,严重创伤,各种复杂、困难手术,急性肾衰竭或肝衰竭,ARDS,休克或持续低血压,脓毒症,心脑血管意外,严重心理应激)的患者,或具有任意两项危险因素(ICU住院时间>1周,粪便隐血持续时间>3 d,大剂量使用糖皮质激素,合并使用非甾体抗炎药)的患者才需要使用预防药物。

(五)雾化吸入药品选择不适宜

围术期进行气道管理可提高肺功能、扩大手术人群、缩短住院时间。雾化吸入使用方便,对患者协同性无要求,可同时辅助供氧,是围术期患者气道管理的首选给药方式。临床上常用的围术期雾化吸入药物主要包括糖皮质激素、支气管舒张剂和祛痰剂。专家共识推荐糖皮质激素联合支气管舒张剂作为围术期气道管理。

第五节 规范化药学监护路径

心脏瓣膜病常需要干预治疗，术后需要华法林抗凝治疗。为了使抗凝治疗达到最佳效果，并确保患者用药安全，临床药师要按照个体化治疗的要求，依据规范化药学监护路径（表7-4），开展具体的药学监护工作。

表 7-4　心脏瓣膜病药学监护药学监护路径

时间	住院第1天	住院第2天	住院第3～5天（术末日）	住院第6～8天（术后第1天）	住院第9～14天（术后第2～7天）	住院第15天（出院日）
主要诊疗工作	□药学问诊（附录1） □用药重整	□药学评估（附录2） □药历书写（附录3）	□干预治疗准备 □完善药学评估 □制订监护计划 □抗凝宣教	□医嘱审核 □开始抗凝治疗（肝素和华法林） □不良反应监测 □用药注意事项	□药学查房 □医嘱审核 □抗凝治疗：停用肝素 □不良反应监测 □用药注意事项	□药学查房 □完成药历书写 □出院用药教育

（续表）

时间	住院第1天	住院第2天	住院第3~5天（手术日）	住院第6~8天（术后第1天）	住院第9~14天（术后第2~7天）	住院第15天（出院日）
重点监护内容	□一般患者信息 □药物相互作用审查 □冠心病的诊断 □其他药物治疗相关问题	□评估瓣膜的可修复性 □瓣膜置换评估 □冠状动脉的诊断 □既往病史评估 □用药依从性评估	**干预治疗方案** □二尖瓣置换 □主动脉瓣置换 □多瓣膜置换 **血栓风险评估（附录4）：** **治疗风险和矛盾** □心房颤动 □既往血栓栓塞史 □高凝状态 □严重的左室收缩功能不全 □其他	**病情观察** □参加医生查房 □注意病情变化 □药学专班立查房，观察患者药物反应，检查药物治疗相关问题 □查看检查、检验报告指标变化，检查患者服药情况 □药师记录	**治疗评估** □抗凝药物不良反应 □INR监测情况	**治疗评估** □抗凝药物不良反应 □INR监测情况

（续表）

时间	住院第1天	住院第2天	住院第3~5天（手术日）	住院第6~8天（术后第1天）	住院第9~14天（术后第2~7天）	住院第15天（出院日）
重点监护内容			出血风险评估（附录5） □高血压 □肝肾功能不全 □脑卒中 □出血 □异常INR值 □年龄>65岁 □药物或酗酒 预处理 □桥接治疗 □药物医嘱 □其他医嘱	监测指标 □症状 □注意观察体温、血压、体重等 □血常规 □肝肾功能 □凝血规则		出院教育 □正确用药 □患者自我管理 □定期门诊随访 □监测INR
病情变异记录	□无 □有，原因： 1. 2.	□无 □有，原因： 1. 2.		□无 □有，原因： 1. 2.	□无 □有，原因： 1. 2.	□无 □有，原因： 1. 2.
药师签名						

陈安妮

第八章

骨科术后VTE的预防

第一节 疾病基础知识

【病因和发病机制】

静脉血栓栓塞症（venous thromboembolism，VTE）是骨科术后发生率较高的并发症，也是患者围术期死亡及医院内非预期死亡的重要因素之一。VTE包括两种类型：深静脉血栓（deep vein thrombosis，DVT）和肺动脉栓塞（pulmonary embolism，PE）。两者相互关联，是VTE在不同部位和不同阶段的两种临床表现形式。

1. 病因　静脉血栓形成的三要素为静脉损伤、静脉血流瘀滞及血液高凝状态，这三方面危险因素常同时存在于骨科围术期患者。首先，创伤或手术，可直接或间接导致静脉血栓壁破裂或刺激；其次，制动、卧床、瘫痪及出血性休克容易导致静脉血流瘀滞；最后，血液高凝几乎从患者伤后或术后即刻开始，甚至持续整个围术期。

2. 发病机制　血液在静脉内不正常地凝结，使血管完全或不完全阻塞。

【诊断要点】

1. 临床表现　DVT主要表现为患肢的突然肿胀、疼痛、软组织张力增强；活动后加重，抬高患肢可减轻，静脉血栓部位常有压痛。DVT发病后如未及时诊断和处理，可能导致患肢症状和体征逐渐加重，严重者可诱发休克甚至导致静脉性坏疽。静脉血栓一旦脱落，可随血流进入并堵塞肺动脉，引起PE，主要表现为呼吸困难、胸闷胸痛、咳嗽、咯血、晕厥等。

2. 实验室检查及其他辅助检查　VTE的诊断包括DVT与PE的诊断两部分。诊断手段呈现多样化、精准化。多种手段相结合可以早期、快速、精准诊断DVT与PE。

（1）实验室检查：血浆D-dimer检测。

（2）其他辅助检查：

1）DVT的辅助检查：彩色多普勒超声探查、螺旋CT静脉造影、阻抗体积描述测定、放射性核素血管扫描检查、静脉造影。

2）PE的辅助检查：心电图、胸部X线片、血气分析、CT或增强CT、放射性核素肺通气灌注扫描、动脉造影、经胸多普勒超声心动检查。

【治疗原则与方法】

1. 治疗原则　以预防为主。

2. 治疗方法　对接受骨科手术，尤其是下肢手术的患者须常规进行静脉血栓预防，预防措施包括基本预防、物理预防和药物预防。

（1）基本预防：手术操作规范，减少静脉内膜损伤；正确使用止血带；术后抬高患肢，促进静脉回流；注重预防静脉血栓知识宣教，指导早期康复锻炼；围术期适当补液，避免血液浓缩。

（2）物理预防：梯度压力弹力袜；足底静脉泵；间歇充气加压装置。

（3）药物预防：充分权衡患者的血栓风险和出血风险利弊，合理选择抗凝药物。对于出血风险高的患者，只有当预防血栓的获益大于出血风险时，才考虑使用抗凝药物。药物种类主要包括普通肝素、低分子量肝素、F X a抑制剂、维生素K拮抗剂等。

第二节　经典案例

案例一

（一）案例回顾

【主诉】

左膝疼痛不适10余年，加重1月余。

【现病史】

患者，女性，68岁，身高158 cm，体重52.5 kg。患者10余年前无明显诱因下出现左膝关节疼痛，休息时好转，行走时疼痛，不伴有膝关节红肿、发热、恶心、头晕等症状，遂至当地医院就诊，行X线检查示"左膝关节退行性变"，诊断为"关节炎"，予口服药物治疗（具体自述不详）。近1个月来，患者左膝疼痛加剧，服用药物及休息时均不能好转，遂至外院就诊，查MRI示左膝退行性骨关节炎。左膝关节腔积液培养见真菌孢子。转至我院就诊，现为进一步诊治收治入院。

【既往史】

自诉有高血压病史，服用氨氯地平血压控制可；否认糖尿病、冠心病等；否认肝炎、结核等传染病史。

【社会史、家族史、过敏史】

无。

【体格检查】

T 36.8 ℃，P 78次/分，R 18次/分，BP 110/70 mmHg。

脊柱生理弯曲存在，棘突压痛（－），左膝关节肿大畸形，双膝明显压痛,左膝关节主动活动屈曲范围0°～110°,左膝关节内外侧方应力试验(−),左膝研磨试验(+),左膝抽屉试验(−),左踝关节活动好,左下肢末梢循环好,左足背动脉可,余肢体无异常。

【实验室检查及其他辅助检查】

1. 实验室检查

(1)血常规:WBC 6.69×10^9/L, NEUT% 72.00%(↑), RBC 3.40×10^{12}/L(↓), HGB 105.0 g/L(↓), PLT 263×10^9/L。

(2)炎性指标:CRP 93.9 mg/L(↑); ESR 100.0 mm/h(↑)。

(3)生化常规:ALT 20.8 U/L, AST 18.9 U/L, ALP 138.00 U/L(↑), GGT 73.9 U/L(↑), UA 204.00 μmol/L, CRE 48.60 μmol/L。

(4)凝血常规:PT 12.30 s, APTT 30.00 s, INR 1.0, TT 15.80 s, FIB 5.73 g/L(↑), D-dimer 6.74 mg/L(↑)。

2. 其他辅助检查 外院MRI示左膝退行性骨关节炎。

【诊断】

(1)左膝关节炎。

(2)高血压。

【用药记录】

1. 抗感染 伊曲康唑注射液250 mg iv.gtt b.i.d.(d1—4, d5—7), 250 mg iv.gtt q.d.(d7—15); 头孢呋辛钠注射液1.5 g + 0.9%氯化钠注射液100 mL iv.gtt b.i.d.(d12—18)。

2. 止痛 帕瑞昔布钠注射液40 mg + 0.9%氯化钠注射液20 mL i.v. b.i.d.(d1—3, d12—14); 塞来昔布胶囊200 mg p.o. b.i.d.(d4—17)。

3. 抗凝 利伐沙班片10 mg p.o. q.d.(d13); 磺达肝癸钠注射液2.5 mg i.h. q.d.(d14—21)。

4. 预防应激性溃疡 奥美拉唑钠注射液40 mg i.v. b.i.d.(d12—14)。

【药师记录】

入院第1天:外院左膝关节腔积液培养见真菌孢子,不能排除真菌感染可能,予伊曲康唑抗真菌治疗;予帕瑞昔布钠注射液止痛。行四肢血管彩超排除下肢深静脉血栓，结果示双侧下肢静脉未见明显异常。

入院第4天：考虑到患者无明显感染症状，停用伊曲康唑；将注射用止痛药序贯改为口服止痛药塞来昔布。

入院第5天：高热39.2 ℃，再次应用伊曲康唑，每日两次给药。

入院第7天：调整伊曲康唑给药频次为每日一次。体温恢复正常。

入院第12天：全麻下行左膝关节置换术，术中取关节腔积液行细菌和真菌培养及药敏，术前半小时及术后予头孢呋辛预防手术部位细菌感染，继续予伊曲康唑抗真菌；予帕瑞昔布钠注射液止痛；予奥美拉唑钠注射液预防应激性溃疡。

入院第13天：予利伐沙班片预防深静脉血栓。

入院第14天：停用利伐沙班片，改用磺达肝癸钠抗凝治疗。

入院第15天：术中取关节腔液细菌和真菌培养，结果为阴性。停用伊曲康唑。

入院第17天：患者左侧大腿出现皮下瘀斑，复查血常规及凝血常规。停用塞来昔布。继续观察。

入院第19天：患者皮下瘀斑较前缓解。

入院第21天：患者皮下瘀斑基本消褪，术后未出现明显并发症，术后恢复良好，目前已可下地活动，伤口愈合良好，办理出院。

出院带药：利伐沙班片10 mg p.o. q.d.，连续用5 d。

（二）案例分析

【抗凝治疗】

患者行左膝关节置换术，术后第1天予利伐沙班抗凝治疗，第2天停用利伐沙班，改用磺达肝癸钠继续抗凝治疗。出院带药利伐沙班。

临床药师观点：患者老年女性，诊断膝关节炎，行全膝关节置换术。年龄＞65岁，行下肢大手术（膝关节置换），Caprini评分为极高危，术后选用新型口服抗凝药利伐沙班预防下肢深静脉血栓，符合抗凝治疗的适应证。对于膝关节置换术患者,利伐沙班片推荐剂量为10 mg q.d.。如伤口已止血,首次用药时间应在手术后6～10 h。但考虑到利伐沙班与抗真菌药伊曲康唑的相互作用,术后第2天开始停用利伐沙班,并在利伐沙班下一次预定给药时间给予首剂磺达肝癸钠2.5 mg i.h. q.d.抗凝治疗。磺达肝癸钠为间接F X a抑制剂,用于膝关节置换术术后抗凝,选药合理,其治疗应持续直至静脉血栓栓塞的风险已减少,通常直至患者起床走动,至少术后5～9 d。入院第17天,即术后第5天时,患者左侧大腿出现皮下瘀斑,考虑可能为抗凝药物引起的皮下出血,复查血常规和凝血常规,结果示HGB、PLT、PT、APTT等均正常。医生在权衡出血与血栓风险后,认为在严密监测患者出血风险情况下,需继续抗凝治疗。同时,考虑到非甾体抗炎药塞来昔布可增加出血风险,磺达肝癸钠与之联用时的出血风险也会增加,且患者疼痛缓解,故停用塞来昔布。入院第19天时,患者皮下瘀斑较前缓解。入院第21天,患者皮下瘀斑基本消褪,予以出院,出院带药利伐沙班片10 mg p.o. q.d.,连续用5 d。根据《中国骨科大手术静脉血栓栓塞症预防指南(2015年版)》推荐,膝关节置换术患者抗凝药物预防时间至少10～14 d,该患者在院抗凝治疗时间9 d,出院带药5 d,故疗程合理。

【抗感染治疗】

患者外院左膝关节腔积液培养出真菌孢子,入院后予广谱抗真菌药伊曲康唑抗真菌,用药3 d后停用抗真菌药。但第4天患者高热,最高体温达39.2 ℃,再次应用伊曲康唑,体温恢复正常。行全膝关节置换术,术中取关节腔积液行细菌和真菌培养及药敏。术后予头孢呋辛预防感染,疗程7 d;术后第3天,培养结果回报示阴性,予以停用伊曲康唑。

临床药师观点:此处用药有两处不妥:①根据《年抗菌药物临床应用指导原则(2015年版)》,膝关节置换术为Ⅰ类切口手术,手术预防时间一般为24 h,最长不超过48 h。且该患者术后体温及血象正常，细菌培养结果也为阴性，但头孢呋辛实际预防用药时间为 7 d，疗程太长。②患者术后使用利伐沙班预防深静脉血栓，利伐沙班主要通过细胞色素 P450 系统 CYP3A4 进行代谢，为转运体蛋白 P-糖蛋白（P-glycoprotein, P-gp）的底物。而伊曲康唑为 CYP3A4 和 P-gp 的强效抑制剂，二者联用将升高利伐沙班的血药浓度，增加出血风险，故不建议二者联用。临床药师建议，如确需联用，可选用不经 CYP450 系统代谢的药物，如将抗真菌药物伊曲康唑更换为多烯类或棘白菌素类等，或将抗凝药物利伐沙班更换为磺达肝癸钠或低分子量肝素等。

【镇痛治疗】

患者入院后即予帕瑞昔布钠注射液镇痛治疗，3 d 后，改为塞来昔布口服治疗。说明书明确规定，帕瑞昔布钠使用疗程应不超过 3 d，因此，之后序贯为口服药物属合理。术后 3 d，再次加用帕瑞昔布钠，使用 3 d。

临床药师观点：帕瑞昔布、塞来昔布均为 COX-2 选择性抑制剂，可减轻患者的胃肠道不良反应，同时在术前开始使用，通过超前镇痛的理念，可达到减轻术后疼痛的效果。但是，术后再次使用 3 d 帕瑞昔布钠，联合术前即开始使用的塞来昔布，二者均为 NSAID，联用并不能增加止痛效果，反而引起不良反应的叠加。因此，临床药师建议，避免同时使用两种 NSAID，如疼痛治疗效果不佳，可改用阿片类药物。另外，NSAID 可能增加出血风险，与抗凝药物联用时，须加强监测。

【预防应激性溃疡治疗】

患者术后使用奥美拉唑钠注射液预防应激性溃疡。

临床药师观点：根据《应激性溃疡防治专家建议（2015 年版）》，本例患者一般情况好，行膝关节置换术，不具备预防应激性溃疡的高危因素，因此不建议预防性使用质子泵抑制剂。并且，奥美拉唑主要通过 CYP2C19 和 CYP3A4 代谢，而合并用药中利伐沙班、伊曲康唑均受该酶系统的影响，因此，临床药师建议，如确需使用质子泵抑制剂,应选用与P450酶结合力较弱的泮托拉唑或主要经非酶途径代谢的雷贝拉唑,尽可能减少药物相互作用的发生。并在患者病情稳定可耐受肠内营养或已进食、临床症状开始好转后改为口服用药或逐渐停药,无须一直静脉用药。

（三）药学监护要点

（1）注意监测血常规、肝肾功能和凝血功能。

（2）密切观察有无皮下淤血、胃肠道出血、血尿和黑便等症状的发生。

案例二

（一）案例回顾

【主诉】

左髋疼痛不适7年,加重6月余。

【现病史】

患者,女性,67岁,身高160 cm,体重60 kg。患者7年前无明显诱因下出现左髋部疼痛,呈持续性,伴活动受限,但尚可站立及行走,无发热、头痛、胸痛、腹痛等其他不适,遂至当地医院就诊,予消炎止痛等药物(具体自述不详),疼痛稍有缓解。近6个月来,患者渐觉疼痛加剧,休息亦无明显缓解,遂至我院门诊就诊,行X线检查示"左髋关节退行性骨关节炎"。现为进一步手术治疗收入我科。患者自发病以来精神可,睡眠可,二便无特殊,近期无明显体重减轻。

【既往史】

高血压病史30余年,平素服降压药物(具体不详);肾功能不全病史30余年,平素中药治疗;否认糖尿病、冠心病等;否认肝炎、结核等传染病史。

【社会史、家族史、过敏史】

无。

【体格检查】

T 37 ℃,P 80次/分,R 18次/分,BP 160/90 mmHg。

脊柱生理弯曲存在,各棘突无压痛。左下肢无明显短缩外旋畸形,左髋压痛(+),左"4"字试验(+),左髋活动受限,足趾活动良好,左下肢感觉正常,左足背动脉搏动有力,余肢体无殊。

【实验室检查及其他辅助检查】

1. 实验室检查

(1)血常规:WBC 5.25 × 10⁹/L,NEUT% 79.41%(↑),RBC 2.16 × 10^{12}/L(↓),HGB 68.0 g/L(↓),PLT 223 × 10⁹/L。

(2)凝血常规:PT 16.80 s(↑),APTT 38.50 s,INR 1.4,TT 14.90 s,FIB 4.29 g/L(↑),D-dimer 1.74 mg/L(↑)。

(3)生化常规:ALT 10.6 U/L,AST 9.7 U/L,ALP 101.00 U/L,GGT 13.5 U/L,UA 600.00 μmol/L(↑),CRE 291.10 μmol/L(↑),BUN 22.96 mmol/L(↑),TP 56.30 g/L(↓),ALB 29.50 g/L(↓),GLU 5.34 mmol/L。

(4)急诊电解质:K^+ 6.00 mmol/L(↑),Na^+ 130.7 mmol/L(↓),Cl^- 101.5 mmol/L,Ca^{2+} 1.80 mmol/L(↓),P 1.40 mmol/L,Mg^{2+} 1.5 mmol/L(↑)。

2. 其他辅助检查 上海市第一人民医院X线检查示左髋关节退行性骨关节炎。

【诊断】

(1)左髋关节炎。

(2)高血压。

(3)肾功能不全。

【用药记录】

1. 降压 苯磺酸氨氯地平片 5 mg p.o. q.d.(d1—23)。

2. 利尿 呋塞米注射液 40 mg i.v. stat.(d2)。

3. 降钾 胰岛素注射液 6 U +10% 葡萄糖注射液 250 mL iv.gtt stat.(d2);聚磺苯乙烯粉剂 15 g p.o. stat.(d2)。

4. 补铁 琥珀酸亚铁片 0.1 g p.o. t.i.d.(d3—23)。

5. 纠正肾性贫血　重组人红细胞生成素注射液 10 000 U i.h. q.w.（d3—23）。

6. 保护肾脏　复方 α-酮酸片 2.52 g p.o. t.i.d.（d3—23）。

7. 调节电解质　碳酸钙片 0.5 g p.o. t.i.d.（d3—23）。

8. 抗感染　头孢呋辛钠注射液 1.5 g ＋ 0.9%氯化钠注射液 100 mL iv.gtt b.i.d.（d8—10）。

9. 止痛　帕瑞昔布钠注射液 40 mg ＋ 0.9%氯化钠注射液 20 mL i.v. b.i.d.（d8—10）。

10. 抗凝　低分子肝素钙注射液 0.4 mL i.h. q.d.（d9—14），阿哌沙班片 2.5 mg p.o. b.i.d.（d15—23）。

11. 补充白蛋白　人血白蛋白注射液 10 g iv.gtt stat.（d13, d17）。

【药师记录】

入院第 1 天：予苯磺酸氨氯地平降血压。完善相关检查，排除手术禁忌后拟择期手术。

入院第 2 天：辅助检查回报示，患者血钾、血肌酐高，予聚磺苯乙烯、胰岛素葡萄糖注射液降钾，呋塞米利尿。

入院第 3 天：嘱低盐低蛋白饮食，并予复方 α-酮酸保护肾脏，重组人红细胞生成素联合铁剂纠正肾性贫血，碳酸钙纠正钙磷代谢紊乱。

入院第 8 天：全麻下行左全髋关节置换术，术前半小时及术后予头孢呋辛预防手术切口感染，予帕瑞昔布止痛。

入院第 9 天：予低分子肝素钙预防下肢深静脉血栓形成。

入院第 12 天：复查 PLT 为 129×10^9/L。

入院第 13 天：患者 ALB 为 25.5 g/L，予人血白蛋白注射液补充白蛋白。

入院第 14 天：患者出现皮下注射部位周围皮肤青肿，复查 PLT 降低至 41×10^9/L（↓），考虑可能为低分子肝素钙诱导性血小板减少症，予以停用低分子肝素钙。

入院第 15 天：加用阿哌沙班片 2.5 mg p.o. b.i.d. 继续抗凝治疗。

入院第16天：患者皮下注射部位皮肤青肿较前缓解。复查PLT为93×10⁹/L($\downarrow$)，继续之前的治疗方案。

入院第17天：复查PLT为121×10⁹/L，ALB为26.3 g/L，再次予人血白蛋白注射液补充白蛋白，其余同前。

入院第20天：复查PLT为204×10⁹/L，其余同前。

入院第23天：患者一般情况好，术后恢复可，予以出院。

出院带药：复方α-酮酸片2.52 g p.o. t.i.d.连续用16 d；琥珀酸亚铁片0.1 g p.o. t.i.d.连续用13 d；阿哌沙班片2.5 mg p.o. b.i.d.连续用20 d。

（二）案例分析

【降压治疗】

患者有高血压病史，平素自服药物治疗（具体药物不详），入院测血压160/90 mmHg，予苯磺酸氨氯地平片降血压。

临床药师观点：患者血压较高，予钙通道阻滞药降血压。但该患者有慢性肾功能不全病史，根据降压药物的作用特点，临床药师建议应首选ACEI或ARB类药物，因其具有降压作用及独立于降压之外的肾脏保护作用，可延缓慢性肾脏疾病的进展。

【降血钾治疗】

患者辅检回报示，血钾6.00 mmol/L($\uparrow$)，予聚磺苯乙烯粉剂及稀释于葡萄糖注射液的胰岛素降钾，呋塞米利尿。

临床药师观点：给予聚磺苯乙烯粉剂，通过阳离子交换作用，在肠道与钾交换，清除体内钾；给予GS+普通胰岛素，使血清钾转移至细胞内，一般每4～5 g GS给予1 U胰岛素；给予排钾利尿药呋塞米，通过利尿排出体内钾，故方案选择合理。

【纠正肾性贫血、钙磷代谢紊乱等对症支持治疗】

予复方α-酮酸保护肾脏，重组人红细胞生成素联合铁剂纠正肾性贫血，碳酸钙纠正钙磷代谢紊乱。

临床药师观点：该患者CRE 291.10 μmol/L($\uparrow$)，HGB 68.0 g/L

（↓），Ca^{2+} 1.8 mmol/L（↓），体重60 kg，根据公式计算肌酐清除率 Ccr为15.71 mL/min。根据改善全球肾脏病预后组织（KDIGO）2012年发布的《慢性肾脏病（CKD）评估与管理临床实践指南》，予该患者重组人红细胞生成素联合铁剂纠正肾性贫血，碳酸钙纠正钙磷代谢紊乱，予复方α-酮酸补充必需氨基酸，配合低蛋白饮食，减轻肾脏负担，故方案合理。

【抗感染治疗】

患者行全髋关节置换术，术前半小时及术后予头孢呋辛预防手术切口感染。

临床药师观点：根据《抗菌药物临床应用指导原则（2015年版）》，髋关节置换术为Ⅰ类切口手术，预防应用抗菌药物品种应选用第一、二代头孢菌素。本例中使用头孢呋辛1.5 g b.i.d.，故选药品种合理。但是，头孢呋辛经由肾脏排泄，对于轻中度肾功能损伤患者，一般无须减少剂量。该患者Ccr为15.71 mL/min，属重度肾功能损伤，推荐剂量为0.75 g b.i.d.。故单次给药剂量偏大。

【镇痛治疗】

术后使用帕瑞昔布钠注射液镇痛治疗。

临床药师观点：帕瑞昔布为COX-2选择性抑制剂，用于围术期镇痛治疗，选药合理。但该患者重度肾功能不全，单次剂量40 mg偏大。根据帕瑞昔布药品说明书，应选择最低推荐剂量20 mg，减轻肾损伤，并密切监测肾功能。同时，NSAID可能增加出血风险，与低分子量肝素联用时，须加强监测。

【抗凝治疗】

患者行全髋关节置换术，术后第1天予低分子肝素钙皮下注射预防下肢深静脉血栓，术后第6天患者PLT降至41×10^9/L（↓），考虑可能出现HIT，停用低分子量肝素，改为阿哌沙班抗凝治疗。之后患者PLT逐渐恢复正常，无其他并发症发生。出院带药阿哌沙班。

临床药师观点：患者老年女性，诊断髋关节炎，行全髋关节置换术。年龄>65岁，行骨科大手术（髋关节置换），Caprini评分为极高危，选用低分子肝素钙皮下注射抗凝治疗，方案合理。对于髋关节置换术患者，低分子肝素钙推荐用法为术前12 h开始给药，每日一次，皮下注射，给药剂量应该随患者的体重进行调节。该患者体重60 kg，从术前（术前12 h）到术后第3天应每日每次给予低分子肝素钙0.3 mL，从术后第4天起每日每次给予低分子肝素钙0.4 mL。故本例未根据患者体重调整低分子肝素钙的使用剂量不合理。患者入院第14天，即术后第6天，使用低分子肝素钙第6天，PLT降至41×10^9/L（↓）。根据Warkentin's 4Ts评分，PLT计数下降>50%，2分，PLT下降发生时间为使用低分子肝素钙后5～10 d，2分，可能存在其他引起PLT减少的原因，1分，该患者评分为5分，中度怀疑HIT。根据2013年美国血液病学会（ASH）发布的《成人疑似肝素诱导性血小板减少症的评估与管理临床实践指南》，怀疑HIT时，需立即停用一切类型的肝素制剂（包括低分子量肝素），禁止输注血小板，尽早进行替代抗凝治疗。指南推荐替代抗凝药物主要包括直接凝血酶抑制剂（如阿加曲班、比伐卢定）、肝素类似物（如达那肝素）、F Ⅹa抑制剂（如磺达肝癸钠）及新型口服抗凝药（如利伐沙班、阿哌沙班）。其中，磺达肝癸钠和新型口服抗凝药在HIT中的治疗作用有待进一步研究来评估。2012年美国胸科医师协会（ACCP）在《抗栓治疗与血栓预防临床实践指南（第9版）》指出，对于伴有血栓形成的HIT患者或单纯性HIT患者，若肾功能正常，建议使用阿加曲班或重组水蛭素或达那肝素治疗，优于其他非肝素抗凝剂治疗（推荐级别：2C级）；对于伴有血栓形成且伴有肾功能不全的HIT患者，建议使用阿加曲班治疗，优于其他非肝素抗凝剂治疗（推荐级别：2C级）。其中重组水蛭素和阿加曲班已被美国FDA批准可用于治疗HIT。该患者重度肾功能不全，临床药师建议应选用阿加曲班治疗HIT，阿加曲班通过肝脏代谢，通过胆汁、粪便排除，不受年龄、性别和肾功能的影响,推荐剂量为 $1.7 \sim 2.0$ μg/(kg·min)持续静脉泵入,每4 h监测 APTT,调整剂量维持 APTT 在基础值的 $1.5 \sim 3.0$ 倍。当 PLT 计数恢复正常或接近正常后,逐步向口服抗凝药转变。出院前患者 PLT 恢复正常,出院带药新型口服抗凝药阿哌沙班片 2.5 mg p.o. b.i.d. 连续服用20 d。根据《中国骨科大手术静脉血栓栓塞症预防指南(2015年版)》,对于全髋关节置换术,推荐药物预防时间最少 $10 \sim 14$ d,建议延长至35 d。该患者在院抗凝治疗时间15 d,出院带药20 d,故疗程合理。此外,由于该患者肾功能不全,Ccr 为 15.71 mL/min,会导致阿哌沙班暴露程度增加,可能增加出血风险,故须告知患者,用药过程中必须进行自我监测,定期随访。

(三)药学监护要点

(1)监测血常规、凝血常规等,密切观察有无皮下淤血、胃肠道出血、血尿和黑便等症状的发生。

(2)监测血压、肾功能、电解质、尿量,注意出入量平衡,少盐低蛋白饮食,避免肾毒性药物使用。

案例三

(一)案例回顾

【主诉】

1周前因外伤致右髋关节疼痛,活动受限。

【现病史】

患者,男性,77岁,身高 172 cm,体重 67 kg,因右股骨颈骨折收入院。1周前因外伤致右髋关节疼痛,伴右下肢缩短外旋,髋关节活动轻度受限,无发热寒战,无四肢无力。

【既往史】

自诉有高血压病史,服用奥美沙坦血压控制良好;有间质性肺炎30年,长期服用糖皮质激素;有肺栓塞史。否认糖尿病、冠心病。

【社会史、家族史、过敏史】

无。

【体格检查】

T 37 ℃,P 80次/分,R 20次/分,BP 114/70 mmHg。

胸廓对称无畸形,胸骨无压痛;双肺呼吸音清晰,未闻及干湿啰音。HR 80次/分,律齐;腹平坦,腹壁软,全腹无压痛,无肌紧张及反跳痛,肝脾肋下未触及,肝肾无叩击痛,肠鸣音4次/分。脊柱生理弯曲存在,脊柱活动可,右下肢外旋缩短畸形,髋关节活动受限,伴轻压痛,膝关节踝关节活动可,足背动脉搏动存在。

【实验室检查及其他辅助检查】

1. 实验室检查

(1)血常规:NEUT% 78.30%(↑),LYM% 15.6%(↓),HGB 130.00 g/L(↓),PCT 0.08%(↓)。

(2)生化检查:ALT 13.4 U/L,AST 14.5 U/L,CRE 85 μmol/L,BUN 6.0 mmol/L,Na^+ 128.40 mmol/L(↓),Cl^- 93.9 mmol/L(↓)。

(3)凝血功能:PT 11.10 s,APTT 25.40 s,INR 0.92,FIB 1.870 g/L(↓)。

2. 其他辅助检查 X线片提示右侧股骨颈骨折。

【诊断】

(1)右侧股骨颈骨折。

(2)间质性肺炎。

【用药记录】

1. 降压 奥美沙坦酯片 20 mg p.o. q.d.(d1—35)。

2. 降脂 阿托伐他汀钙片 20 mg p.o. q.n.(d1—35)。

3. 镇痛 洛索洛芬钠片 60 mg p.o. t.i.d.(d1—10);塞来昔布胶囊 200 mg p.o. b.i.d.(d6—18)。

4. 化痰 盐酸氨溴索注射液 30 mg iv.gtt q.d.(d3—16)。

5. 消肿 三萜糖苷片 2 片 p.o. b.i.d.(d3—35)。

6. 抗凝 利伐沙班片 10 mg p.o. q.d.(d4);那曲肝素钙注射液 0.4 mL i.h. q.d.(d5—12);华法林钠片 2.5 mg p.o. q.d.(d9—15,d19—22,d30—35);华法林钠片 3.75 mg p.o. q.d.(d16—18);华法林钠片 1.25 mg p.o. q.d.(d23—29)。

7. 护胃　注射用兰索拉唑 30 mg iv.gtt q.d.（d6—22）。

8. 平喘　吸入用布地奈德混悬液 10 mg 雾化吸入 q.d.（d14—17）；硫酸特布他林吸入液 25 mg 雾化吸入 q.d.（d14—17）；孟鲁司特钠片 10 mg p.o. q.d.（d14—20）。

【药师记录】

入院第 2 天：完善血常规、肝肾功能、电解质、心电图、胸部等常规检查，排除禁忌，择期手术。

入院第 3 天：结合 CT，考虑有肺部感染存在。给予左氧氟沙星抗感染和氨溴索化痰。

入院第 4 天：行全麻下右髋关节置换术。术后给予利伐沙班 10 mg p.o. q.d.。

入院第 5 天：术后第 1 天，诉手术切口处疼痛，胸闷，透不过气，既往间质性肺炎病史、肺栓塞病史。术后肺动脉 CTA 提示小分支栓塞，D-dimer 26.06 μg/L。停用利伐沙班，改用那曲肝素钙注射液 0.4 mL i.h. b.i.d. 抗凝一周。

入院第 10 天：那曲肝素使用第 5 天，华法林钠片起始剂量给予 2.5 mg p.o. q.d.。那曲肝素钙注射液与华法林重叠使用 3 d。

入院第 12 天：停用那曲肝素钙注射液，密切随访凝血常规，根据结果调整华法林每日用量，INR 2 ~ 2.5。

入院第 14 天：患者自述受惊发热一天，少咳有痰，咽干无咽痛。胸闷气急较前好转，给予布地奈德和特布他林雾化吸入，孟鲁司特钠片口服平喘。

入院第 16 天：使用华法林 6 d，调整为 3.75 mg。

入院第 17 天：使用华法林 7 d，INR 2.0。

入院第 19 天：使用华法林 9 d，INR 2.83，日剂量调整为 2.5 mg。

入院第 23 天：使用华法林 13 d，INR 3.28，剂量调整为 1.25 mg。进行 CYP2C9 和 VKORC1 基因检测，参考调节华法林用量。

入院第 30 天：使用华法林 22 d，剂量调整为 2.5 mg。

入院第 35 天：予以出院。

出院带药：三萜糖苷片 2 片 p.o. b.i.d.；盐酸氨基葡萄糖胶囊 0.24 g p.o. t.i.d.；华法林钠片 2.5 mg p.o. q.d.；奥美沙坦酯片 20 mg p.o. q.d.；醋酸泼尼松片 5 mg p.o. q.d.；孟鲁司特钠片 10 mg p.o. q.d.。

（二）案例分析

【肺部感染治疗】

肺部听诊及 CT 支持肺部炎症，考虑患者间质性肺炎史，免疫力低下，使用左氧氟沙星抗感染和氨溴索化痰治疗。

临床药师观点： 应用抗菌药物经验治疗感染属合理。喹诺酮类药物具有 2 个危险因素：60 岁以上，同时使用糖皮质激素。发生氟喹诺酮相关的肌腱炎和肌腱断裂的危险性增加；淀粉样变累及心脏，心功能不全（Ⅲ级），喹诺酮类存在 QT 间期延长风险。因此需在用药期间监测不良反应。

【镇痛治疗】

患者股骨颈骨折，入院后术前口服洛索洛芬镇痛，术后第 2 天加用塞来昔布。

临床药师观点： NSAID 联用并不能增加止痛效果，反而引起不良反应的叠加。因此应避免同时使用两种 NSAID，如疼痛治疗效果不佳，可改用阿片类药物。

【抗凝治疗】

患者老年男性，诊断右侧股骨颈骨折，行右髋关节置换术。年龄＞65 岁，有肺栓塞史，下肢大手术（髋关节置换），Caprini 评分高危。考虑药物抗凝预防血栓。原方案使用利伐沙班 10 mg p.o. q.d.，血栓发生后改为那曲肝素钙注射液 0.4 mL i.h. b.i.d. 连用 7 d，第 5 天起加用华法林钠片 2.5 mg p.o. q.d.。

临床药师观点： 患者有高度血栓栓塞形成危险，根据美国《胸科学》静脉血栓栓塞症的抗血栓治疗指南，对于未患癌症的腿部深静脉血栓或肺栓塞患者，如接受长期（首选 3 个月）抗凝治疗，建议使用达比加群酯、利伐沙班、阿哌沙班或依度沙班治疗，不推荐使用维生素 K 拮抗剂治疗（推荐级别均为 2B 级）。利伐沙班对于

DVT的疗效与华法林相当,原方案(利伐沙班)和华法林在预防复合脑卒中和系统性栓塞及重大颅内或胃肠道出血中无明显差异,然而利伐沙班治疗静脉血栓栓塞比华法林更有效且用药周期更短。出于疗效、经济等综合因素,抗凝方案由利伐沙班改为低分子量肝素+华法林。华法林需要进行常规凝血监测,治疗窗窄。华法林服用5~7 d后达稳态。老年人慎用华法林,须密切关注凝血功能并个体化给药。根据基因检测结果,患者为【*CYP2C9 *1/*1 (*2CC/*3AA)*】【*VKORC1-1639 AA*】,推荐初始剂量如表8-1所示,初始剂量给予患者2.5 mg。

表8-1 患者 *CYP2C9/VKORC1* 基因检测与推荐剂量

VKORC1	CYP2C9					
	*1/*1	*1/*2	*1/*3	*2/*2	*2/*3	*3/*3
GG	5~7 mg	5~7 mg	3~4 mg	3~4 mg	3~4 mg	0.5~2 mg
AG	5~7 mg	3~4 mg	3~4 mg	3~4 mg	0.5~2 mg	0.5~2 mg
AA	3~4 mg	3~4 mg	0.5~2 mg	0.5~2 mg	0.5~2 mg	0.5~2 mg

华法林半衰期长,约37 h,老年人代谢缓慢,INR缓慢上升(图8-1),中期增加、减少剂量须格外谨慎。华法林抗凝治疗适宜INR为2.0~3.0,抗凝过量则引起出血,抗凝不足则导致血栓栓塞。

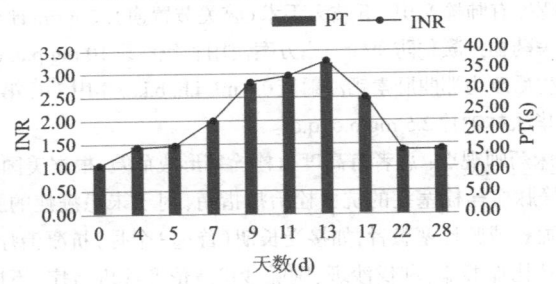

图8-1 患者住院期间的 PT、INR 变化图

患者同时使用塞来昔布、布地奈德，两药均可与华法林发生相互作用。塞来昔布与血浆蛋白结合率高达97%，两药合用，导致华法林游离型增多，抗凝作用增强；其次，华法林与塞来昔布两者竞争CYP2C9代谢酶，导致华法林代谢受阻，血药浓度升高。布地奈德为糖皮质激素类药物，可增加血液凝固性，小剂量时可拮抗抗凝剂的作用，大剂量使用会引起INR值明显升高。

　　此外质子泵抑制剂埃索美拉唑对华法林代谢也有影响，建议更换成对华法林抗凝影响较小的兰索拉唑。

　　（三）药学监护要点

　　（1）华法林抗凝治疗的安全性和有效性主要依赖于INR值是否保持在治疗范围内。注意监测凝血功能，密切观察有无皮下淤血、胃肠道出血、血尿和黑便等症状的发生。

　　（2）遵医嘱每天定时服用华法林，若需掰成半片，须借助刀片切割，勿随意掰开，以防出现剂量不准而影响疗效。

　　（3）需注意华法林与其他药物的相互作用，如阿司匹林、吲哚美辛等可增强抗凝作用；苯妥英钠、维生素K类、螺内酯等可降低华法林的抗凝效果；肾上腺素、间羟胺、万古霉素等不可与华法林合用。

案例四

　　（一）案例回顾

　　【主诉】

　　右侧髂部疼痛2个月。

　　【现病史】

　　患者，女性，67岁，身高155 cm，体重62 kg，髂骨骨肉瘤术后收入院。患者1个半月前因"右侧髂部疼痛2个月"入院，检查示血清碱性磷酸酶1167 U/L。骨盆CT平扫：右髂骨占位，考虑骨肉瘤可能。骨盆诸骨及双侧股骨头内见多发成骨性小结节，转移灶？遂于2016年12月01日在局麻下行骨盆活检术，穿刺病理提示恶性肿瘤。予完善术前相关检查排除手术禁忌，于2016年12

月08日在全麻下行右髂骨肿瘤切除术,术顺安返,术后病理提示(右髂骨)骨肉瘤化疗后,坏死面积达80%。免疫组化结果:Ki67(40%+),Vim(+),CD99(+),SMA(−),Desmin(−),S-100(−),CK(−),EMA(+),P53(+)。患者术后恢复可,予出院。近1周,患者出现胸闷、气急、呼吸困难,伴低热,体温最高至38.4 ℃,无晕厥昏迷、恶心呕吐等不适,至外院就诊,行肺部CT示左肺大量胸腔积液,肺部多发结节,转移瘤可能,予行胸腔穿刺引流,患者症状稍缓解。

【既往史】

平素体健,否认高血压、糖尿病、冠心病等。确认手术史,自诉15年前因"子宫内膜癌"行子宫切除术;七八年前行胆囊切除术,既往右踝关节骨折行切开复位内固定术,已取出内固定。髂骨肿瘤穿刺及切除术详见现病史。

【社会史、家族史、过敏史】

无。

【体格检查】

脊柱生理弯曲存在,骶尾部可见陈旧性刀口,愈合良好,右下肢疼痛,活动稍受限,大小便正常,末梢血运、感觉正常,余肢体无殊。

T 37 ℃,P 76次/分,R 15次/分,BP 120/70 mmHg。

【实验室检查及其他辅助检查】

1. 实验室检查

(1)血常规:NEUT 7.61×10^9/L(↑),NEUT % 85.30%(↑),PCT 0.29%(↑),LYM 0.64×10^9/L(↓),LYM% 7.2%(↓),EOS 0.01×10^6/L(↓),EOS% 0.1%(↓)。

(2)生化检查:GLU 8.9 mmol/L(↑),BUN 1.40 mmol/L(↓),P 0.53 mmol/L(↓),CRE 54.2 μmol/L,LDH 1053.00 U/L(↑),ALP 179.00 U/L(↑),Ca^{2+} 2.06 mmol/L(↓),ALB 32.90 g/L(↓),Na^+ 132.30 mmol/L(↓),K^+ 3.35 mmol/L(↓),Cl^- 92.6 mmol/L(↓),A/G 1.09。

（3）凝血功能：FIB 5.760 g/L（↑），D-dimer 6.82 μg/L。

2. 其他辅助检查　CT 提示双肺散在纤维条索影。双侧胸膜多发高密度结节。双侧胸腔积液，左肺下叶肺不张表现，右下肺动脉旁见淋巴结增大影。纵隔内未见肿大的淋巴结。附见双侧肋骨及部分胸椎内多发成骨性高密度灶。

【诊断】

（1）右髂骨骨肉瘤术后。

（2）肺转移瘤。

（3）胸腔积液。

（4）子宫内膜癌术后。

（5）胆囊切除术后。

【用药记录】

1. 抗感染　头孢呋辛钠注射液 1.5 g iv.gtt b.i.d.（d1—5）；头孢曲松 2 g iv.gtt b.i.d.（d36—37）；亚胺培南西司他丁钠注射液 500 mg iv.gtt b.i.d.（d38—40）。

2. 补充电解质　门冬氨酸钾镁注射液 30 mL+10% 浓氯化钠注射液 60 mL+0.9% 氯化钠注射液 500 mL iv.gtt q.d.（d2—21）。

3. 镇痛　普瑞巴林胶囊 75 mg p.o. b.i.d.（d2—28）；氟比洛芬酯注射液 5 mL iv.gtt q.d.（d4—20）；注射用帕瑞昔布钠 40 mg i. v. b.i.d.（d20—25）；塞来昔布胶囊 200 mg p.o. b.i.d.（d24—43）。

4. 补充白蛋白　人血白蛋白注射液 10 g iv.gtt q.d.（d4—9）。

5. 化疗　盐酸多柔比星脂质体注射液 20 mg iv.gtt q.d.（d4—5，d29—30）；顺铂注射液 40 mg iv.gtt q.d.（d6,d9,d16,d27,d32）。

6. 护肝　复方甘草酸苷注射液 3 瓶 iv.gtt q.d.（d4—9）。

7. 护胃　奥美拉唑肠溶胶囊 20 mg p.o. b.i.d.（d4—33）。

8. 镇吐　格拉司琼注射液 3 mg iv.gtt q.d.（d4—11,d29—33）。

9. 抗凝　依诺肝素钠注射液 40 mg i.h. q.d.（d16—29）；利伐沙班片 10 mg p.o. q.d.（d29—43）。

10. 消肿　三萜糖苷片 1 片 p.o. t.i.d.（d16—43）。

11. 提升白细胞 重组人粒细胞集落刺激因子注射液 100 μg i.h. q.d.(d21—28)。

12. 补血 重组人促红素注射液 10 000 IU i.h. q.d.(d22—28)。

【药师记录】

入院第1天：低钠低钾低钙，感染，予补液纠正；中性粒细胞及中性粒细胞比率高，予头孢呋辛抗感染。

入院第4天：LADM+DDP化疗，多柔比星脂质体20 mg(d4，d5)，顺铂40 mg(d6，d9)；化疗辅助质子泵抑制剂奥美拉唑20 mg(d4—33)，格拉司琼3 mg镇吐(d4—11，d29—33)；复方甘草酸苷护肝(d4—9)。

入院第6天：胸腔积液，予白蛋白10 g缓解。

入院第16天：右侧下肢水肿，予三萜糖苷片和托拉塞米消肿，依诺肝素钠40 mg皮下注射抗凝。

入院第19天：予DDP 80 mg灌洗肺部。

入院第21天：WBC 1.63×10^9/L($\downarrow$)，NEUT 1.03×10^9/L($\downarrow$)，RBC 3.60×10^{12}/L，HGB 109.00 g/L($\downarrow$)，D-dimer 6.82 mg/L($\uparrow$)，予促红素注射液和粒细胞击落刺激因子；继续予依诺肝素钠抗凝。

入院第29天：查血各项指标恢复，继续予以LADM+DDP化疗。多柔比星脂质体20 mg(d29，d30)，顺铂40 mg(d27，d32)。停用依诺肝素钠，口服利伐沙班10 mg继续抗凝。

入院第36天：发热38.4 ℃，予头孢曲松抗感染。

入院第38天：发热，胸腔积水，停用头孢曲松，改用亚胺培南西司他丁钠抗感染。

出院带药：乳果糖溶液1包 p.o. t.i.d.。

（二）案例分析

【抗肿瘤治疗】

多柔比星（阿霉素）为蒽环类抗肿瘤抗生素，具有较强的抗癌活性；顺铂（DDP）是目前最常见的金属铂类化合物，细胞周期肺特异性药物，具有抗肿瘤谱广、对乏氧细胞有效的特点。

临床药师观点：符合化疗适应证，排除化疗禁忌，方案选择合理。大剂量顺铂联合多柔比星（AP方案）为我国骨肉瘤专家推荐的骨肉瘤化疗方案。AP方案中，多柔比星和顺铂均为对骨肉瘤敏感的药物，且两者具有良好的协同作用。

【下肢静脉血栓治疗】

患者血液检查血浆纤维蛋白原和D-dimer高，右下肢明显水肿，血管B超示右下肢深静脉血栓。肿瘤患者发生VTE的风险较非肿瘤患者增加4 ~ 6倍，4% ~ 20%的恶性肿瘤患者并发VTE，而尸检结果这一比例高达50%，VTE使恶性肿瘤患者的死亡风险增加2 ~ 6倍。抗凝是深静脉血栓早期的基本治疗，常用药物包括低分子量肝素、维生素K拮抗剂、直接FⅡa抑制剂和FⅩa抑制剂等。

临床药师观点：该患者恶性肿瘤晚期，根据Caprini评估极高危（下肢水肿、恶性肿瘤、> 60岁）；患者血浆D-dimer始终偏高，D-dimer作为各种病理因素影响后的最终结果，其水平变化与高凝状态的程度密切相关。应在诊疗过程中尽早预防用药，而非出现静脉血栓之后再进行抗凝治疗。腿部深静脉血栓或肺栓塞（癌症相关血栓）的癌症患者，如接受长期（首选3个月）抗凝治疗，推荐使用低分子量肝素治疗，不推荐使用维生素K拮抗剂（推荐级别2C）、达比加群酯（推荐级别2C）、利伐沙班（推荐级别2C）、阿哌沙班（推荐级别2C）、依度沙班（推荐级别2C）治疗。另患者使用促红细胞生成素，也增加血栓风险，血象纠正后立即停用。

【癌痛治疗】

疼痛是癌症患者最常见和难以忍受的症状之一。除普瑞巴林外，先后使用了氟比洛芬酯、帕瑞昔布、塞来昔布，均为非甾体抗炎镇痛类药物。

临床药师观点：患者使用的均为非甾体抗炎镇痛药物，不宜长期用于慢性癌痛，且患者> 65岁，合并使用抗凝药物，增加非甾体抗炎药的上消化道并发症风险。根据美国国家综合癌症网络

（NCCN），阿片类镇痛药物应尽早、足量使用。且口服给药是慢性疼痛治疗的首选途径。停用NSAID改用口服阿片制剂如吗啡缓释片或羟考酮缓释片等，并对阿片类的不良反应尽早预防和积极处理。

【抗感染治疗】

患者为恶性肿瘤晚期肺转移伴胸腔积液，肺部引流中RBC $30\ 000 \times 10^6$/L，WBC 425×10^6/L，李凡他实验阳性。使用头孢曲松 2 g b.i.d.。2 d后，根据药敏试验结果，停用头孢曲松，改用亚胺培南西司他丁钠 500 mg b.i.d.。

临床药师观点：考虑患者恶性肿瘤肺转移继发肺部炎症。由于患者免疫力低下，不排除肺部感染。在抗肿瘤治疗同时，应用抗菌药物经验治疗感染属合理，可选方案有 β-内酰胺类或+酶抑制剂、喹诺酮类、碳青霉烯类等。先使用头孢曲松，根据药敏实验结果显示，头孢曲松耐药（MIC 64 mg/L），亚胺培南、美罗培南、哌拉西林等敏感，选择改用敏感的亚胺培南西司他丁钠（MIC 1 mg/L）。亚胺培南西司他丁钠的推荐剂量为每日 1 ~ 2 g，分3 ~ 4次滴注，或每次1 g，每日2次给药，常用于免疫力低下的移植患者、肿瘤化疗患者等的轻中度感染。对于体重 < 70 kg 的患者（62 kg）须进一步按比例降低。患者500 mg b.i.d.给药剂量偏低，可增加至750 ~ 1 000 mg q12h.。

（三）药学监护要点

（1）注意监测肝肾功能、贫血和凝血功能。密切观察有无皮下瘀血、胃肠道出血、血尿和黑便等症状的发生。

（2）嘱患者限制饮水，避免双下肢水肿加重。

（3）顺铂每次静脉滴注时间应控制在60 ~ 120 min。多柔比星静脉滴注速度不宜过快，防止发生相关的过敏反应。有文献报道大剂量多柔比星给药可采用持续24 h给药法，以提高药物疗效，降低心脏毒性。

（4）使用多柔比星1 ~ 2 d后可有红色尿、泪水增多现象，这属于多柔比星正常代谢过程,患者无须紧张。

(5)利伐沙班片如果发生漏服,应立即服用利伐沙班,并于第2天继续每日服药一次,不应为了弥补漏服的剂量而在一日之内将剂量加倍。最常见的不良反应为出血(如黏膜出血(即鼻出血、牙龈出血、胃肠道出血、泌尿生殖道出血)和贫血。

第三节 主要治疗药物

一、常用抗凝方案

骨科术后常用抗凝方案见表8-2。

表 8-2 骨科术后常用抗凝方案

VTE发生风险	一般出血风险人群	高危出血风险或出血会导致严重后果的人群
非常低危	一般预防	
低危	机械性预防措施	
中危	机械性预防措施或抗凝药物	机械性预防措施
高危	机械性预防措施+抗凝药物	
高危肿瘤手术	机械性预防措施+抗凝药物	机械性预防措施,直至出血停止且可以加用抗凝药物为止
高危,低分子量肝素禁忌或者无效者	抗凝药物(除低分子量肝素外)或机械性预防措施;或两者同时使用	

注:抗凝药物包括普通肝素、低分子量肝素、磺达肝癸钠、维生素K拮抗剂、新型口服抗凝药物(如利伐沙班、阿哌沙班等)。

二、主要治疗药物

骨科术后抗凝主要治疗药物见表8-3。

表8-3 骨科术后抗凝主要治疗药物

名称	适应证	用法用量	禁忌证	注意事项
肝素	防治血栓形成或栓塞性疾病（如心肌梗死、血栓性静脉炎、肺栓塞等）；弥散性血管内凝血	(1) 深部皮下注射：首次5 000～10 000U，以后每8 h 8 000～10 000U或每12 h 15 000～20 000U；每24 h总量30 000～40 000U (2) 静脉注射：首次5 000～10 000U之后，或按体重每4 h 100 U/kg，用氯化钠注射液稀释后应用 (3) 静脉滴注：每日20 000～40 000U，加至氯化钠注射液1 000 mL中持续滴注。滴注前可先静脉注射5 000U作为初始剂量 (4) 预防性治疗：术前2 h先给5 000U肝素皮下注射，但麻醉方式应避免硬膜外麻醉，然后每隔8～12 h 5 000 U，共约7 d	对肝素过敏，有自发出血倾向者，血液凝固迟缓者（如血友病、紫癜、血小板减少），溃疡病、创伤，产后出血者及严重肝功能不全	用药期间应定期复查凝血化部分凝血活酶原时间，血小板计数等；如应用后出现严重出血，可静脉滴注鱼精蛋白进行解救

（续表）

名称	适应证	用法用量	禁忌证	注意事项
低分子量肝素	预防静脉血栓栓塞性疾病，治疗已形成的深静脉血栓	1 mL低分子量肝素相当于9 500 IU抗F X a。实际使用剂量应根据患者体重进行调节。术前至术后第3天每日注射液量为38 IU/kg，术后第4天起每日剂量调整为57 IU/kg i.h. q.d.	对低分子量肝素过敏者；有使用低分子量肝素发生血小板减少者，可有异常活动性出血者，可能引起出血性脑的器质性损伤者；出血性脑血管意外；急性感染性心内膜炎	不可肌内注射；避免联用乙酰水杨酸类非甾体抗炎药、右旋糖酐及噻氯匹定等；监测血小板计数、血钾、肾功能
磺达肝癸钠	预防深静脉血栓	接受重大骨科手术的患者：磺达肝癸钠的推荐剂量为2.5 mg q.d.，术后6 h（已止血状态）皮下注射给药。治疗应持续至至静脉血栓栓塞的风险已减少，通常直至患者起床走动，至少术后5～9 d	已知对磺达肝癸钠或本品中任何赋形剂成分过敏者；具有临床意义的活动性出血；急性细菌性心内膜炎；肌酐清除率<20 mL/min的严重肾脏损害	不可肌内注射；避免联用增加出血风险的药物；给药前肉眼检查注射液是否有颗粒样物质和变色的情况

（续表）

名称	适应证	用法用量	禁忌证	注意事项
华法林钠片	适用于需要长期持续抗凝的患者	口服，成人常用量：避免冲击治疗，口服第1～3天3～4 mg(年老体弱及糖尿病患者半量即可)，3 d后可给维持量一日2.5～5 mg(调整剂量使INR值达2～3)	肝肾功能损害者，严重高血压，凝血功能障碍伴有出血倾向，活动性溃疡，外伤，先兆流产，近期手术者禁用；妊娠期禁用	老年人或月经期应慎用；定期监测INR，依据PT INR值调整用量，并严密观察病情，观察有无口腔黏膜、鼻腔、皮下出血及大便隐血、血尿等；用药期间应避免不必要的手术操作，择期手术者需应停药7 d，急诊手术者需纠正PTINR值≤1.6，避免创伤的活动；严重出血可静脉注射维生素K 10～20 mg，必要时输全血、血浆或凝血酶原复合物

常见疾病临床药物治疗学——常见慢性病临床合理用药指导（续表）

名称	适应证	用法用量	注意事项
利伐沙班	用于择期髋关节或膝关节置换手术或膝关节置换手术成年患者的静脉血栓形成；用于治疗深静脉血栓形成，降低初次深静脉血栓复发及肺栓塞的风险；降低非瓣膜性房颤成年患者脑卒中和全身性栓塞的风险	预防择期髋关节或膝关节置换手术成年患者的静脉血栓形成时，推荐剂量为10 mg q.d.，可与食物同服，也可以单独服用。如伤口已止血，首次用药时间为术后6～10 h。对于接受髋关节大手术的患者，推荐治疗疗程为35 d；对于接受膝关节大手术的患者，推荐治疗疗程为12 d。如果发生漏服，患者应立即服用利伐沙班，并于次日继续每日服药一次	对利伐沙班或片剂中任何辅料过敏的患者；有临床明显活动性出血的患者；具有大出血显著风险的病灶或病情的伴随治疗；伴有凝血异常和临床相关出血风险的肝病患者；妊娠期及哺乳期妇女。密切观察患者有无鼻出血，牙龈、胃肠道、泌尿道、生殖道出血，咯血等；定期复查血红蛋白或血细胞比容；避免联用此类抗真菌药或HIV蛋白酶抑制剂

（续表）

名称	适应证	用法用量	禁忌证	注意事项
阿哌沙班	用于髋关节或膝关节择期置换术的成年患者，预防静脉血栓栓塞事件（VTE）	推荐剂量为2.5 mg b.i.d.，以水送服，不受进餐影响。首次服药时间应在手术后12～24 h。对于接受髋关节置换术的患者，推荐疗程为32～38 d；对于接受膝关节置换术的患者，推荐疗程为10～14 d。如果发生一次漏服，患者应立即服用本品，随后继续每日服药两次	对活性成分或片剂中任何辅料过敏；有临床明显活动性出血；伴有凝血异常和临床相关出血风险的肝病	严密监测出血征象，不推荐重度肝/肾功能损害的患者服用本品；禁忌用于伴有凝血异常和临床相关出血风险的肝病患者；老年患者联用阿司匹林时须谨慎；不推荐联用强效CYP3A及P-gp抑制剂；联用CYP3A及P-gp强效诱导剂时应谨慎；不推荐本品与其他抗凝药物联用；患者联用抗血小板药物给药时应特别谨慎；有遗传性半乳糖不耐受、Lapp乳糖酶缺乏症或葡萄糖-半乳糖吸收不良的患者，不应服用本品

第四节 案例评述

一、临床药学监护要点

(一)抗凝治疗

全膝关节置换术(TKA)、全髋关节置换术(THA)、髋关节周围手术均是骨科大手术,任何引起静脉损伤、静脉血流瘀滞及血液高凝状态的原因都是发生VTE的危险因素,因此正确评估患者发生VTE的风险并采取合适及时的措施十分重要。在这个过程中,药学监护的工作包括VTE风险评估与预防措施的确定、抗凝治疗药物的选择及剂量、疗程的把握。通过医生与药师的沟通协调,制订合理的个体化的抗凝治疗方案。

1. VTE风险评估与预防措施的确定　根据Caprini风险评估量表对每个患者进行VTE风险赋值,得分情况分为低危、中危、高危和极高危四个等级。不同的风险等级分别采取不同的预防措施。骨科大手术患者评分均在5分以上,属于极高危人群,其预防措施为在物理预防的基础上,主要以药物预防为主。

2. 抗凝治疗药物的合理使用　临床应用时,应权衡抗凝与出血风险后进行个体化预防。对中危或高危伴出血风险较高者,应首选物理预防,待出血风险降低后再加用药物预防。

适应证和禁忌证的审核。

(1)适应证:由于各种抗凝药物作用机制、分子量、单位、剂量等存在差异,且每种药物均有其各自的使用原则、注意事项及不良反应(参照主要治疗药物),因此在应用时应严格遵守。对存在肝肾功能损伤的患者,应注意调整药物剂量。低分子量肝素、磺达肝癸钠、利伐沙班等不适用于严重肾损害患者,可选择普通肝素。磺达肝癸钠半衰期较长,不建议在硬膜外麻醉或镇痛前使用。

(2)禁忌证:

1)绝对禁忌证:近期有活动性出血及凝血功能障碍;骨-筋膜室综合征;严重头颅外伤或急性脊髓损伤;血小板计数$< 2 \times 10^{10}$/L;肝素诱发血小板减少症病史者,禁用肝素和低分子量肝素;华法林具有致畸性,孕妇禁用。

2)相对禁忌证:近期颅内出血、胃肠道出血病史;急性颅内损害或肿物;血小板计数减少至$(2 \sim 10) \times 10^{10}$/L;类风湿视网膜病,有眼底出血风险者。

3. **药物预防开始时间和时限** 骨科大手术围术期DVT形成的高发期是术后24 h内,故预防应尽早进行;而骨科大手术后初级血小板血栓形成稳定血凝块的时间约为8 h,故越早进行药物预防发生出血的风险也越高。因此,确定DVT形成的药物预防开始时间应慎重权衡风险与获益。骨科大手术后凝血过程持续激活可达4周,术后DVT形成的危险性可持续3个月。因此,对施行全髋关节置换术、全膝关节置换术及髋部骨折手术(HFS)患者,药物预防时间最少10 ~ 14 d,全髋关节置换术后患者建议延长至35 d。

(二)出血并发症的早期识别及处理

出现下列一种或以上情况为主要出血事件:血红蛋白下降至少20 g/L;为纠正失血需要输血至少2 U(红细胞悬液或全血);腹膜后、颅内、椎管内、心包内或眼底出血;导致严重或致命临床后果(如脏器衰竭、休克或死亡);需内科抢救或外科止血。

有关出血并发症的处理:明确出血原因与部位及患者出凝血状态;延迟抗凝药给药时间或中止药物治疗;应用相应的拮抗药

物,如鱼精蛋白、维生素K;一般止血药物;输注新鲜血浆、凝血酶原浓缩物或进行血浆置换;局部加压包扎或外科干预。

二、常见用药错误归纳与要点

(一)抗凝药物与抗菌药物相互作用未重视

例如,利伐沙班与伊曲康唑的相互作用,利伐沙班主要通过CYP3A4进行代谢,而伊曲康唑为CYP3A4的强效抑制剂,二者联用将抑制利伐沙班的代谢,导致其血药浓度升高,增加出血风险。

(二)抗菌药物治疗疗程不合理

根据《抗菌药物临床应用指导原则(2015年版)》,Ⅰ类切口手术的预防用药时间一般不超过24 h,最长不超过48 h。但临床实践过程中会出现抗菌药物预防用药时间无指征延长。

(三)镇痛治疗方案不适宜

帕瑞昔布与塞来昔布、洛索洛芬与塞来昔布联合用药不合理。因为二者均为NSAID,联用并不能增加止痛效果,反而引起不良反应的叠加。

(四)围术期质子泵抑制剂的滥用

根据《应激性溃疡防治专家建议(2015年版)》,患者在严重创伤、危重疾病或严重心理应激等情况下,可能发生急性胃肠道病变,对于具有应激性溃疡危险因素的患者可预防性应用质子泵抑制剂。但临床中有些患者并不具备应激性溃疡的高危因素,因此这类患者不建议预防性使用质子泵抑制剂。如确需使用,应在患者病情稳定可耐受肠内营养或已进食、临床症状开始好转后改为口服用药或逐渐停药,无须一直静脉用药。

（五）特殊人群药物治疗方案的调整

例如，对于肾功能不全的患者，应根据患者肾功能情况选择合适的药物种类、调整给药剂量等，包括抗感染药物、抗凝药物、镇痛药物及其他对症治疗药物。

第五节　规范化药学监护路径

　　由于VTE的发生是非常复杂的病理生理过程,预防治疗前必须进行个体化评估,患者入院、术后、病情变化时即对其VTE风险与出血风险进行评估,评分结果分为低危、中危、高危和极高危四个等级,根据不同等级分别采取有效预防措施,并以此为导向建立骨科术后VTE预防的药学监护路径(表8-4),意义在于为患者提供个体化的药学服务,可明显减少患者的不良反应,降低医疗风险,减少医疗纠纷和患者医疗费用,减轻医疗卫生负担。

表8-4　骨科术后VTE预防药学监护路径

适用对象:骨科术后患者

患者姓名:_____ 性别:_____ 年龄:_____ 门诊号:_____ 住院号:_____

住院日期:____年____月____日　　出院日期:____年____月____日

标准住院日:8～10 d

时间	住院第1天	住院第2天	住院第3天	住院第4～9天	住院第10天(出院日)
主要诊疗工作	□药学问诊(附录1) □用药重整	□药学评估(附录2) □药历书写(附录3)	□抗凝方案分析 □完善药学评估 □制订监护计划 □抗凝及其他药物宣教	□术后抗凝治疗评估 □医嘱审核 □疗效评价 □不良反应监测 □用药注意事项	□药学查房 □完成药历书写 □出院用药教育

（续表）

时间	住院第1天	住院第2天	住院第3天	住院第4～9天	住院第10天（出院日）
重点监护内容	□一般患者信息 □药物相互作用审查 □其他药物治疗相关问题	□基本情况状况评估 □既往病史评估 □用药依从性评估 **治疗风险和矛盾** □血栓风险 □出血风险 □皮肤系统 □肝肾功能 □心功能 □中枢系统 □过敏体质 □胃肠功能 □其他	**抗凝方案** □评估抗凝剂的使用肝素、低分子肝素、磺达肝葵钠、利伐沙班等 □评估抗血小板方案使用阿司匹林、氯吡格雷等抗血小板药物术前是否需要停药或桥接抗凝	**病情观察** □参加医生查房，注意病情变化 □药学独立查房，观察患者药物反应，检查药物治疗相关问题 □查看检查、检验报告指标变化 □检查患者服药情况 □药师记录 **监测指标** □症状 □注意观察体温、血压、体重等 □血常规 □凝血常规 □D-dimer □肝肾功能	**治疗评估** □血栓栓塞症状 □出血症状 □凝血指标 □其他并发症 □既往疾病 **出院教育** □正确用药 □患者自我管理 □定期门诊随访 □监测血常规、凝血常规、肝肾功能等
病情变异记录	□无 □有， 原因： 1. 2.	□无 □有， 原因： 1. 2.	□无 □有， 原因： 1. 2.	□无 □有， 原因： 1. 2.	□无 □有， 原因： 1. 2.
药师签名					

熊学惠　朱蓓林

第八章　骨科术后VTE的预防

参 考 文 献

高申, 陆方林. 血栓栓塞性疾病防治的药学监护. 北京: 人民卫生出版社, 2016.

李晓燕, 许琳, 谈红. 抗凝与溶栓. 北京: 科学技术文献出版社, 2011, 428.

黄从新, 张澍, 黄德嘉, 等. 心房颤动: 目前的认识和治疗建议—2015. 中华心律失常学杂志, 2015, 19(5): 321-384.

贾伟平. 中国2型糖尿病防治指南(2017年版). 中华医学会糖尿病学分会, 2017.

瞿介明, 曹彬. 中国成人社区获得性肺炎诊断和治疗指南(2016年版)修订要点. 中华结核和呼吸杂志, 2016, 39(4): 1-27.

中国临床肿瘤学会肿瘤与血栓专家共识委员会. 肿瘤相关静脉血栓栓塞症的预防与治疗中国专家指南(2015版). 中国肿瘤临床, 2015, 42(20): 979-990.

中华医学会神经病学分会脑血管病学组缺血性脑卒中二级预防指南撰写组. 中国缺血性脑卒中和短暂性脑缺血发作二级预防指南2014. 中华神经科杂志, 2015, 48(4): 258-273.

中华医学会外科学分会血管外科学组. 《深静脉血栓形成的诊断和治疗指南》. 第3版. 中国血管外科杂志(电子版), 2017, 9(4): 250-257.

中华医学会心血管病学会. 2014抗血小板药物治疗反应多样性临床检测和处理的中国专家建议. 临床荟萃, 2015, (4): 366.

C D'Agostino, P Zonzin, I Enea, et al. ANMCO Position Paper: long-term follow-up of patients with pulmonary thromboembolism[J]. European Heart Journal Supplements. 2017, 5, 19(Suppl D): D309-D332.

Clinical Practice Guidelines and Protocols in British Columbia. Warfarin Therapy Management[J]. www2. gov. bc. ca/gov/content/health/practitioner-professional-resources/bc-guidelines[2015-4-1].

Cuker A, Crowther M. 2013 Clinical Practice Guideline on the Evaluation and Management of Adults with Suspected Heparin-Induced Thrombocytopenia (HIT)[M]. Washington, American Society of Hematology, 2013: 1-4.

Damman P, Aw V ' H, Ten Berg J M, et al. 2015 ESC guidelines for the management of acute coronary syndromes in patients presenting without persistent ST-segment elevation: comments from the Dutch ACS working group. [J]. Netherlands Heart Journal, 2017, 25(3): 181-185.

Demaerschalk B M, Kleindorfer D O, Adeoye O M, et al. Scientific Rationale for the Inclusion and Exclusion Criteria for Intravenous Alteplase in Acute Ischemic Stroke: A Statement for Healthcare Professionals From the American Heart Association/American Stroke Association. Stroke, 2016, 47(2): 581-641.

Eikelboom J W , Hirsh J, Spencer F A , et al. Executive summary: antithrombotic therapy and prevention of thrombosis, 10th ed: American College of Chest Physicians Evidence-based clinical practice guidelines. Chest, 2012, 141(2): 7s-47s.

European Society of Cardiology. 2015 ESC Guidelines for the management of infective endocarditis[J]. European Heart Journal, 2016, 69(1): 3075-3128.

Heidbuchel H, Verhamme P, Alings M, et al. Updated European Heart Rhythm Association Practical Guide on the use of non-vitamin K antagonist anticoagulants in patients with non-valvular atrial fibrillation. European Heart Journal, 2015, 17(10): 1467-1507.

Heidbuchel H, Verhamme P, Alings M, et al. Updated European Heart Rhythm Association practical guide on the use of non-vitamin-K antagonist anticoagulants in patients with non-valvular atrial fibrillation: Executive summary. European Heart Journal, 2017 , 14; 38(27): 2137-2149.

January CT, Wann LS, Alpert JS, et al. 2014 AHA/ACC/HRS Guideline for the Management of Patients With Atrial Fibrillation. JACC, doi: 10. 1016/ j. jacc. 2014, 03. 022.

Kelm M, Kastrati A, Nef H, et al. Comments on the 2017 guidelines of the European Society of Cardiology (ESC) on the management of acute myocardial infarction in patients with ST-segment elevation. Der Kardiologe, 2018, 1-5.

Linkins L A, Dans A L, Moores L K, et al. Treatment and Prevention of Heparin-Induced Thrombocytopenia : Antithrombotic Therapy and Prevention of Thrombosis, 9th ed: American College of Chest Physicians Evidence-Based Clinical Practice Guidelines[J]. Chest, 2012, 141(2): e495S-530S.

Mohamad A, Zack C J, Huaqing Z, et al. Comparative outcomes of catheter-directed thrombolysis plus anticoagulation versus anticoagulation alone in the treatment of inferior vena caval thrombosis. Journal of Vascular Surgery, 2015, 62(3): 787-787.

Nilsson I M. Coagulation and fibrinolysis. Scandinavian Journal of Gastroenterology Supplement, 1987, 137: 11.

Nishimura RA, Otto CM, Bonow RO, et al. 2014 AHA/ACC Guideline for the management of patients with valvular heart disease: a report of the American College of Cardiology/American Heart Association Task Force on Practice Guidelines. Journal of the American College of Cardiology, 2014, 63: e57-185.

Streiff M B, Holmstrom B, Ashrani A, et al. Cancer-Associated Venous Thromboembolic Disease, Version 1. 2015[J]. Journal of the National Comprehensive Cancer Network Jnccn, 2015, 13(9): 1079.

Toneli M, Wanner C. Kidney Disease: Improving Global Outcomes Lipid Guideline Development Work Group Members. Lipid management in chronic kidney disease: synopsis of the Kidney Disease: Improving Global Outcomes 2013 clinical practice guideline[J]. Annals of Internal Medicine, 2014, 160(3): 182-193.

附　录

附录1 药学问诊表

日期	问诊药师		患者姓名		住院号
年龄	职业（工作内容，环境）			床号	
体重（kg）	体表面积（m²）				
身高（m）	诊断			□知情 □不知情	
□男 □女 月经：有/否；停经时间 ；生育史：					
家族史	父母：健在/已故 兄弟姐妹：健在/已故 配偶：健在/已故 子女：健在/已故 遗传疾病（有/无）				
本次发病情况	时间： 诱因：		症状： 检查/检验异常：		
	其他症状：有/无（恶心/呕吐，便秘/胸闷/气急，头痛/头晕等）				

附录

（续表）

日期	问诊药师		患者姓名	住院号
既往病史	（心/肺/脑/肝/肾/胃肠/血压/血脂/血糖/神经）		输血史（有/无）、因____	
	（有/无）高血压，___年，血压____		手术史（有/无）____	
			外伤史（有/无）____	
既往 用药史	药名	用法用量	起止时间	用途/依从性/了解程度
过敏史	食物/药物：____		ADR（有 /无）：	持续时间：____
	处理：____		处理：____	
	吸烟（是/否）（ ）年，一日（ ）支/包，现在仍旧吸烟？（是/否）			
个人史 生活习惯	饮酒（是/否）（ ）年，酒，量___g/d		食欲：好/中/差	
	活动能力：好/中/差	睡眠：好/中/差，（ ）h/d		

附录2 　 药学评估表

科室_____,患者_____,病案号_____,入院时间_____

附表 2-1　药物治疗方案及执行情况评估表

药物治疗方案评估	适应证	诊断: 分析:
	剂量、剂型	
	给药途径	
	给药间隔和疗程	
	药学监护指标	
药物治疗风险和矛盾评估	肝肾功能	
	出血倾向	
	过敏体质	
	胃肠道功能	
	其他	

（续表）

	药物配制	
药物治疗方案执行情况评估	给药次序	
	给药速度	
	给药方法	
	特殊注意事项	

附表 2-2　药物治疗反应评估表

疗效评估	
不良反应评估	
患者用药依从性评估	

附表 2-3　药物治疗问题相关因素

分析药物治疗问题相关因素（疾病因素、患者因素、药物因素、医务人员因素等）				

附录3 药历首页

建立日期：___年___月___日　　　　　建立人：_____

姓名		性别		年龄		ID号	
住院时间				出院时间			
出生地			民族	工作单位			
联系电话		联系地址				邮编	
身高（cm）			体重（kg）			体重指数	
血型			血压（mmHg）			体表面积（m²）	
不良嗜好（烟、酒、药物依赖）							

主诉和现病史：
　　主诉：
　　现病史：

　　查体：
　　血常规：
　　生化常规：
　　凝血常规：

既往病史：

既往用药史：

家族史：

伴发疾病与用药情况：

过敏史：

药物不良反应及处置史：

入院诊断：

出院诊断：

初始治疗方案分析：
方案

分析
1.抗凝适应证

2.抗凝方案选择

3.抗凝药物剂量

4.抗凝药物的用药疗程

（续表）

初始药物治疗监护计划：
1.疗效观察

2.不良反应监测

3.用药注意事项

辅助治疗药物：

药物治疗日志

药疗医嘱
    长期

    临时

    出院带药

    以下按治疗日程每天进行撰写。
日期：
    病情：
    （检验）
    治疗：
    分析：

药学监护：

    签名：

药物治疗总结

患者治疗情况

药师在本次治疗中参与药物治疗工作的总结
(1) 药物剂量：
(2) 用药监护：
(3) 疗效观察：
(4) 不良反应：

患者出院后继续治疗方案和用药指导

治疗需要的随访计划和应自行检测的指标

（续表）

临床带教老师评语

药学带教老师评语

附录4　VTE 风险评估表（Caprini）

	□年龄40～59岁
	□计划小手术
	□近期大手术
	□肥胖（BMI > 30 kg/m²）
	□卧床的内科患者
	□炎症性肠病史
	□下肢水肿
	□静脉曲张
A1 每个危险因素1分	□严重的肺部疾病,含肺炎（1个月内）
	□肺功能异常（慢性阻塞性肺疾病）
	□急性心肌梗死（1个月内）
	□充血性心力衰竭（1个月内）
	□败血症（1个月内）
	□输血（1个月内）
	□下肢石膏或肢具固定
	□中心静脉置管
	□其他高危因素

(续表)

A2 仅针对女性（每项1分）	□口服避孕药或激素替代治疗
	□妊娠期或产后（1个月）
	□原因不明的死胎史
	□复发性自然流产（≥3次）
	□由于毒血症或发育受限原因早产
B 每个危险因素2分	□年龄60～74岁
	□大手术（<60 min）*
	□腹腔镜手术（>60 min）*
	□关节镜手术（>60 min）*
	□既往恶性肿瘤
	□肥胖（BMI>40 kg/m²）
C 每个危险因素3分	□年龄≥75岁
	□大手术持续2～3 h*
	□肥胖（BMI>50 kg/m²）
	□浅静脉、深静脉血栓或肺栓塞病史
	□血栓家族史
	□现患恶性肿瘤或化疗
	□肝素引起的血小板减少
	□未列出的先天或后天血栓形成
	□抗心磷脂抗体阳性
	□凝血酶原20210A阳性
	□F V莱顿突变阳性
	□狼疮抗凝物阳性
	□血清同型半胱氨酸酶升高

D 每个危险因素 5 分	□脑卒中(1个月内)
	□急性脊髓损伤(瘫痪)(1个月内)
	□选择性下肢关节置换术
	□髋关节、骨盆或下肢骨折
	□多发性创伤(1个月内)
	□大手术(超过3 h)*

注: ①每个危险因素的权重取决于引起血栓事件的可能性。如癌症的评分是3分,卧床的评分是1分,前者比后者更易引起血栓。②*,代表只能选择1个手术因素。

危险因素总分	风险等级	预防措施
0 ~ 1分	低危	尽早活动,物理预防
2分	中危	药物预防+物理预防
3 ~ 4分	高危	药物预防+物理预防
≥5分	极高危	药物预防+物理预防

附录5　CRUSADE出血风险评分表

预测因子		评分
血细胞比容	<31	9
	31 ~ 33.9	7
	34 ~ 36.9	3
	37 ~ 39.9	2
	≥40	0
肌酐清除率[+],mL/min	≤15	39
	15 ~ 30	35
	30 ~ 60	28
	60 ~ 90	17
	90 ~ 120	7
	≥120	0
心率,bpm	≤70	0
	71 ~ 80	1
	81 ~ 90	3
	91 ~ 100	6
	101 ~ 110	8
	111 ~ 120	10
	≥120	11

	预测因子	评分
		（续表）
性别	男性	0
	女性	8
充血性心衰体征	否	0
	是	7
既往血管系统病史*	否	0
	是	6
糖尿病	否	0
	是	6
收缩压,mmHg	≤90	10
	91～100	8
	101～120	5
	121～180	1
	181～200	3
	≥201	5

注:*,既往血管系统疾病病史定义为外周动脉疾病病史或脑卒中史;+,肌酐清除率按Cockeroft-Gault公式计算[Ccr=(140-年龄)×体重/(71×Scr)],女性按计算结果×0.85;Ccr,肌酐清除率(mL/min);Scr,血清肌酐(mg/dL);体重以千克为单位。

风险分级	评分
极高危	>50
高危	41～50
中危	31～40
低危	21～30
极低危	≤20

附录6 缩略词对照表

附表 6-1　常见给药途径和给药频次的拉丁文及其缩写

分类	缩写	拉丁文	中文
给药途径	i.h.	injectio hypodermaticus	皮下注射
	i.m.	injectiio intramuscularis	肌内注射
	i.p.	injectio intraperitoneal	腹腔注射
	i.v.	injectio venosa	静脉注射
	iv.gtt	injectio venosa gutt	静脉滴注
	c.i.	continui injectio venosa	持续静脉滴注
	p.o.	per os	口服
给药频次	q.d.	quapua die	每日1次
	b.i.d.	bis in die	每日2次
	t.i.d.	ter in die	每日3次
	q.i.d.	quartus in die	每日4次
	q.o.d.	quaque omni die	隔日1次
	q6h.	quaque sexta hora	每6 h 1次
	q8h.	quaque octava hora	每8 h 1次
	stat.	statim	立即
	q.n.	quaqua nocto	每晚
	a.c.	ante cibos	饭前
	p.c.	post cibos	饭后
	a.j.	ante jentaculum	早餐前
	a.p.	ante prandium	午餐前
	a.m.	ante meridiem	上午
	p.m.	post meridiem	下午

附表 6-2　常用检查指标的中文及其缩写

	中文	缩写
	磷	P
	钾	K$^+$
电解质	钠	Na$^+$
	氯	Cl$^-$
	钙	Ca^{2+}
	总蛋白	TP
	白蛋白	ALB
	球蛋白	GLO
	白/球比值	A/G
	铁蛋白	SF
	转铁蛋白	TRF
	铁测定	Fe
	谷丙转氨酶	ALT
	谷草转氨酶	AST
肝功能	γ-谷氨酰转移酶	GGT
	转肽酶	GGT
	碱性磷酸酶	ALP
	乳酸脱氢酶	LDH
	总胆红素	TBIL
	直接胆红素	DBIL
	游离胆红素	IBIL
	胆汁酸	TBA
	前白蛋白	PAB

附录

(续表)

	中文	缩写
尿常规	尿比重	SG
	尿酸碱度	pH
	尿胆红素	U-BiL
	尿胆原	URO (UBG)
	尿酮体	U-Ket
	尿糖	U-Glu
	尿蛋白	U-Pro
	尿亚硝酸盐	NIT
	D-二聚体	D-dimer
凝血功能	凝血酶原时间	PT
	活化部分凝血酶时间	APTT
	国际标准化比值	INR
	凝血酶时间	TT
	纤维蛋白原	FIB
肾功能	尿素氮	BUN
	肌酐	CRE
	尿酸	URIC
	估算肾小球滤过率	eGFR
心肌生化	羟丁酸脱氢酶	HBDH
	肌酸激酶	CK
	肌酸激酶同工酶	CK-MB
	肌钙蛋白	TnI
	肌红蛋白	MYO